名医が教える
人生100年時代
の新常識

the era of 100 years of life

1日5分で効く ねこ背の治し方

いいだ整骨院・鍼灸院・
いいだカイロプラクティック院長
原 幸夫＝監修

日東書院

はじめに

あなたはねこ背ではありませんか?

「姿勢が悪い」「ねこ背だね」と子どもの頃からいわれていませんでしたか。人に指摘されて自分のねこ背にはじめて気がついた人も多いと思います。ご存じのとおりねこ背とは、背中が丸まり、首が前に突き出た状態のことです。この姿勢は見た目にも決してよいものではありませんが、実はそれだけにはとどまりません。

背骨は重い頭を支えているので、姿勢が悪いとどうしても首や背中の筋肉に大きな負担をかけてしまいます。背骨の間にある椎間板《ついかんばん》にもよけいな圧力が増したり、関節や筋肉にも負担がかかります。このような状態が続けば、体にさまざまな支障をきたし、その結果、頭痛、肩凝り、腰痛などつらい症状を引き起こしてしまうのです。

背中が丸まるねこ背には縦《たて》のタイプ(C型とS型)とそれにともなって起こる横のタイプがあります。縦ねこ背は自分の力で背すじを伸ばせない、横ねこ背は自分の力で両肩を後方に引けないのです。

ねこ背の最大の問題は自分の力で背すじを伸ばせないことですから、背すじを伸ばせればねこ背は治ります。基本的な原理はこれだけなのですが、これがなかなかできないのです。

背すじを伸ばせない原因は2つあります。

1　機能的には動くが動かし方がわからない

2　機能的に動かない（長年のねこ背で関節、靱帯《じんたい》などが硬くなって動かない）

治し方の最も重要なポイントは、「背すじに力が入った感覚がある」ことです。この感覚がつかめればねこ背は治ります。1の場合はこの感覚をつかむ動かし方がわかるとねこ背はすぐに治ります。2の場合は動かないところを柔らかくしなければなりません。

この本では、ねこ背を治すいろいろなレッスンをご紹介しています。これらのレッスンで、無理なく治し、健康で美しい体と心を手に入れましょう！

いいだ整骨院・鍼灸院・いいだカイロプラクティック院長　原幸夫

第2章 ねこ背を治すポイント 33

第3章 体をむしばむ原因はねこ背 63

第4章 ねこ背を治して健康に 81

第5章 レッスンのポイントと注意点

第1章

ねこ背の原因

自分でできるねこ背チェックテスト

あなたはねこ背？

自分ではねこ背でないと思っていてもねこ背という可能性があります。
また、腰を反らせてねこ背が治ったと思っている
「隠れねこ背」ということも。
下のチェックリストで判定をしてみましょう。

●設問 1●
アイコンタクトは苦手なほうですか？
□はい　□いいえ

●設問 2●
内向的な性格で自信がないほうですか？
□はい　□いいえ

●設問 3●
無意識に机に肘《ひじ》をついていることがありますか？
□はい　□いいえ

●設問 4●
ニワトリ運動（あごを前後に動かす）ができますか？
□はい　□いいえ

●設問 5●
背筋を伸ばして胸を張れますか？
□はい　□いいえ

●設問 6●
枕なしで仰向けに寝るとあごが上がりますか？
□はい　□いいえ

●設問 7●
背筋を伸ばしたとき背中に力が入った感覚を感じられますか？
□はい　□いいえ

●設問8●
腰を無意識に反らしていることがありますか？
□はい　□いいえ

●設問9●
枕なしで仰向けに寝るとあごが上がり、腰が浮きますか？
□はい　□いいえ

●設問10●
両肩を後ろに引けますか？
□はい　□いいえ

あなたの
ねこ背判定結果

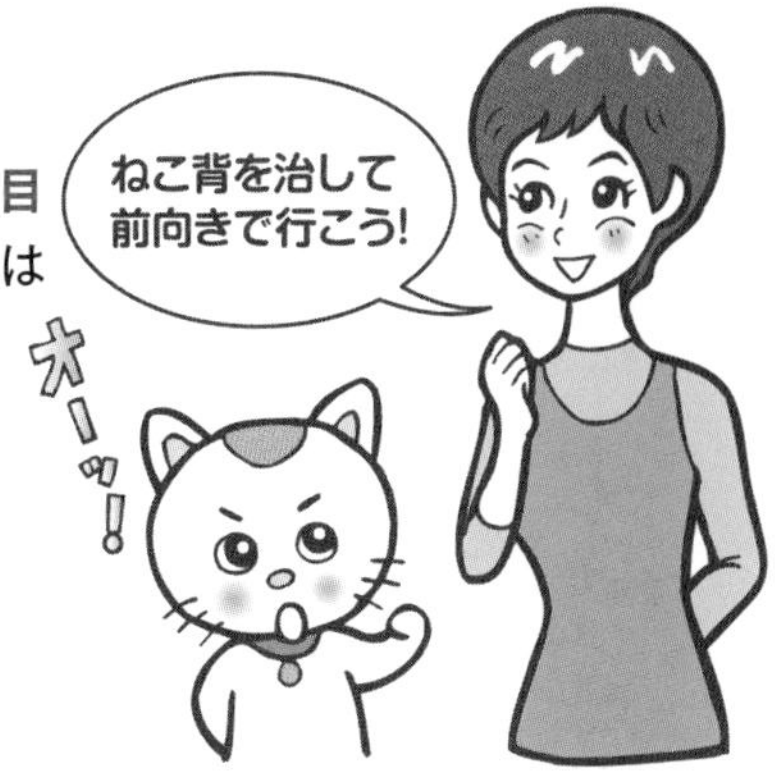

●心理的な要因のチェック項目
設問の1、2が「はい」の人は
ねこ背の可能性があります。

●身体的要因のチェック項目
3が「はい」の人は
ねこ背の疑いがあります。

4、5が「いいえ」の人は
ねこ背の疑いがあります。

6が「はい」の人は
ほぼねこ背決定です。

7が「いいえ」の人はねこ背の疑いがあります。

8、9が「はい」の人はS型ねこ背の可能性があります。

10が「いいえ」の人は横ねこ背です。両肩が前に出ています。

ねこ背と判定が出たあなた。決して失望してはいけません。
ねこ背を治せばメリットがたくさんあります。

大きな重い頭を支える背骨は、体の大黒柱にあたるものです

「姿勢が悪い」「ねこ背だ」といわれて自分の背中の状態にはじめて気がついた人も多いと思います。ご存じのとおりねこ背とは、背中が丸まり、首が前に突き出た状態のことです。そんな姿は、見た目にも決してよいものではありません。身長は実際よりも低く見え、遠くから見るとまるでお年寄りのようにも見えるため、弱々しく思えたり、何をやるにもやる気がないという悪いイメージを与えてしまうでしょう。

さらに、「見た目」だけにはとどまらないのがねこ背なのです。というのも、背骨は重い頭を支えているので、姿勢が悪いとどうしても首や背中の筋肉に大きな負担をかけてしまいます。背骨の椎骨《ついこつ》と椎骨の間には、椎間板《ついかんばん》といういわばクッションのような役目をする軟骨《なんこつ》があります。その部分にもよけいな圧力が増したり、関節の負担も大きくなりますし、筋肉にも負担がかかります。このような状態が続けば、体の各部分にさまざまな支障が出てきてしまうことになります。

●体を支えている背骨の仕組み

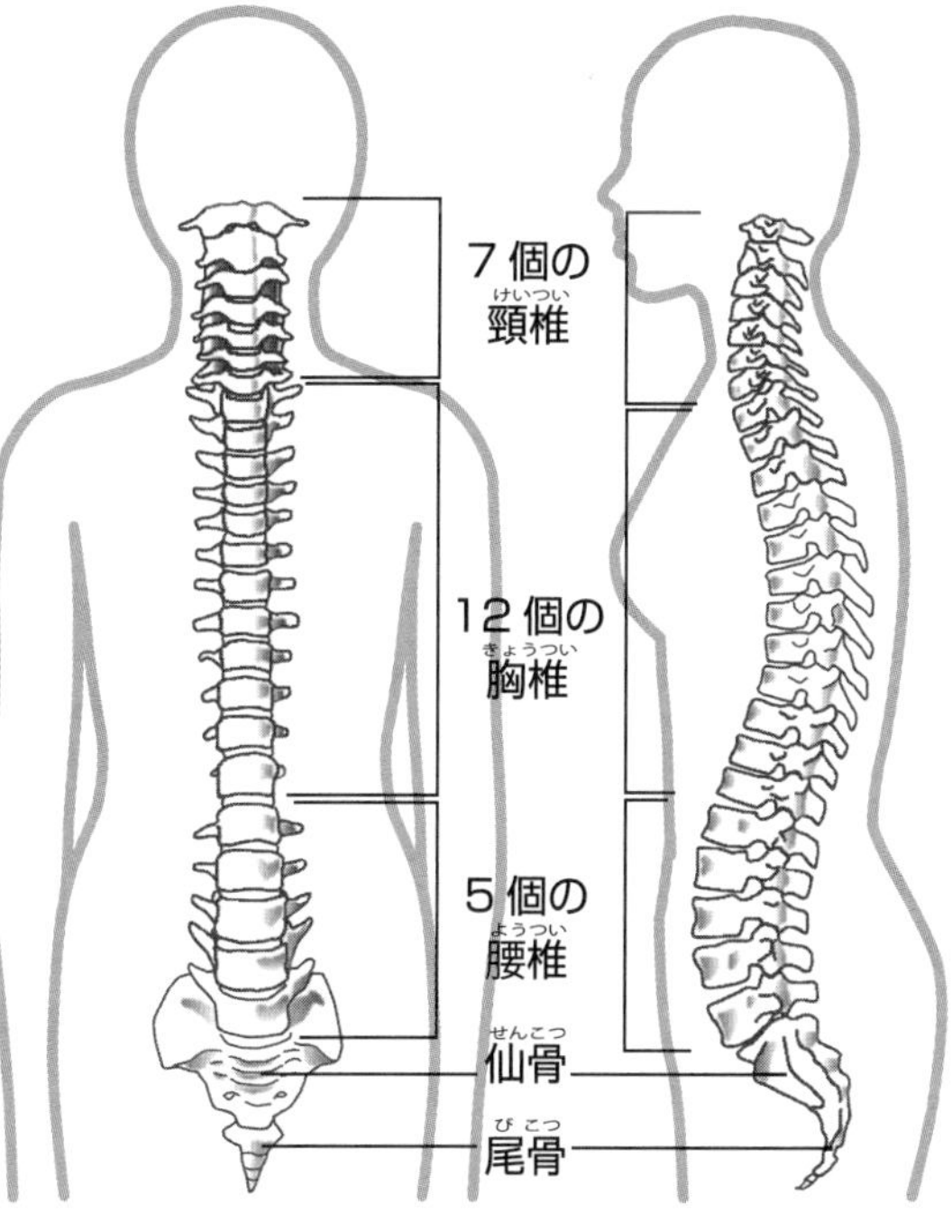
7個の
頸椎《けいつい》
12個の
胸椎《きょうつい》
5個の
腰椎《ようつい》
仙骨《せんこつ》
尾骨《びこつ》

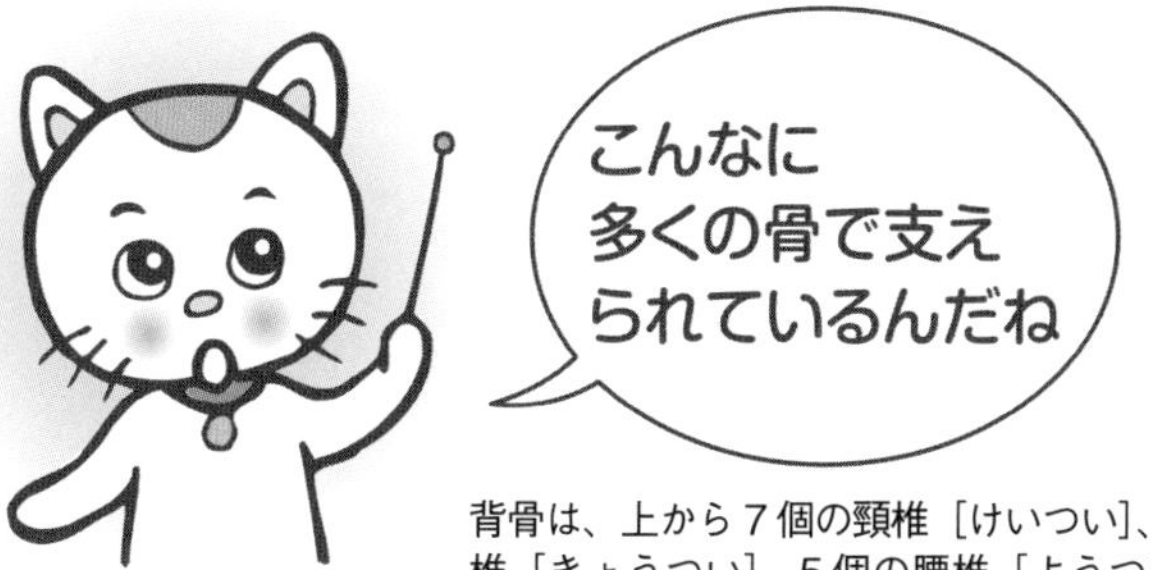
こんなに
多くの骨で支え
られているんだね

背骨は、上から7個の頸椎［けいつい］、12個の胸椎［きょうつい］、5個の腰椎［ようつい］で構成されています。また、椎骨［ついこつ］と椎骨の間には椎間板［ついかんばん］というクッションの役目をする軟骨［なんこつ］があります。

姿勢が悪いねこ背のタイプは、3種類に分けることができます

一般的に、ねこ背とは猫のように背中が丸くなっている、首が前へ出ている、肩が前に突き出ている状態をいいますが、医学的にはこれを「円背《えんぱい》」と呼んでいます。ねこ背のタイプは縦と横の2つに分けることができます。

典型的な形である猫のように背を丸めている縦ねこ背は、自分の力で背筋を伸ばせないのが特徴です。このタイプは背骨の形によって「C型ねこ背」と「S型ねこ背」に分けることができます。

一方、横ねこ背は、自分の力で両肩を後方に引けないのが特徴です。

姿勢は生き方や心の状態を反映させるものです。人は祈るとき、お願いするときは「神様」と頭を下げますし、気分的に落ち込むと、がっかりし、頭を下げる動作をします。頭を下げ、背中を曲げていると、不思議と気分も沈みがちになります。このように、ねこ背は体だけでなく心にもさまざまな影響を与えてしまうのです。

●ねこ背のタイプをチェックしよう

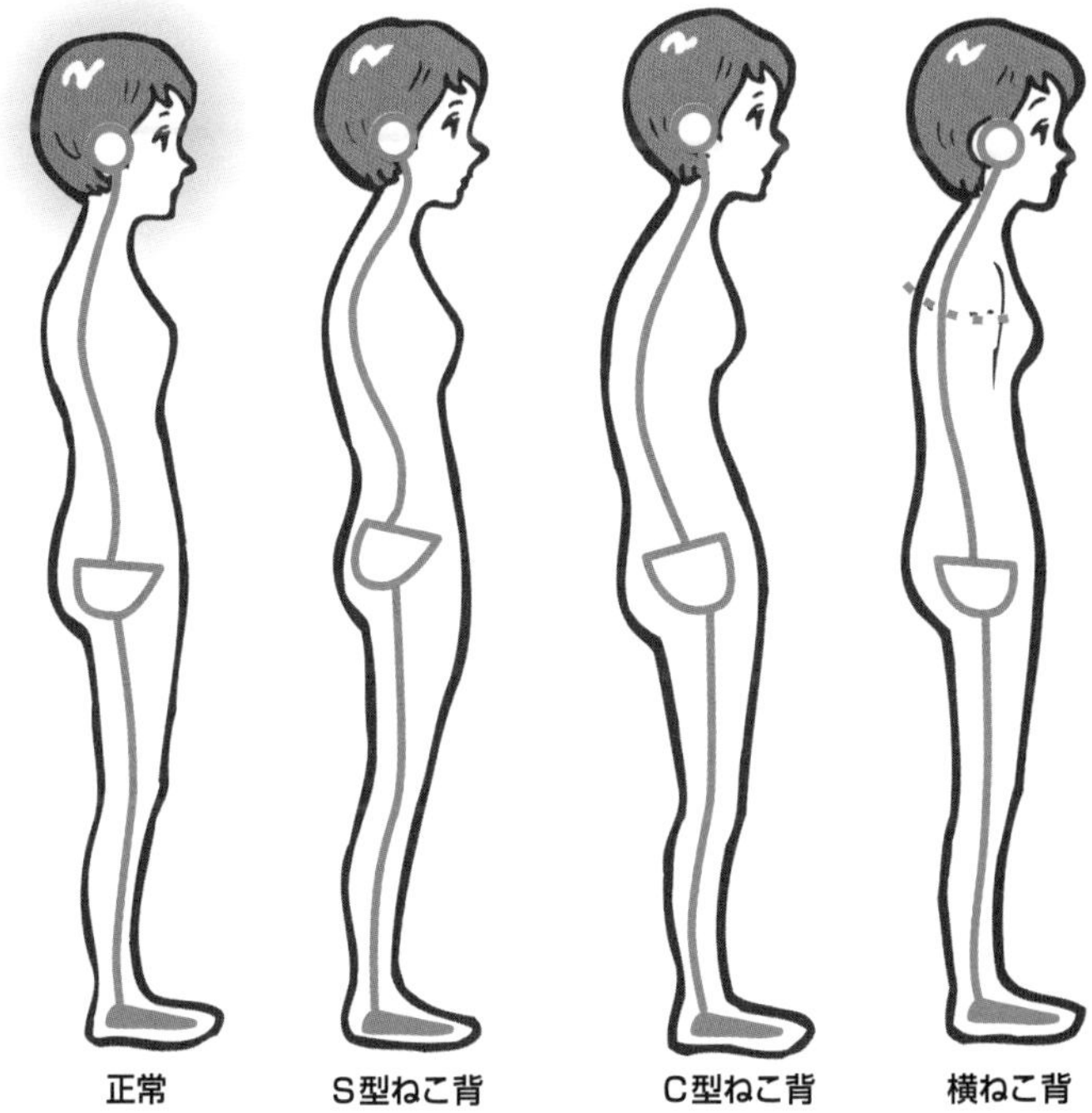
正常
S型ねこ背
C型ねこ背
横ねこ背

どれもつらそう
健康は正しい
姿勢からだね

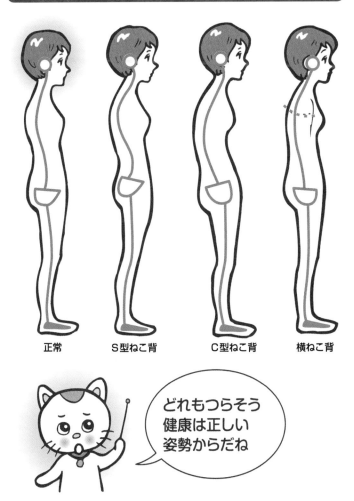

一般にねこ背というとひとくくりにされがちですが、
実はねこ背には3タイプがあります。

「C型ねこ背」は一般的なねこ背
腰を反らせるのが「S型ねこ背」

一般的にねこ背といわれている姿勢は、背中が猫のように丸くなっている「C型ねこ背」で、体は自然と前かがみの姿勢をとります。こうした典型的なねこ背の姿勢をとっているのであれば、だれでもすぐに気づくでしょう。

一方、「S型ねこ背」は、横から見たときに腰が前弯《ぜんわん》しておなかが前に飛び出し背中が丸くなった状態で、C型ねこ背の「円背《えんぱい》」に対して「凹円背《おうえんぱい》」といいます。背を丸めていますが、腰を反らせているため、一見、姿勢がよく見えてしまうことから、隠れねこ背といえます。しかし、実際には、腰を反らせているだけで、背中は丸まったままです。「姿勢が悪い」と注意されて、自分で治そうとするときに起こりがちで、なんとか背すじを伸ばそうとしてみるものの、背すじを伸ばすことができずに、腰だけが反ってしまうのです。自分でも治ったつもりになるし、周囲の人からも、「姿勢がよくなったね」といわれることが多いので注意する必要があります。若い人のねこ背はほとんどがS型ねこ背です。

●姿勢を維持するために筋力を発揮する筋肉

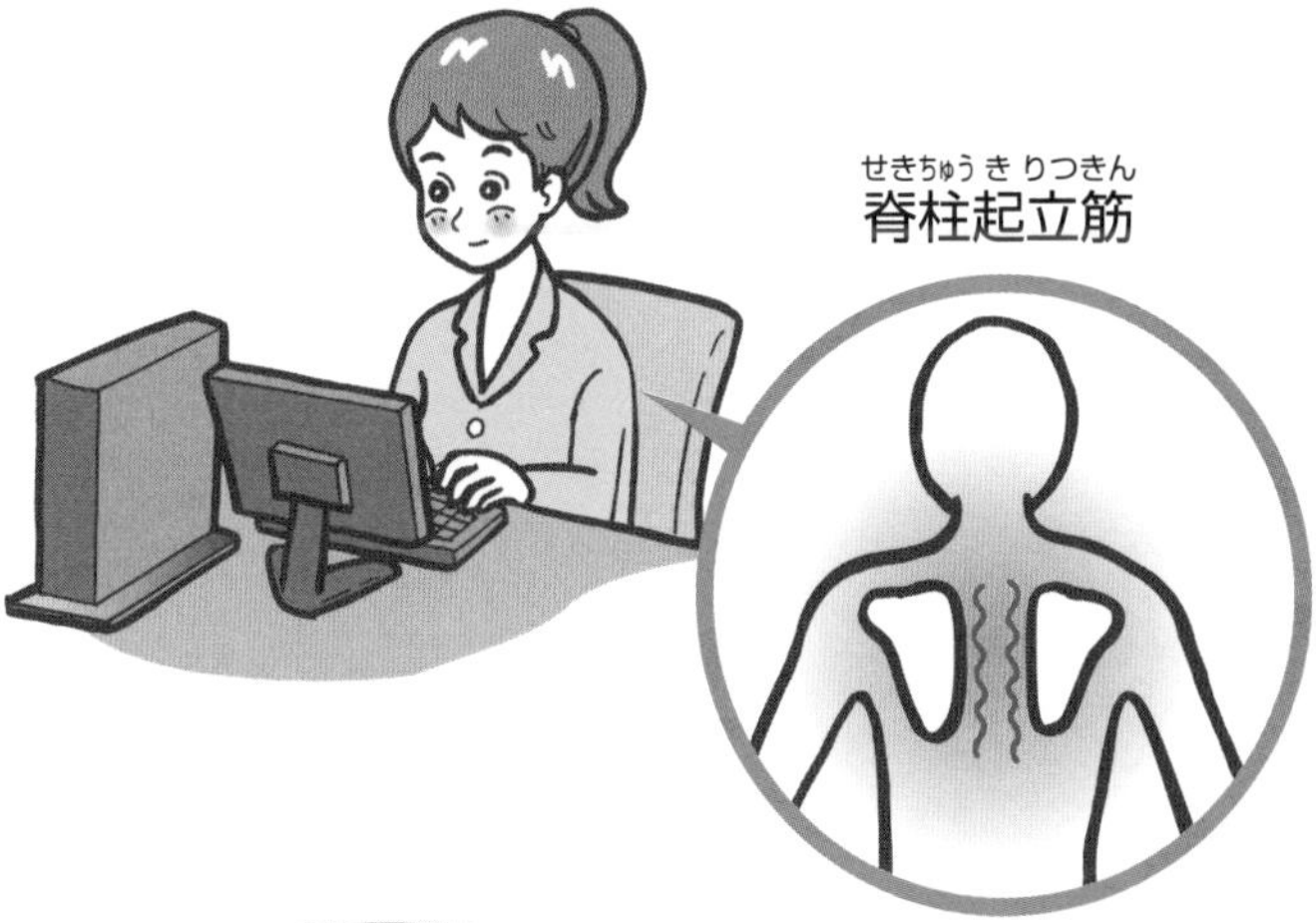

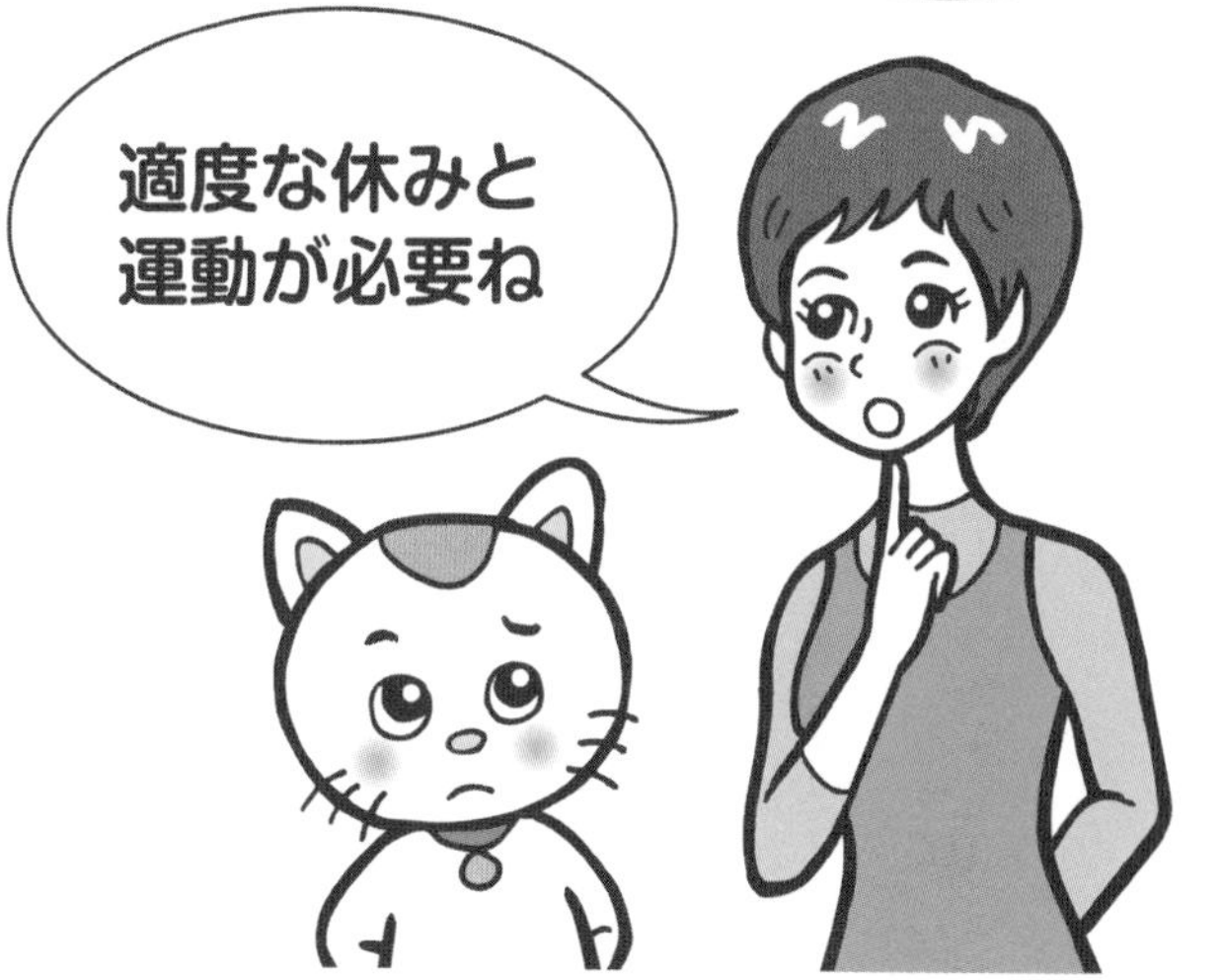

同じ姿勢をとり続けると理想の姿勢を保つ脊柱起立筋［せきちゅうきりつきん］や肩の周りの筋肉の血行が悪くなって凝り固まってしまいます。

亀の甲羅《こうら》をイメージすればわかる「横ねこ背」は縦横が丸まった状態

「C型ねこ背」も「S型ねこ背」も、垂直方向のラインが丸まった状態といえますが、それだけでなく水平方向にも背が丸まります。これを「横ねこ背」といいます。つまり、左右の肩関節《かたかんせつ》をつないだラインが丸まった状態で、肩関節が前方向に出ています。亀の背中である甲羅をイメージしていただくとわかりやすいでしょう。つまり、縦《たて》のアーチと横のアーチのカーブが大きくなるのがこのねこ背の特徴です。主に縦のアーチを直すことがねこ背の改善につながりますが、この場合は、横のアーチの改善も行う必要があります。

一般に販売されているねこ背改善ベルトの多くは、横のアーチの矯正《きょうせい》をするだけです。それも一時的な効果でしかないので、ベルトをとってしまえば元に戻ってしまいます。そればかりかベルトが食い込み肩凝りをより悪化させてしまうことにもなりかねません。しかし、ちょっとしたトレーニングを積めば、あなたのねこ背は治り、正しい姿勢がとれるようになります。

●亀に似ているのが「横ねこ背」

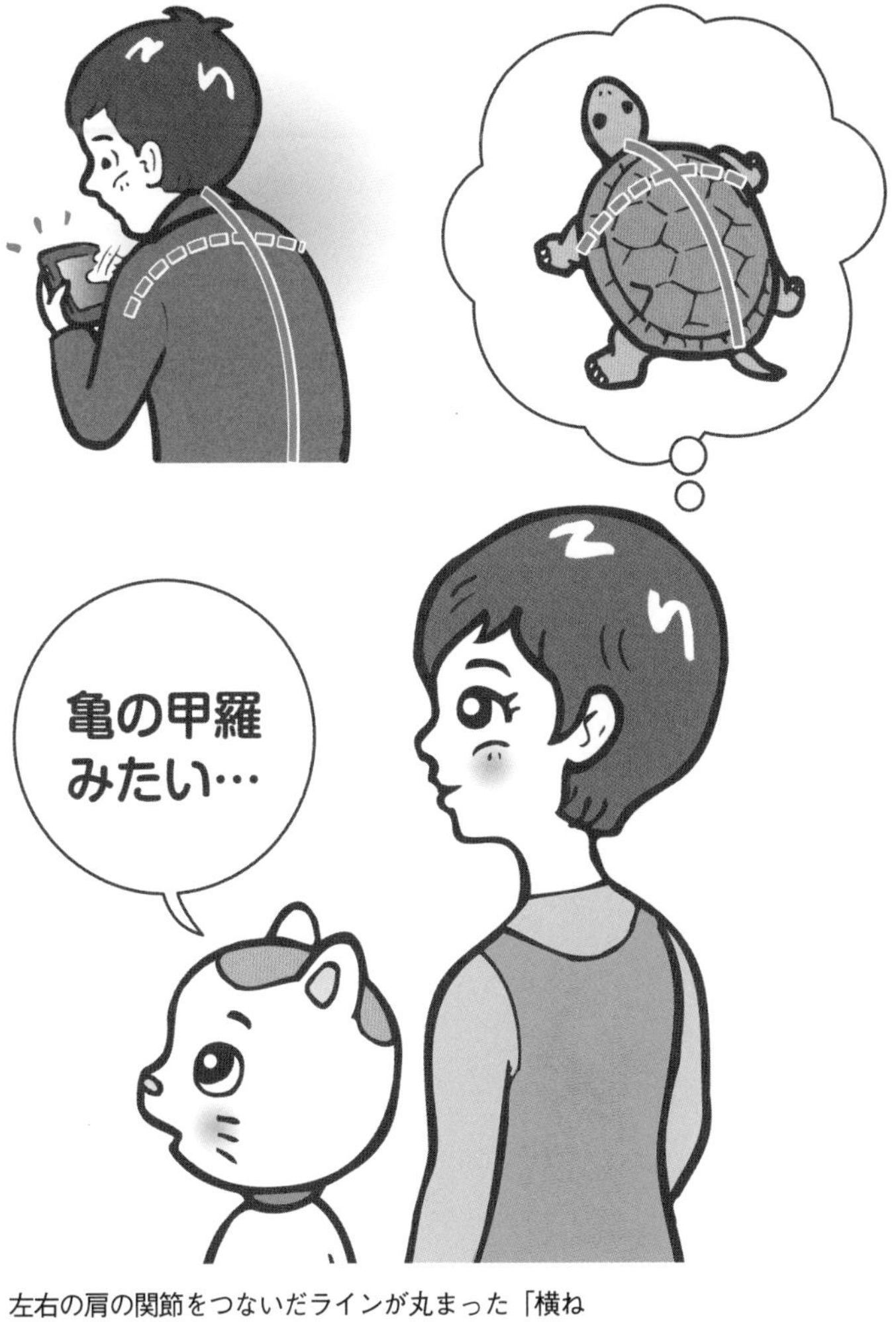

左右の肩の関節をつないだラインが丸まった「横ねこ背」と縦のアーチの丸まったC型ねこ背は、亀の甲羅［こうら］に似ています。

ねこ背の原因となるのは生活上での体のクセです

では、なぜ、ねこ背になってしまったのでしょうか。
原因はさまざまなものがありますが以下の4通りが考えられます。

1 加齢《かれい》によるもの
2 日本文化からくるもの
3 妊娠によるもの
4 コンプレックス

もちろん、生まれつきの身体的な要素もありますが、主な原因は生活する上での体のクセです。そのクセは心理的な原因で作られることが多いのです。

今、若者を中心に、何時間も背を丸めた姿勢で、パソコンやスマートフォンのゲームなどに熱中する人が増えています。このような姿勢を何時間も続けるとクセになってねこ背になる危険性も高くなります。

●生活習慣がねこ背の原因に!

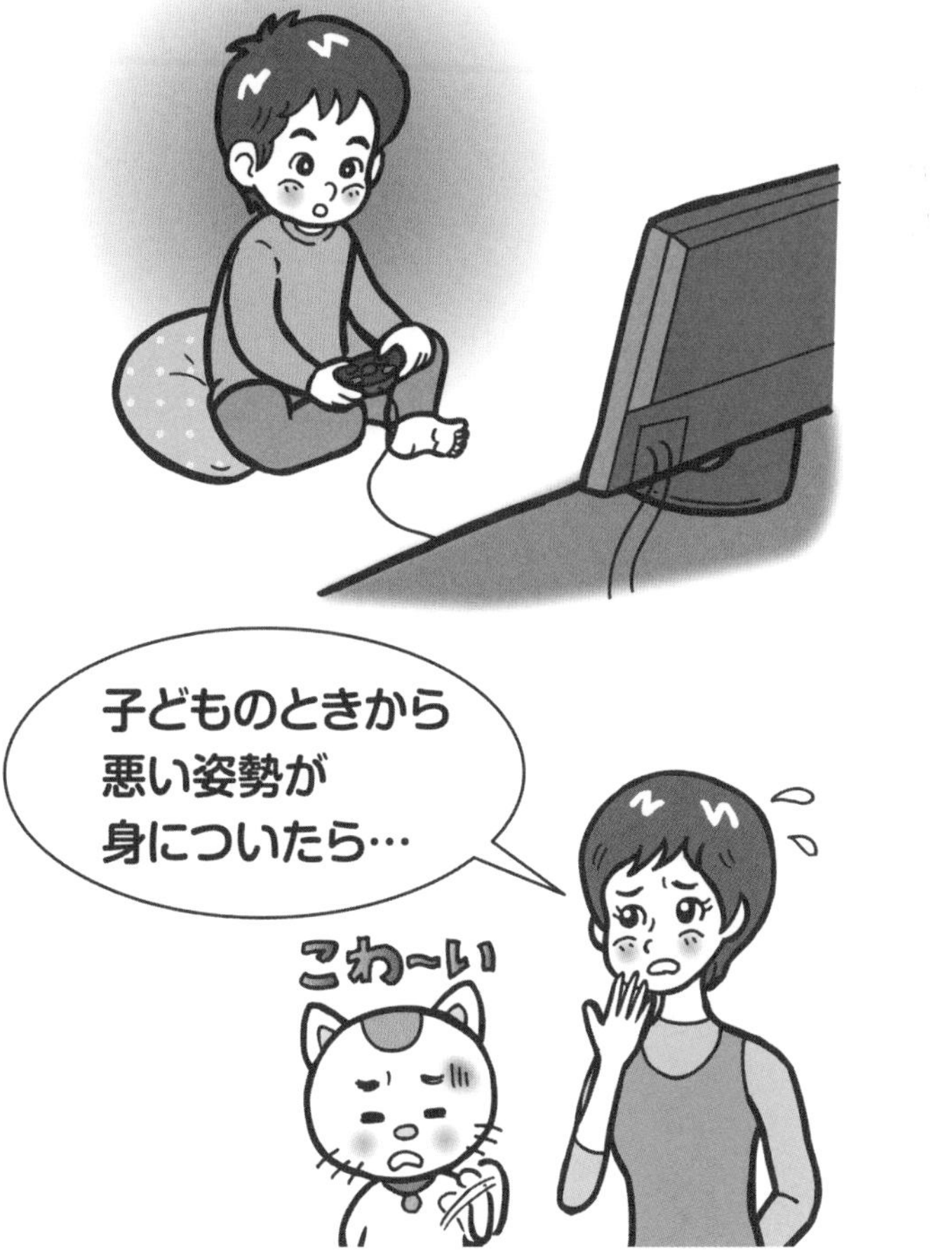
子どものときから
悪い姿勢が
身についたら…
こわ〜い

パソコンの前で何時間も座って仕事をする、あるいはゲームに夢中になるなど前かがみになるような姿勢を長時間続けると、自然とねこ背になってしまいます。

ねこ背の原因 1

年とともにつぶれてしまう背骨予防するにはねこ背を治すこと

お年寄りのねこ背は背骨の前側がつぶれているためです。胸椎《きょうつい》の関節が伸びにくくなり、背中の筋力が弱くなり、脊椎《せきつい》（背骨の骨）の椎体《ついたい》（背骨を支える部分）の前方に長期にわたり荷重がかかりつぶれてしまうのです。積み木をイメージしてみてください。円柱状の積み木が積み重なって背骨を作っていて、そのおのおの同じ側の一部がつぶれてくると積み木はカーブを描き出します。しかし、一度つぶれてしまった背骨は元に戻りません。

ですが、背骨の関節の動きがよくなり、背中の筋肉の力が強くなると改善しますのであきらめてはいけません。お年寄りがよくやってしまう間違いは、痛いのをがまんして仰向きに寝ることです。これは脊椎の関節などに負担をかけてしまいますので絶対にしてはいけません。背骨の変形を予防するためにも若いうちにねこ背を治しておく必要があります。最近のアメリカの研究では、背骨がつぶれて起こるねこ背は20％ほどだそうです。背骨がつぶれていなければ、ねこ背が治る可能性は大きいのです。

老化現象は体のすべてにあらわれます

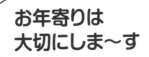

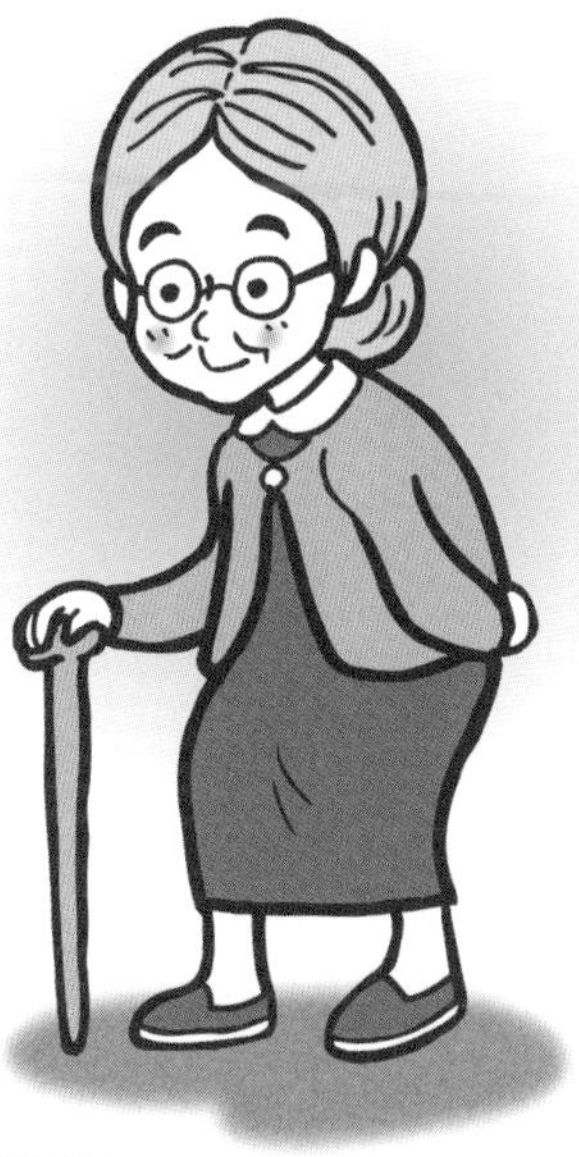

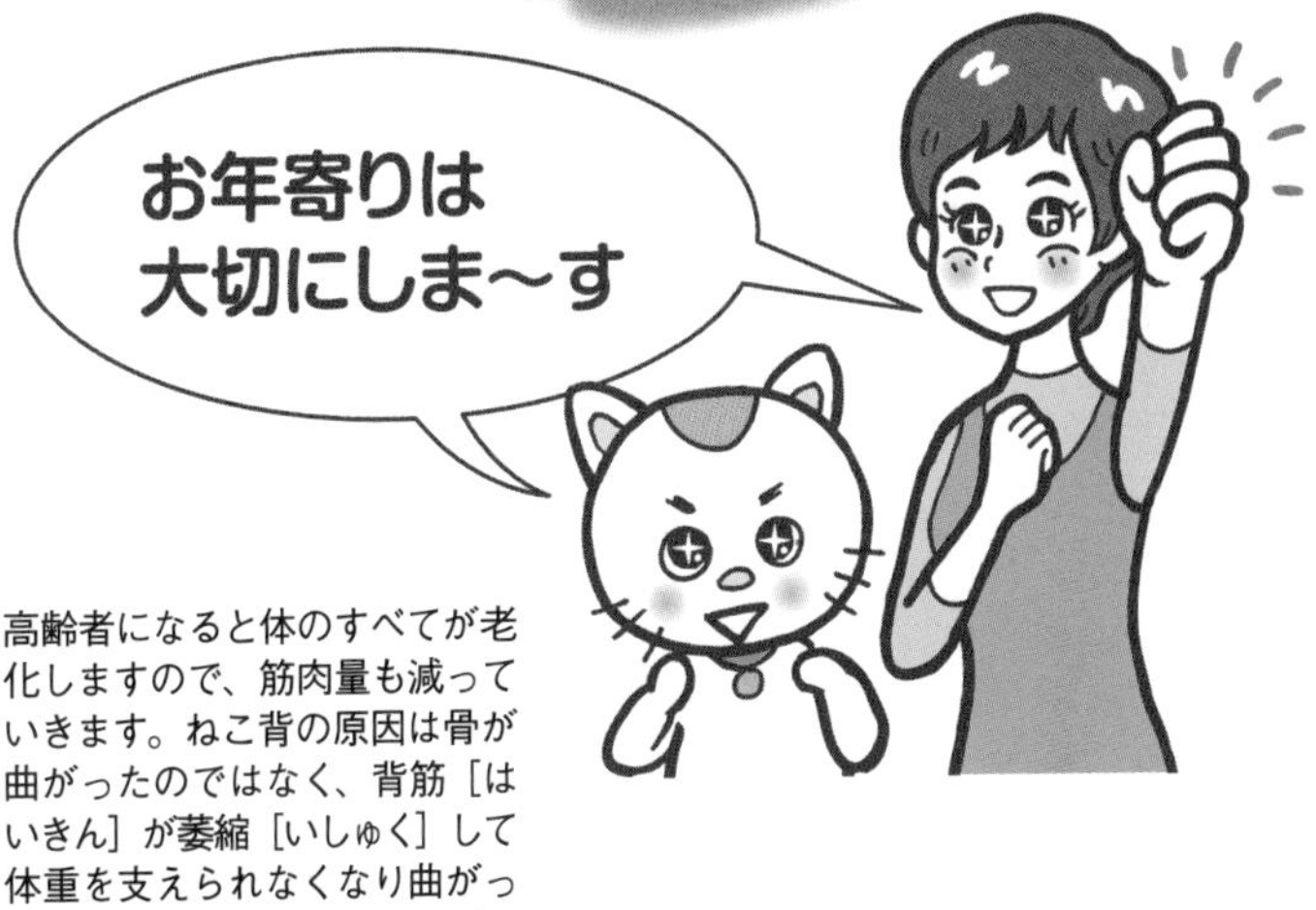

高齢者になると体のすべてが老化しますので、筋肉量も減っていきます。ねこ背の原因は骨が曲がったのではなく、背筋［はいきん］が萎縮［いしゅく］して体重を支えられなくなり曲がったもので、筋肉が原因なのです。

ねこ背の原因 2

伝統的な身体文化の喪失《そうしつ》がねこ背を作っていったのです

小笠原流礼法の32世宗家小笠原忠統《おがさわらただむね》氏は、日本の礼儀では視線は「目通り・乳通り・肩通り」といい、目から胸の高さと肩幅の範囲であればよく、友達ではこの四角形を拡大するのがよいと述べています。また、民俗学者の柳田国男《やなぎたくにお》氏は、日本人はお互いに視線を避け合う習慣があって、「にらめっこ」の遊びは視線を合わせられないのを克服するために近代になって発明されたとも書いています。齋藤孝《さいとうたかし》明治大学教授は『身体感覚を取り戻す―腰ハラ文化の再生』（ＮＨＫブックス）の中で日本の伝統的な身体文化である〈腰ハラ〉文化を失ったと述べています。

古来から視線を避け合っていた日本とは対照的に欧米では、相手から目を反らすのは失礼になります。ですが、近代になって欧米文化が入り、視線を合わせなければならなくなりました。しかし、つい視線を反らそうとする気質が出てしまうことや、下腹部（丹田《たんでん》）に力を入れることができなくなったために、ねこ背になってしまったのです。

●日本文化と西洋文化の違いが腰に？

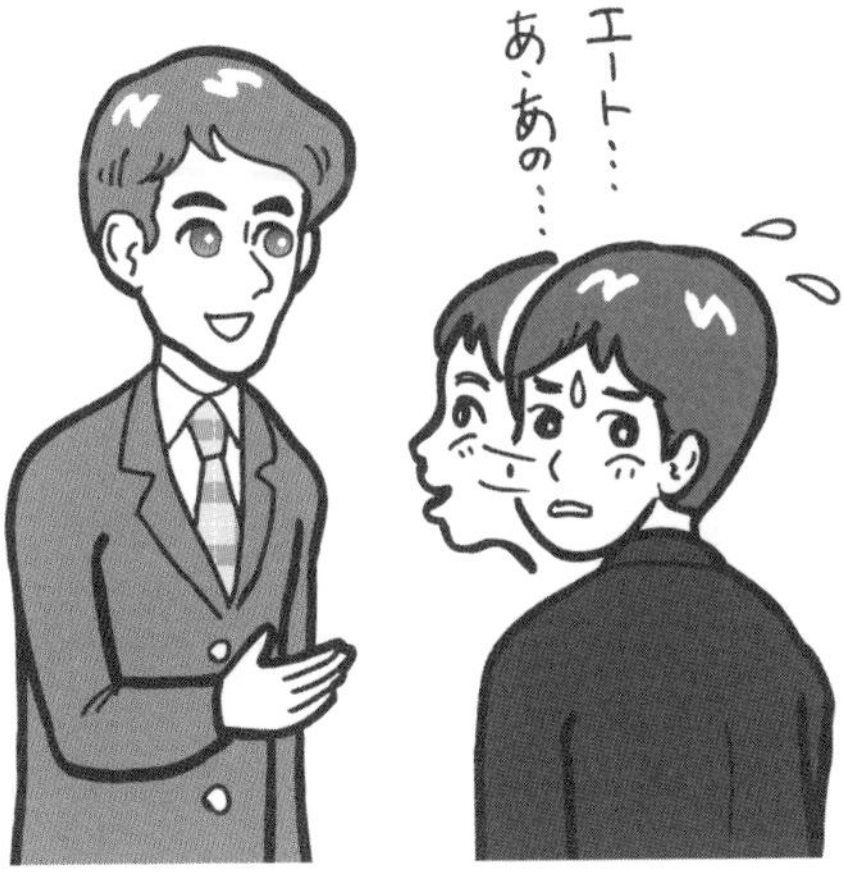
エート…
あ、あの…

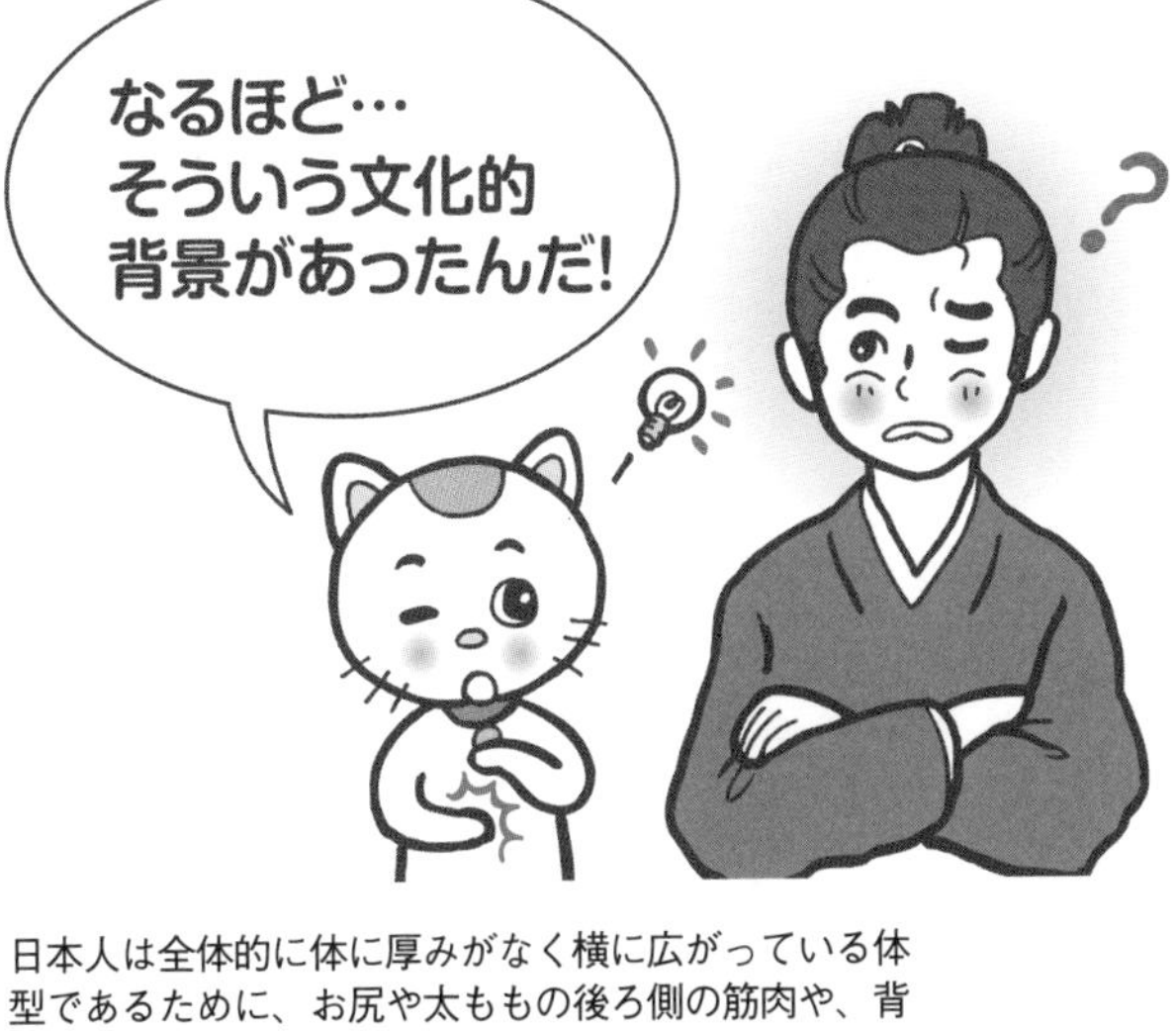
なるほど…
そういう文化的
背景があったんだ!

日本人は全体的に体に厚みがなく横に広がっている体型であるために、お尻や太ももの後ろ側の筋肉や、背中の筋肉が発達しにくくなっています。そのためねこ背体型になりやすいようです。

ねこ背の原因 3

妊娠中や出産後になる腰が反る「S型ねこ背」

妊娠中は腰が反ってしまう典型的なS型ねこ背になっています。出産後もその姿勢がクセになり、なかなか治らなくなってしまうのです。赤ちゃんを抱っこする姿勢も腰を反らす姿勢ですし、授乳の姿勢も背中を丸める姿勢になっていますので、ますますねこ背が治らなくなってしまいます。

出産後に指導される産褥《さんじょく》体操は伸びたおなかや骨盤の下部の筋肉や子宮、膣《ちつ》などの回復のために行います。この体操は産後の回復に大切なのですが、実は妊娠中に形成されたS型ねこ背の改善にはなりません。出産後のねこ背をレッスンで改善しましょう。

赤ちゃんを抱いて立っているときは腰を反らさずに、体をまっすぐにし後ろに倒すようにして重心を後方に移動するようにします。また、授乳時は座布団などをものの上に乗せて赤ちゃんが高い位置に来るようにします。姿勢を少しだけ改善することで、疲れも驚くほど軽減されます。

●赤ちゃんの重みがねこ背を招く

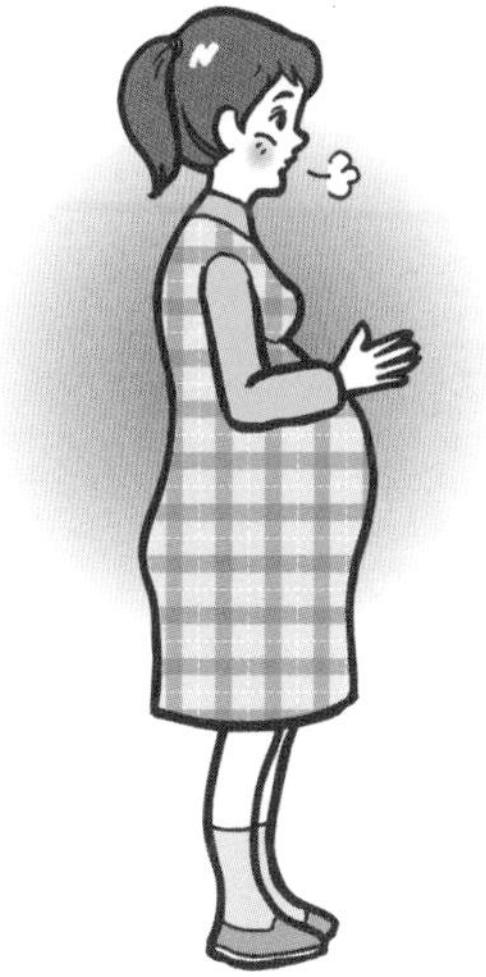

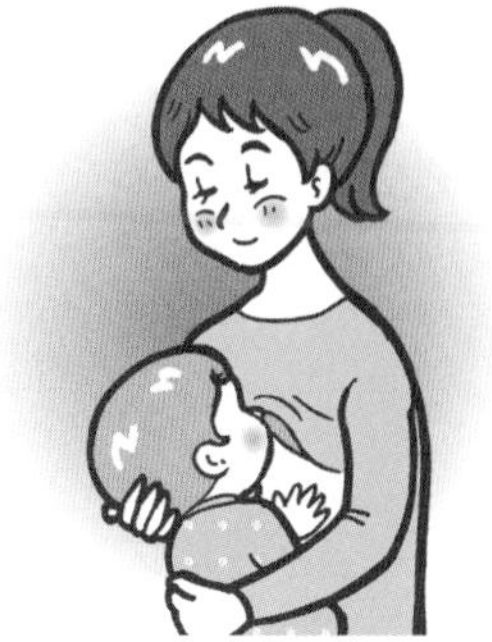

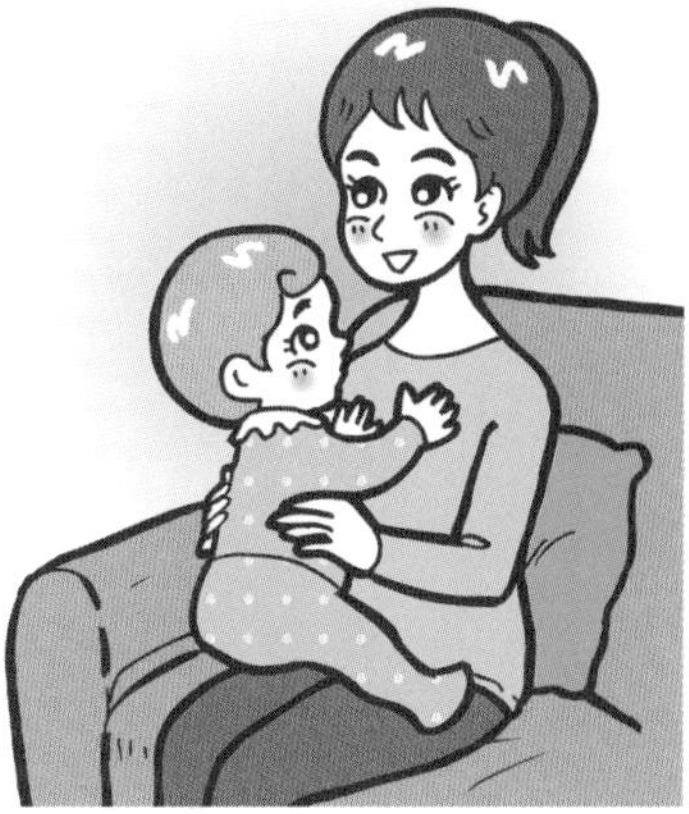

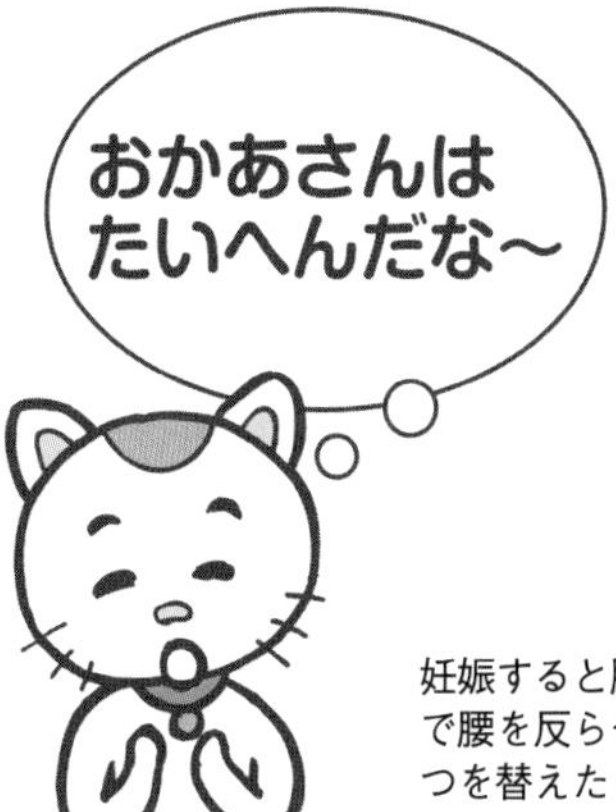

妊娠すると胎児が大きくなるにつれて、おなかの重みで腰を反らせてしまいます。産後は授乳したり、おむつを替えたりと前かがみの作業が増えるので、腰に負担がかかります。

ねこ背の原因 4

コンプレックスがねこ背を作り出します

性格的に内向的《ないこうてき》でコミュニケーションが苦手な人は、どうしてもうつむき加減になりがちでねこ背になりやすい傾向があります。

現代では使うことが多くなったパソコンやスマートフォンも原因となっています。何時間も使っていると、無意識のうちに楽な姿勢をとろうとするため、腰を後ろに倒し背中を丸めます。当然、これを続けていれば、ねこ背になります。

また、背の高い女性や、胸の大きな女性にねこ背が多いのは、身体的なコンプレックスが原因でしょう。自分では気がつかなくても心の底深くに不安、悲しみ、苦しさ、怒りなどのマイナス感情を抱えていることが多く、これもねこ背の原因となります。

虚勢《きょせい》を張っている人もねこ背になります。自信があるように見せようとするが内心は自信がないために胸を張ろうとしても胸が張れません。そのため腰を反らしてしまいS型ねこ背になってしまうのです。

●性格や心が体にもあらわれます

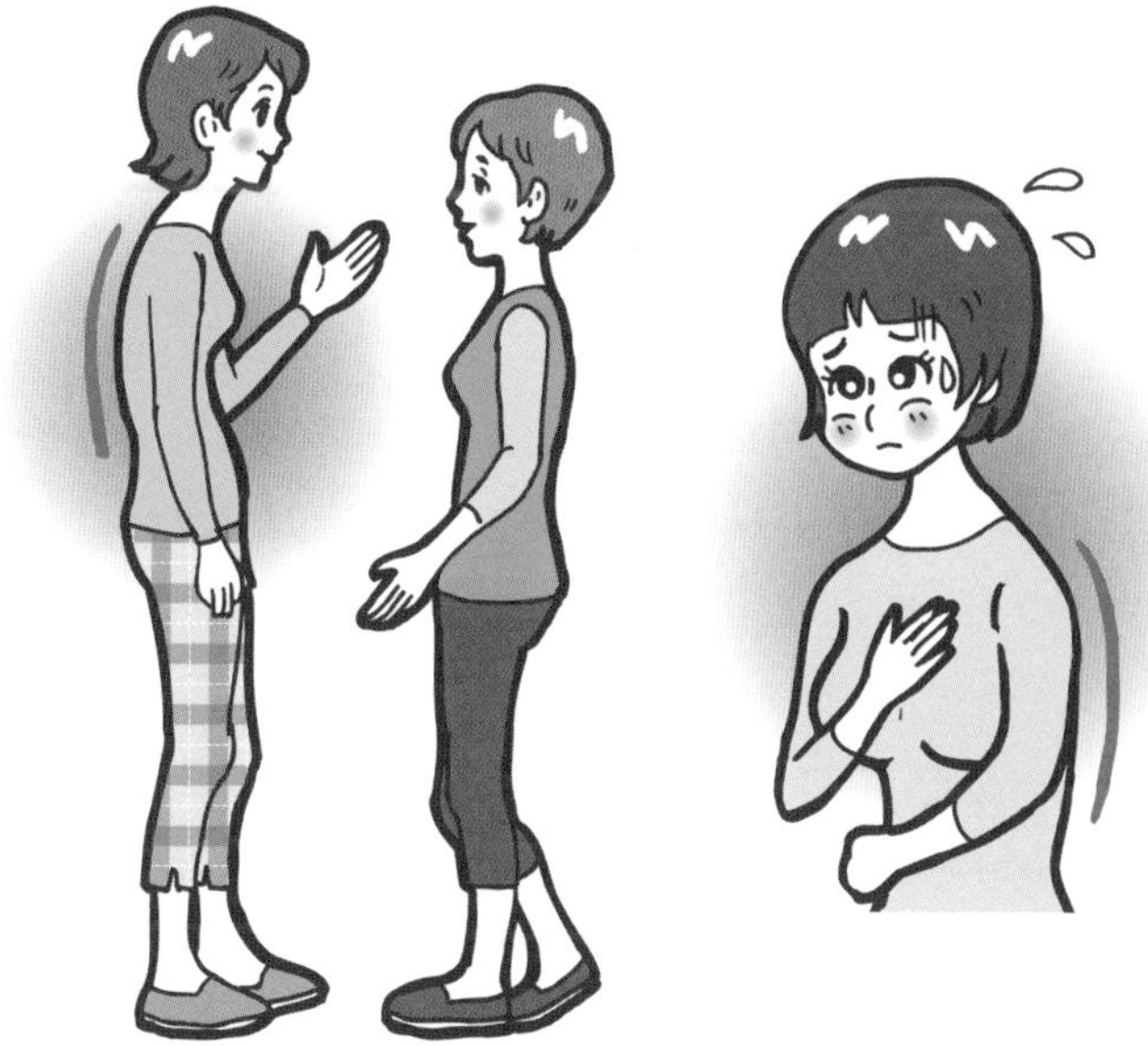

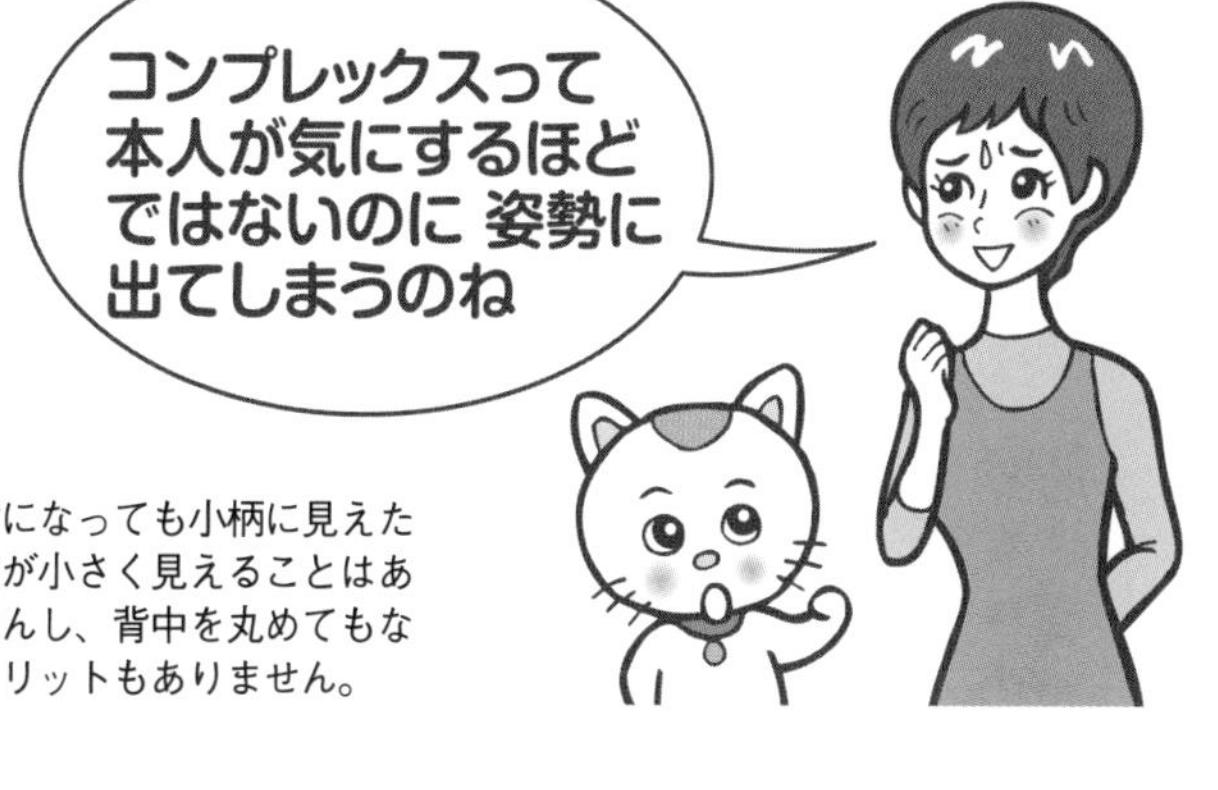
コンプレックスって
本人が気にするほど
ではないのに 姿勢に
出てしまうのね

ねこ背になっても小柄に見えたり、胸が小さく見えることはありませんし、背中を丸めてもなんのメリットもありません。

column 1

夏目漱石もねこ背だった？

「肩凝り」という言葉を生み出した文豪・夏目漱石

小説家、評論家、英文学者である夏目漱石【なつめ・そうせき】（1867年2月9日～1916年12月9日）は「神経衰弱《しんけいすいじゃく》」に長年悩まされていました。現代の病名では神経症《しんけいしょう》、心身症《しんしんしょう》、鬱病《うつびょう》にあたるものでしょう。

また、漱石は胃潰瘍《いかいよう》も患《わずら》っていて、明治43年（1910年）には大量の吐血《とけつ》（修善寺の大患）をするほどでした。気分が落ち込むと背を丸めるようになりますし、胃腸の不調も背を丸めてしまいます。精神的にも肉体的にもねこ背になる要素を持っていたのです。

実は漱石がねこ背だったと考えるもうひとつの根拠は、「肩凝り」という言葉の起源《きげん》が小説『門』だという説があるからです。漱石は自らの体験から「肩凝り」を造語したのではないでしょうか。肩凝りの主たる原因は「ねこ背の姿勢」と「心理的緊張」なのです。

第2章

ねこ背を治す
ポイント

ねこ背を治す基本的な原理は背筋《はいきん》をきちんと伸ばすこと

ねこ背は自分の力で背筋を伸ばせないのですから背筋を伸ばせれば治ります。基本的な原理はこれだけなのですが、これができないのです。

治し方の最も重要なポイントは、背筋に力が入った感覚があることです。この感覚がないとねこ背は治りません。自分では背筋が伸びているつもりでもこの感覚がなければねこ背は治っていません。

ポイントは、肩甲骨《けんこうこつ》の間に力が入った感覚があることです。

この背筋を伸ばす方法論を今までだれも指導していませんでした。単に胸を張れ、背筋を伸ばせと指導しても、胸を張る方法、背中を伸ばす方法の指導がありませんでした。胸を張れない、背中を伸ばせないからねこ背なのに、肝心《かんじん》なその改善方法をだれも指導していなかったのです。背筋への力の入れ方がわからないから腰を反らせ、より強いS型ねこ背になったり、C型ねこ背からS型ねこ背になってしまうことになるのです。

●どこに力を入れているかがポイントに

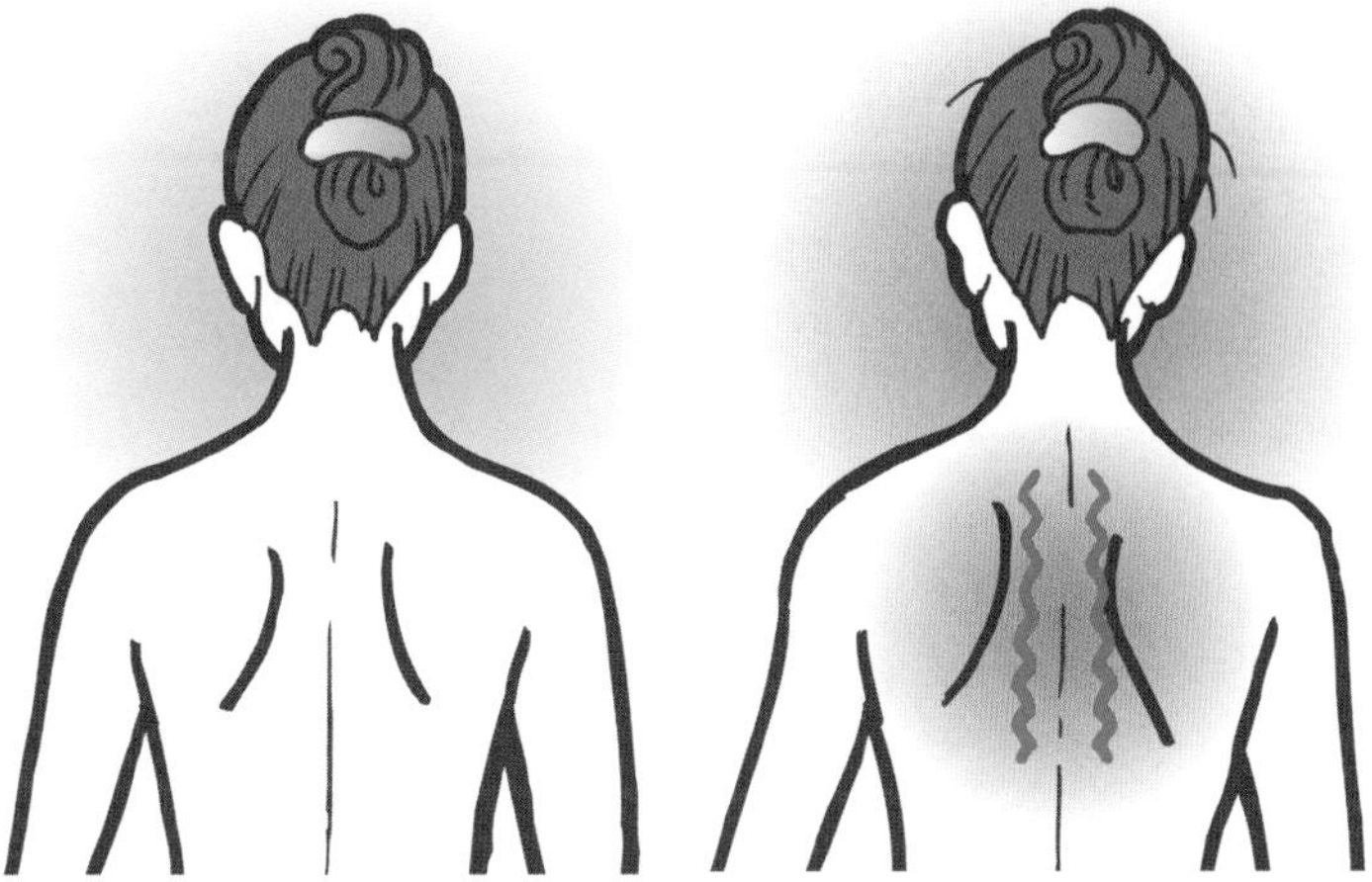

重要なポイントは、肩甲骨［けんこうこつ］と肩甲骨の間に力が入った感覚があることが大切です。

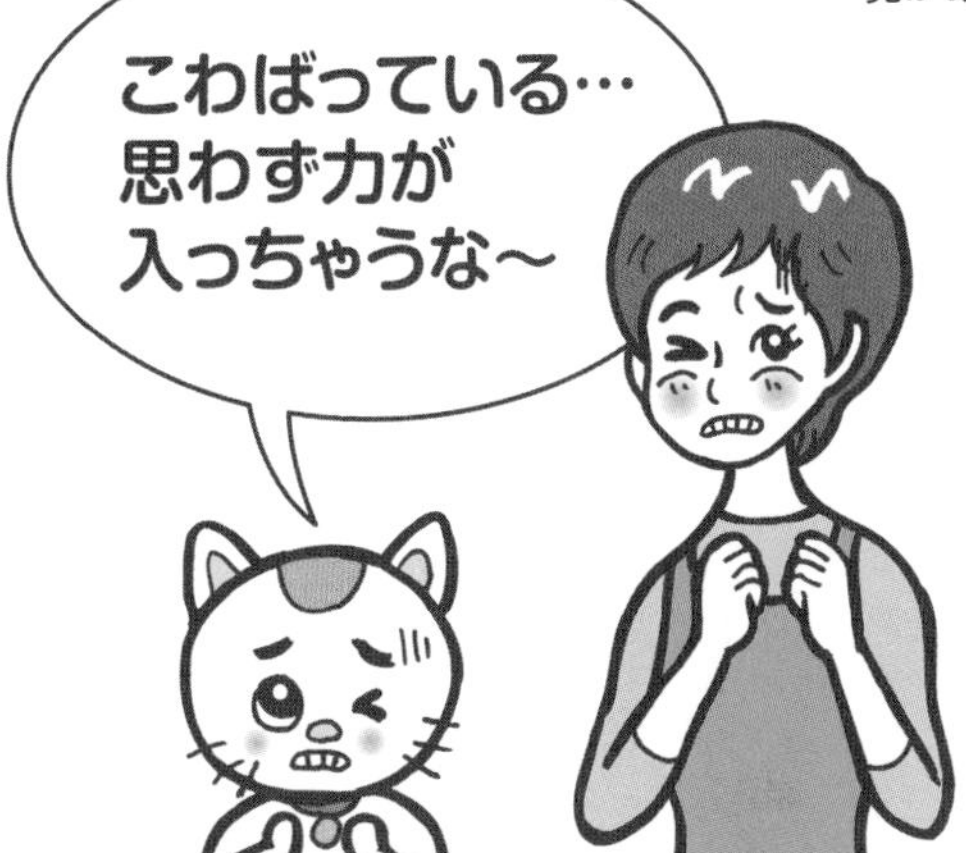

ねこ背を治せば体の安定性が増し神経系の機能がアップします

弓道をされている方から、「ねこ背が治ったら射るときの姿勢が安定して、試合で成績が上がりました。体の安定性が増したのはもちろんですが、弓道はメンタル面の影響の大きな競技なので、心理的に安定してきたからだと思います」という話をうかがいました。

ねこ背を治すことで姿勢がよくなるのはいうにおよばず、心とねこ背の深い関係を考えれば、「心理的にも安定してきた」という言葉にもうなずけます。

ねこ背を治せば、脊椎《せきつい》が本来の自然なカーブになるので、その中を通っている神経系の機能が向上します。同時に、脊椎の関節も正常に動くようになり、体の操作性が向上します。また、首の筋肉の緊張がゆるんで脳の中の血流量が増加すると、脳の機能が向上して全身の神経機能の改善が起こり、ホルモンのバランスもよくなります。

このような機能の改善は、言葉を換えれば体が若返ることにほかなりません。もちろん、アスリートの競技能力を向上させることにもつながります。

●心の変化が背骨にあらわれます

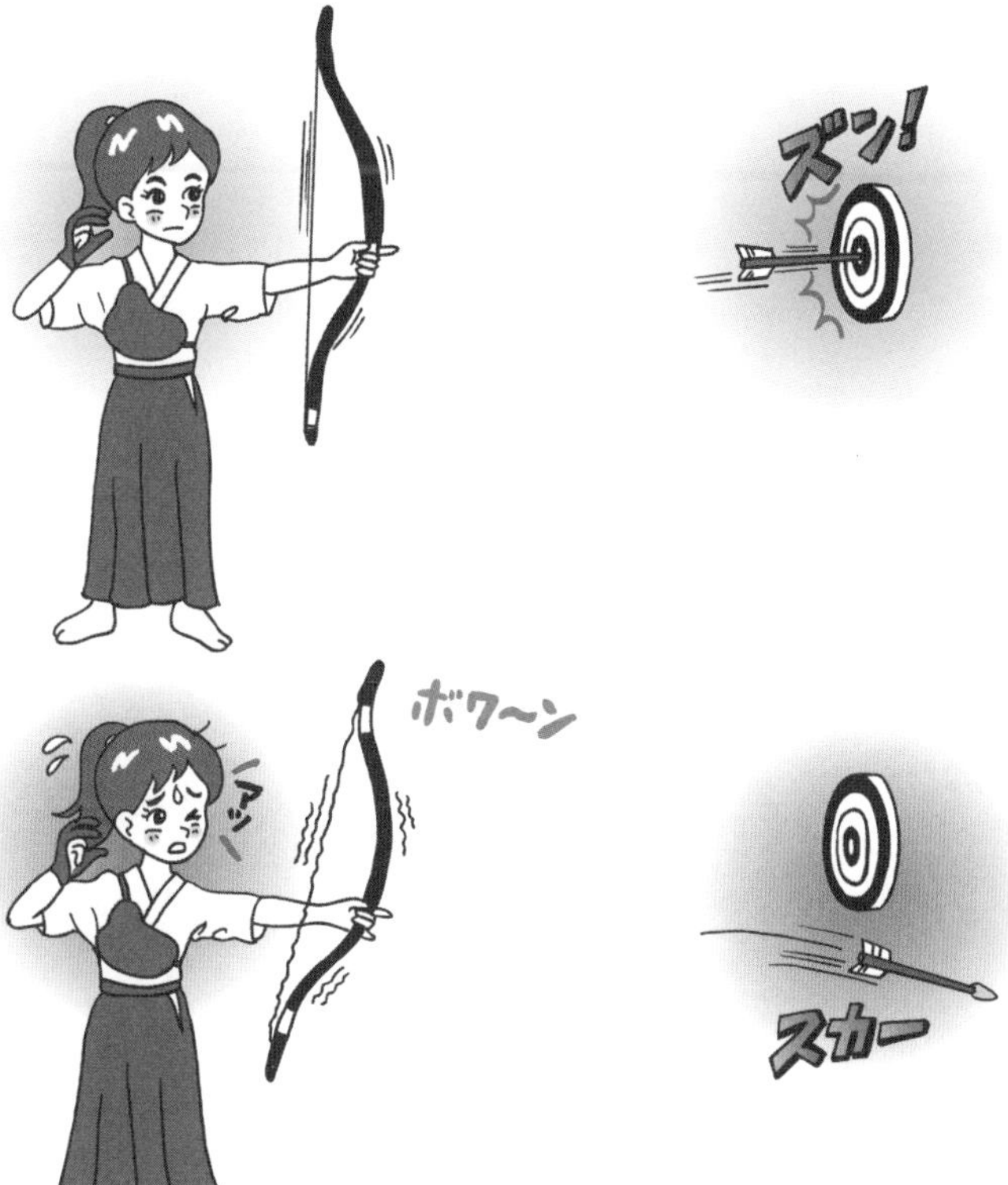

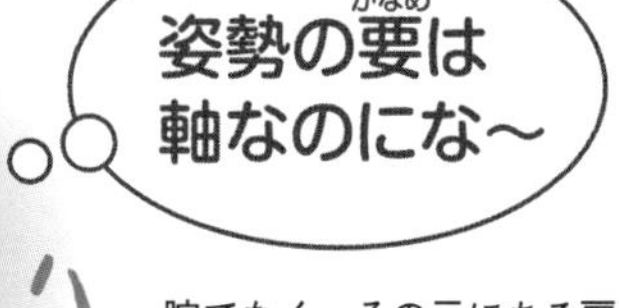

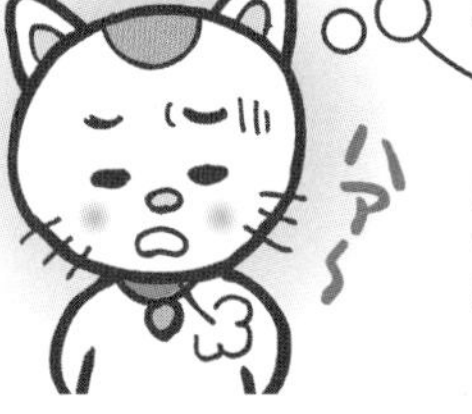

腕でなく、その元にある肩甲骨［けんこうこつ］の間に意識を向ければ、フォームも自ずと変わってきます。

胸が開き、首が伸びた感覚がして解放された気持ちになります

ねこ背が治った感覚は、肩甲骨《けんこうこつ》の間の背筋《はいきん》に力が入った感覚が最も重要です。しかし、実はそれだけでは十分ではありません。この感覚に合わせて胸が開いた感覚と首が伸びた感覚が出て、そして心がゆったりすればパーフェクトです。

私たちの心の状態と体の状態は、密接に関係しています。ですから、気持ちがよいときは、視線は上を向き、胸を張ります。そうすると体が軽く感じますし、結果的にそれは堂々とした姿勢となるのです。ですから、気持ちがよいと姿勢もよくなるのです。これと同じで実際にねこ背が治った姿勢になると肩の力が抜け、何かほっとした、心地よい、解放された気持ちになるのを体験できるでしょう。とにかくねこ背を治すと、体にエネルギーが満ちてきます。肩の力が抜け、何かほっとした、心地よい、解放された気持ちになるのです。

ねこ背を治せば、心晴れやかに行動することができるようになります。

●気持ちと背骨は密接な仲

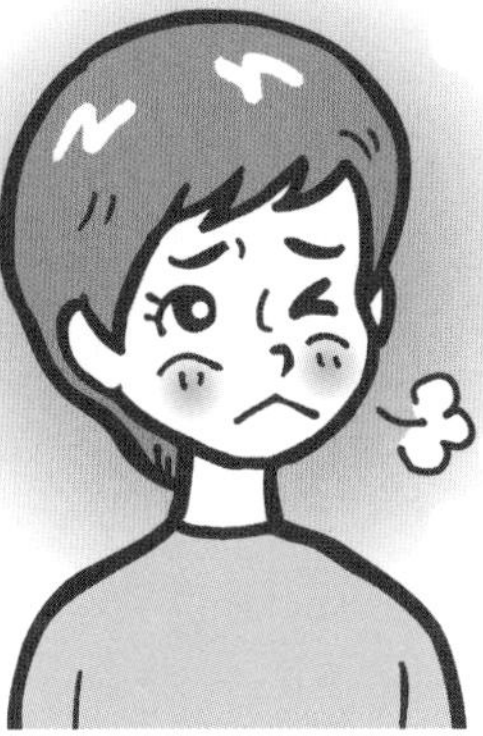

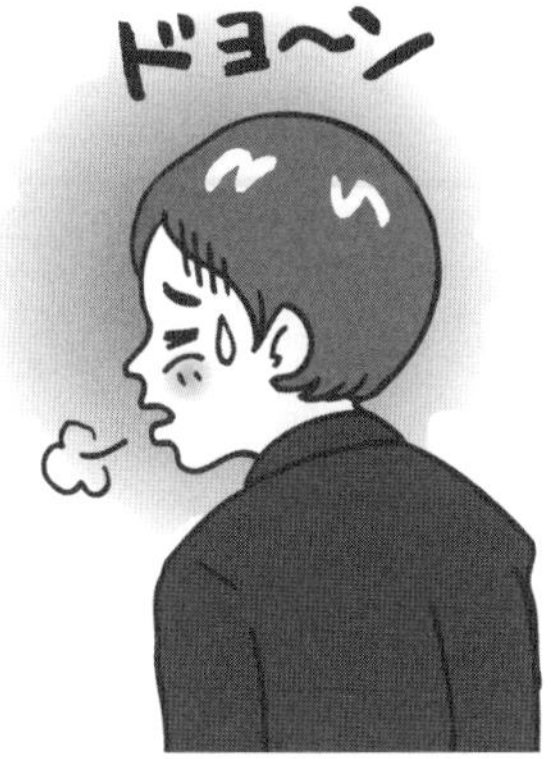

心の状態がプラスであれば、体の状態もプラスになります。逆に心の状態がマイナスになれば、体の状態もマイナスになります。心と体は一体です。心の状態は、体に大きな影響を与えているのです。

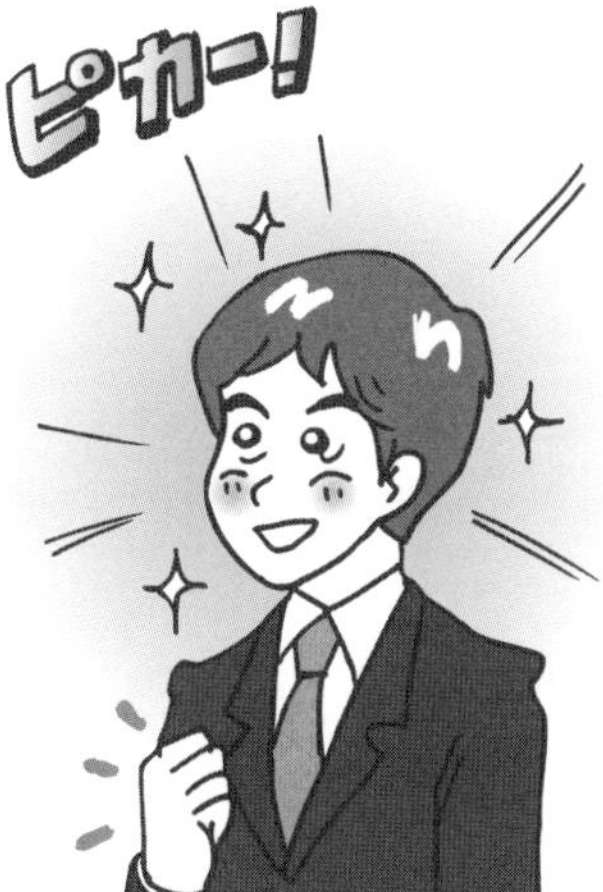

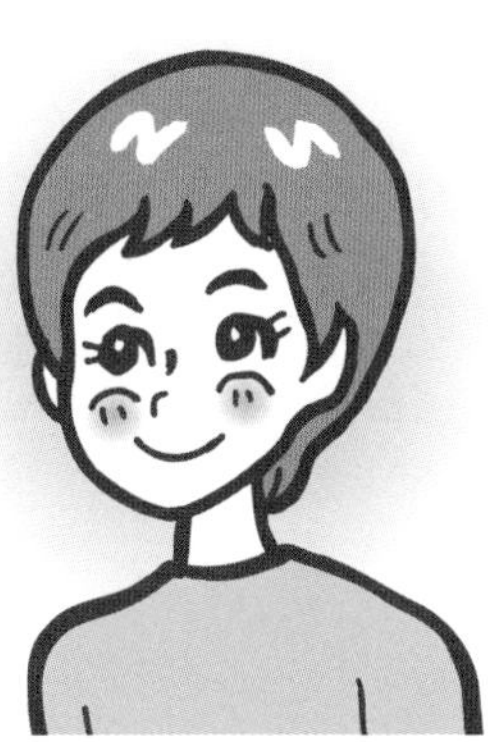

動きにくいところを意識して動かすようにすれば治ります

まず、S型ねこ背で説明しましょう。

背中を曲げることはできても背中を伸ばすことができず、逆に腰は反らすことができても曲げることができません。医学用語でいうと胸椎《きょうつい》の屈曲《くっきょく》（前屈《ぜんくつ》）は可能でも伸展《しんてん》（後屈《こうくつ》）が制限されていて、腰椎《ようつい》の伸展（後屈）は可能でも屈曲（前屈）は制限されている状態です。また、下肢《かし》を後方に伸ばしにくく（股関節も伸展制限）、ひざが伸ばしにくく（ひざ関節の伸展制限）、首は前に曲がりにくくなっています（頸椎《けいつい》の屈曲（前屈）制限）。

このような動きに制限がある方に一般的な体操を指導しても、ねこ背は治りません。なぜなら動きにくいところを意識して動かすようにしなければ治らないのに、体操では普段通りの動きをしてしまいます。動きやすいところを動かして、動きにくいところは動かさないのです。たとえば、うつ伏せで背中を反らす運動を指導しても、背中は反らせずに腰で反ってしまいねこ背は治りません。

●動かないところをどう動かすかが問題

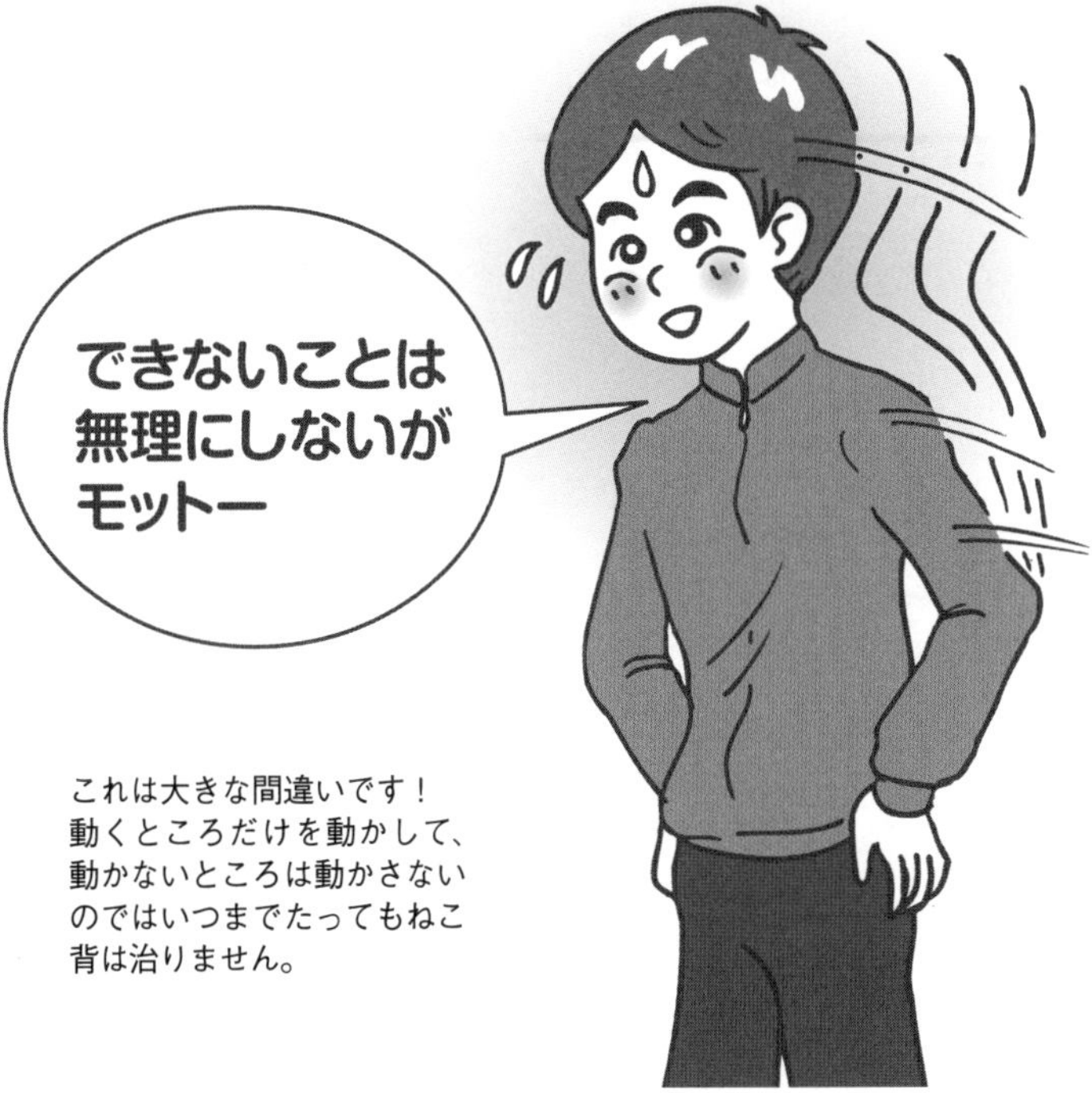
できないことは
無理にしないが
モットー

これは大きな間違いです！
動くところだけを動かして、
動かないところは動かさない
のではいつまでたってもねこ
背は治りません。

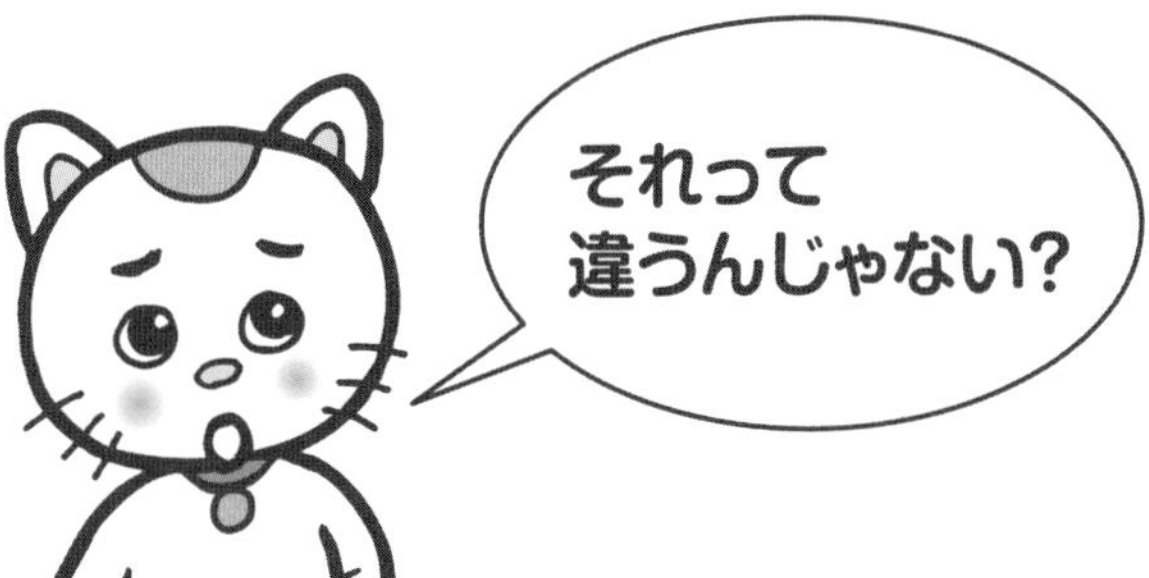
それって
違うんじゃない？

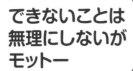

ねこ背のタイプによって違うレッスン法を知る必要があります

ある日、ヒップホップダンスを親子で習っているお母さんが、お子さんが胸を開くことができなくて腰を曲げてしまうとおっしゃっていました。このダンスは胸の動き、腰の動きが特徴的です。あのアップ・ダウンの動きは胸椎《きょうつい》と腰椎《ようつい》の動きなのでねこ背の改善に効果があるはずです。

しかし、このお子さんはねこ背なので背中が動かせません。そのため、背中の動きを腰の動きでごまかしてしまうのです。このお子さんには、動きにくい胸椎の動かし方を指導してあげなければなりません。

このように、ねこ背を治すには、ねこ背の原因となっている動きにくい部分を意識して動かせるようなレッスン法が必要なのです。

何度もレッスンを繰り返すことで、ねこ背が治った心地よい身体感覚を獲得できるようになります。

●動かないところがどこかを知ること

ねこ背だとどうしても体のラインがきれいに見えません。動かせないところを知り、そしてそこを動かすような意識を持つことが重要です。

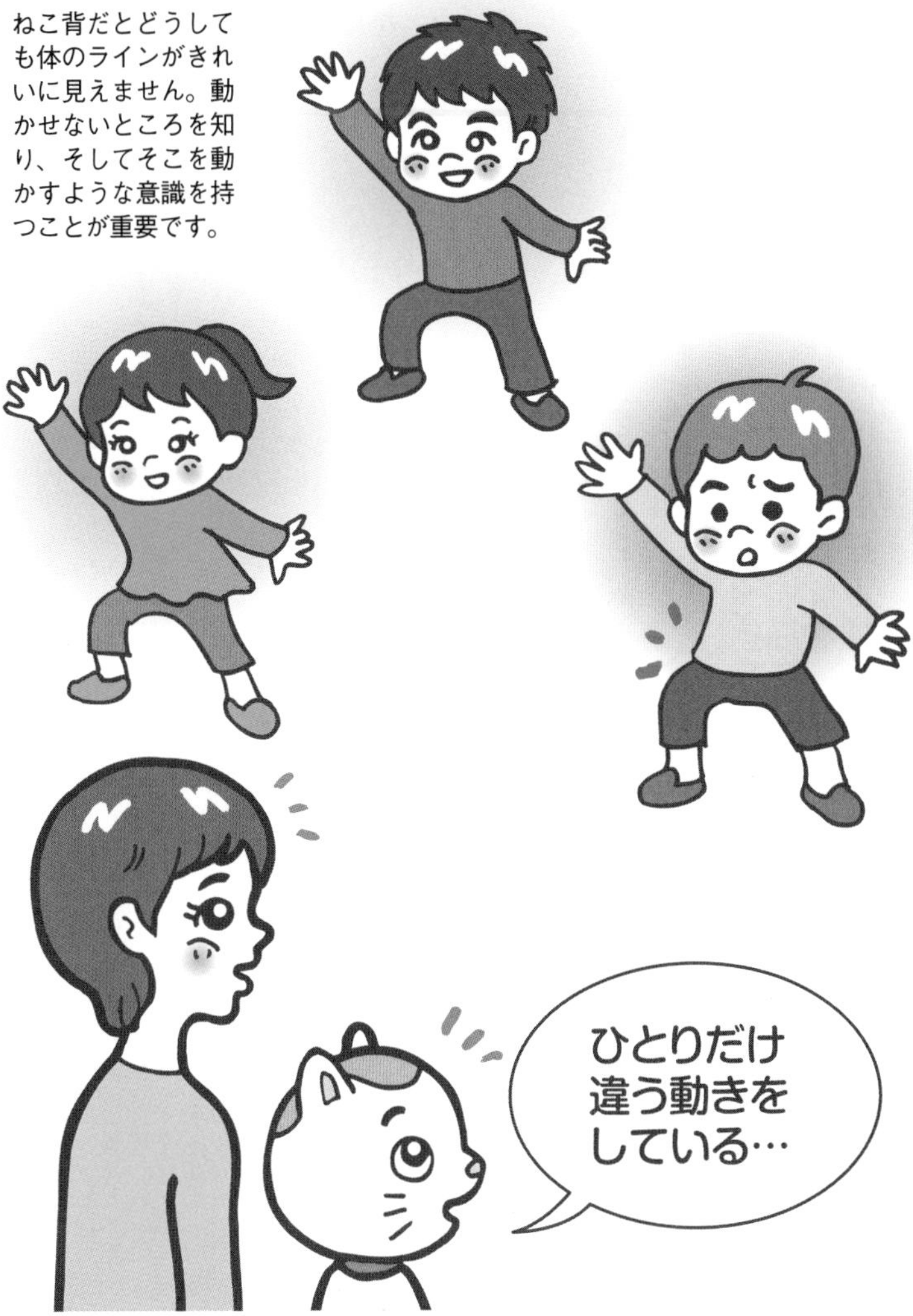

動きのクセを直せば治ります
そのためには練習が必要です

ねこ背を治すには動きのクセを直さなければなりません。体の動きのパターンを変更するのです。背中を伸ばす方向に、腰は曲げる方向に意図して体操しなければねこ背は改善できません。クセ直しは、新たな運動パターンの獲得です。つまりねこ背を治すにはピアノのレッスンやダンスのレッスンのような新たな動きの獲得のための練習が必要です。この本では根本的にねこ背を治す方法をお教えします。

ねこ背を治すレッスンのはじめは体が思うように動かずにむだな力が、余分な場所に入ってしまうでしょう。でも、だんだんと体が思うように動くようになり、むだな力を入れずにねこ背が治るようになります。力を入れて姿勢をよくしているのは、まだうまく姿勢が治せていない証拠です。ピアノのレッスンやダンスのレッスンではじめはむだな力を入れていても、上手になると必要最小限の力で指や体は動くようになります。ねこ背のクセを必要最小限の力で直すコツを習得してください。

●毎日レッスンをすればだれでも上達します

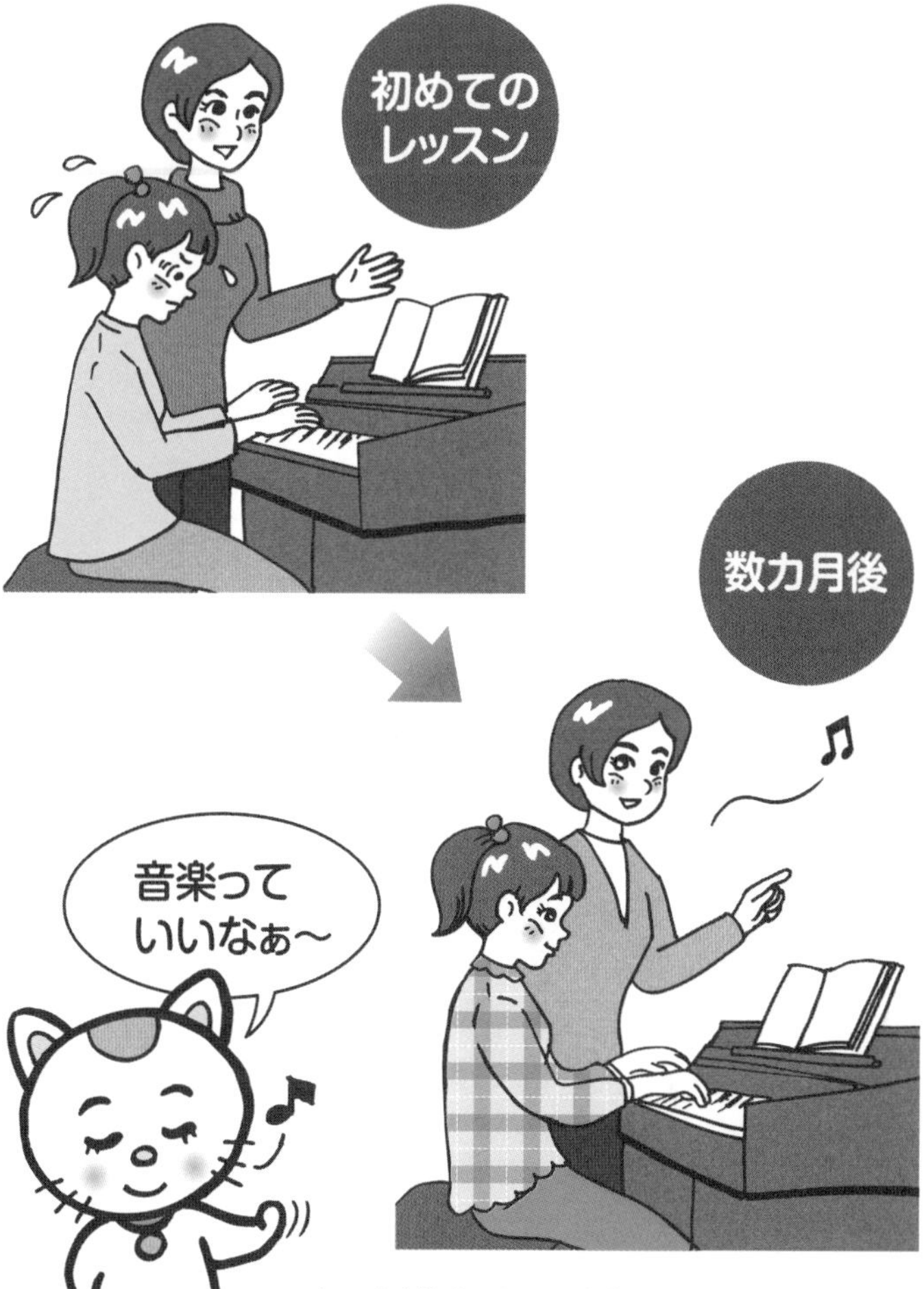

ねこ背を治すことだけを考えてしまうとレッスンは楽しめません。あくまでも気分よく、楽しみながらすることがいちばんです。ゆったりした気分で行ってください。

新たな動きを習得するのは難しいが体と対話をしながらレッスンを

しかし、中には新たな動きを習得することが難しい方もいるでしょう。でもあきらめてはいけません。幼児の成長を見るとわかります。6カ月のときに口におやつを運ぶことがおぼつかなかった私の孫も、1歳のときには、スムーズにおやつを口に運べました（テーブル上の惨状《さんじょう》は別にして）。4歳のときには、練習帳のひらがなをなれない手つきでなぞっていましたが（これもテーブル上の惨状に目をつぶれば）1年後には枠《わく》からはみ出ない文字を書いていました。

人はこのように繰り返して、少しずつ動きを手に入れてきたのです。だからあきらめてはいけません。やり方をよく読んでいただいて繰り返し練習をしてください。自分の体との対話をしながらねこ背を治すレッスンを続けましょう。コミュニケーションは感謝の気持ちがなければ成立しません。「なぜできないんだ」「どうして動かないんだ」とイライラせずに、自分の体の可能性を信じてねこ背を治すレッスンを続けましょう。

●繰り返し行うことが重要です

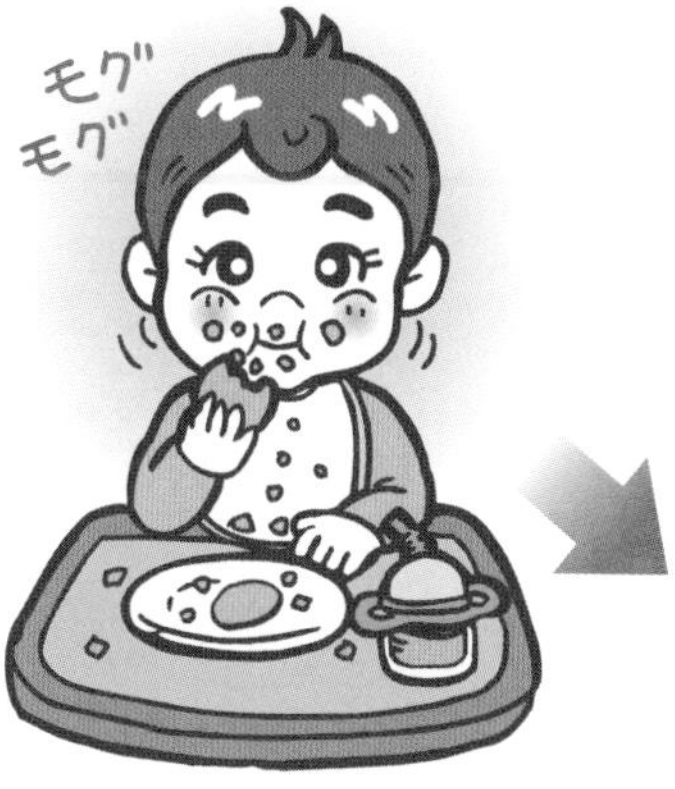
モグ
モグ

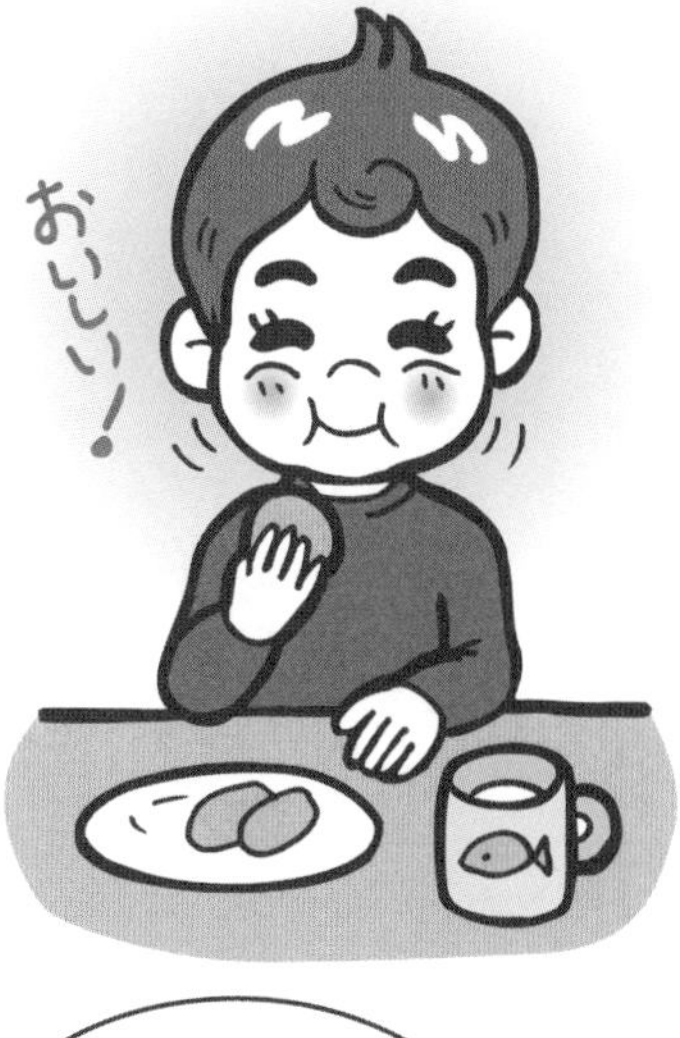
おいしい!

レッスンは、単調で同じことの繰り返しですから、楽しくないと思われるかもしれません。ですが、できないことでも繰り返し練習するうちに必ずできるようになるのです。

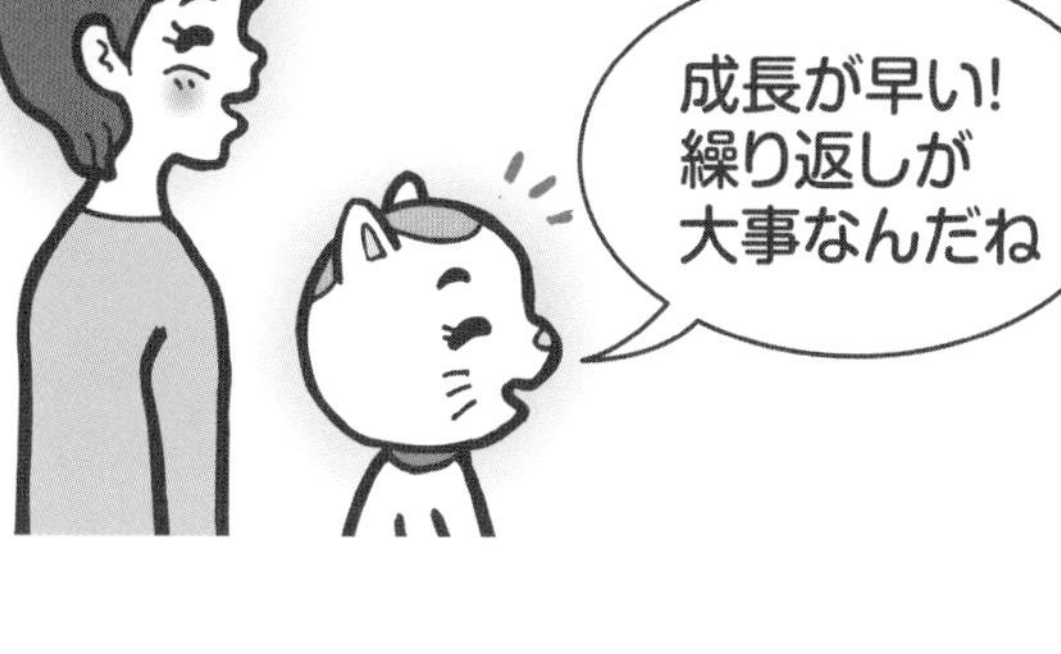
成長が早い!
繰り返しが
大事なんだね

自分に合った柔軟性のあるボディイメージが大切です

ねこ背を治すということは、新たな動きを獲得をすることです。ダンスレッスン、ピアノレッスンのように繰り返し練習することでその動きを獲得していきます。新たな動きを獲得するためにはまず、自分の体のイメージを持つことが大切です。

では、体のイメージとはどんなものでしょうか。硬いひとつひとつのパーツのつながりで、それが肉体を作り上げている…それが多くの方が抱いているものだと思います。しかし、ねこ背を治すレッスンでは、プルンとした薄いパステルカラーのジェルでできている…そんなボディイメージを持っていただきたいのです。柔らかくなめらかに、思い通りに動くイメージを持ってください。野口体操の創始者である東京芸術大学名誉教授であった故・野口《のぐち》三千三《みちぞう》氏は、人間の体を革袋に液体を満たし、骨も内臓も浮かんでいる状態と考えました。そのような柔軟なイメージもよいでしょう。

ご自分に合った柔軟性のあるボディイメージをまずは持つようにしてください。

●潜在意識が体を変えるイメージング法

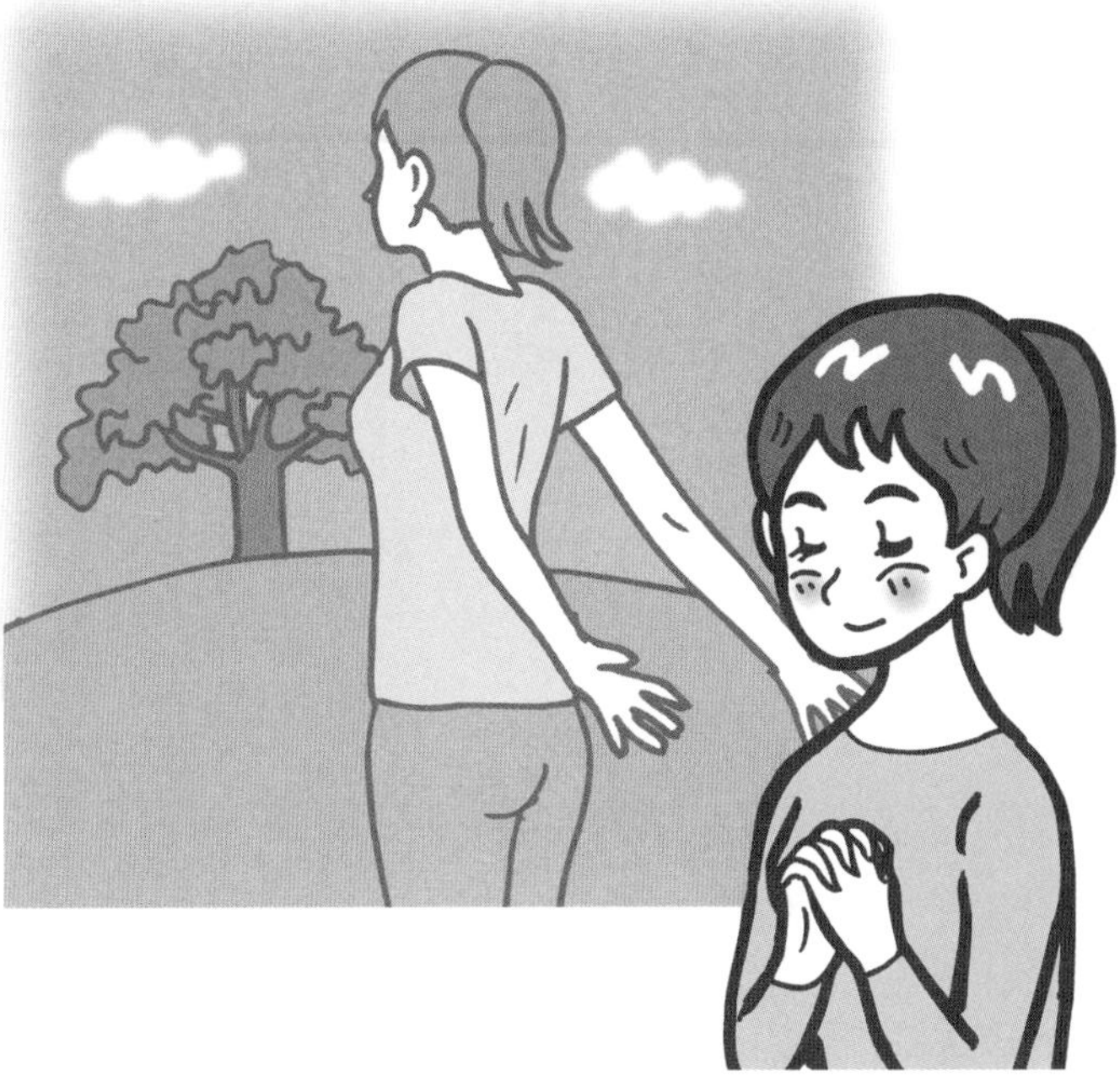

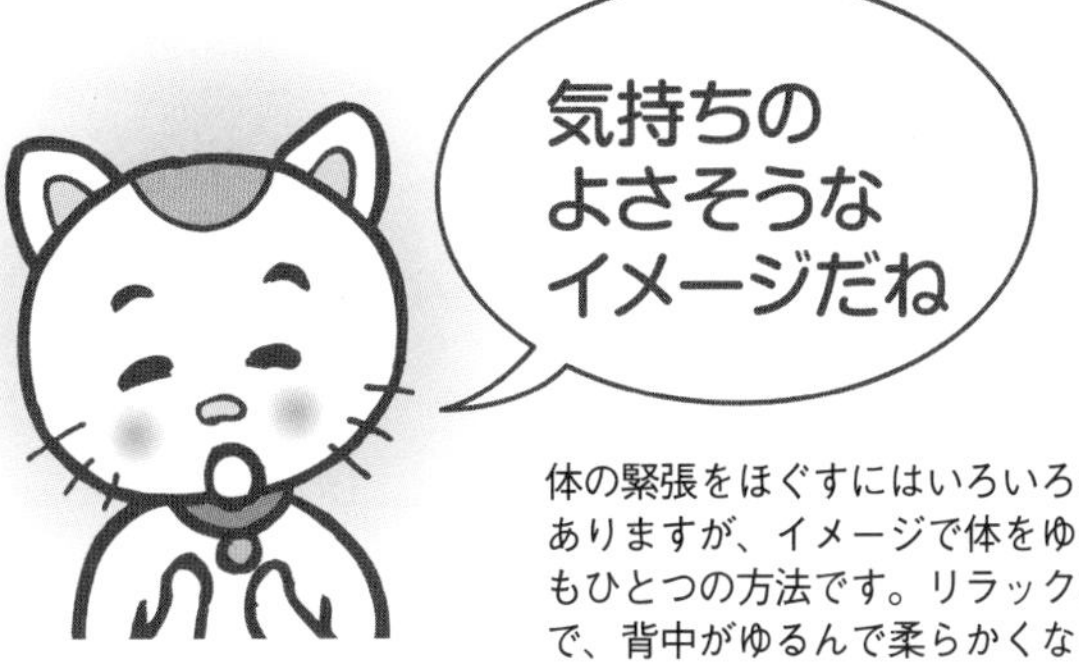

体の緊張をほぐすにはいろいろなやり方がありますが、イメージで体をゆるませるのもひとつの方法です。リラックスした状態で、背中がゆるんで柔らかくなっていく様子をイメージしてみてください。

重要ポイントは背筋《はいきん》に力が入った感覚があることです

C型ねこ背では、あごと肩関節が前に出ている姿勢、S型ねこ背では、その2点に加えて、腰の反りを直します。つまりねこ背を治すために3つの動きを学びます。

①S型ねこ背の特徴である腰が後ろに反っているのを改善します。骨盤をおなか側に回転させて反っている腰を平らにします。

②胸椎《きょうつい》、背中が丸まっているのを改善します。あごを引いて頭を脊柱《せきちゅう》の真上に乗せるようにします。（①と②は縦ねこ背の改善です）

③両肩が前に出ているのを改善します。前方に出ている肩関節が後方に引けるようになります。（③は横ねこ背の改善です）

ねこ背の治し方の最も重要なポイントは背筋に力が入った感覚があることです。背中を伸ばそうとしてもなかなかうまく行かずに、腰を反る、あごを上げてしまうなど、代償運《だいしょう》動（トリックモーション）を起こさないようにレッスンは考えてあります。

●自分自身の体を知ることです

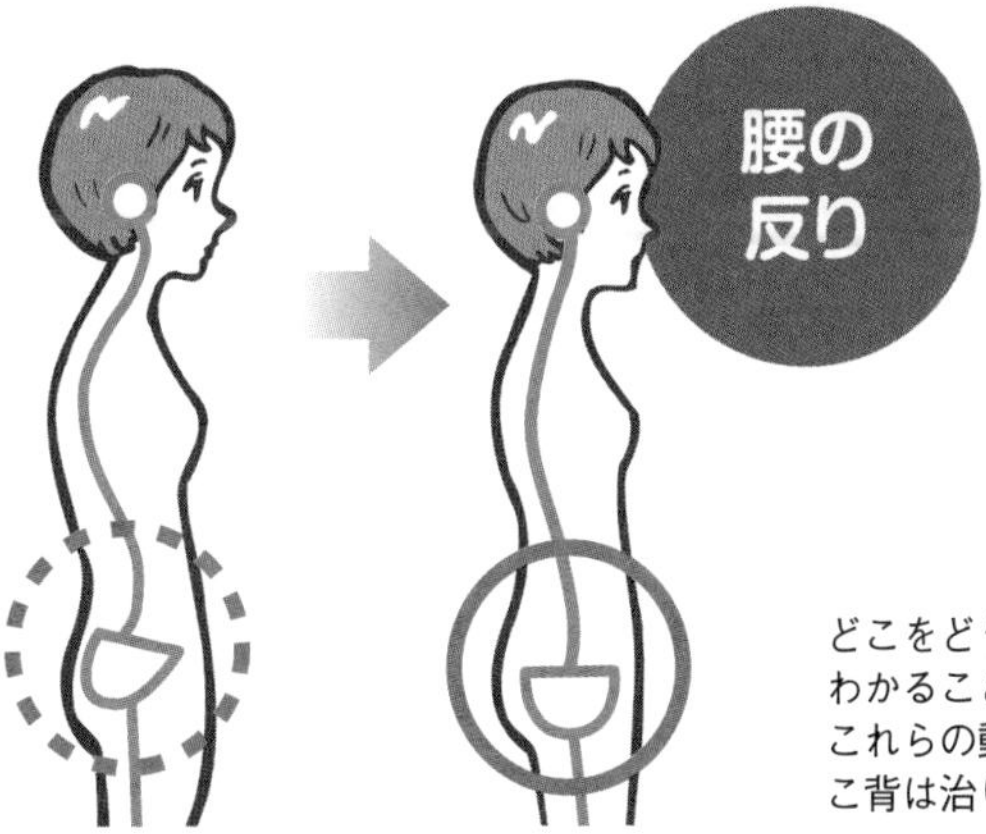

どこをどうすれば治るかがわかることが大切。そしてこれらの動きを知れば、ねこ背は治ります。

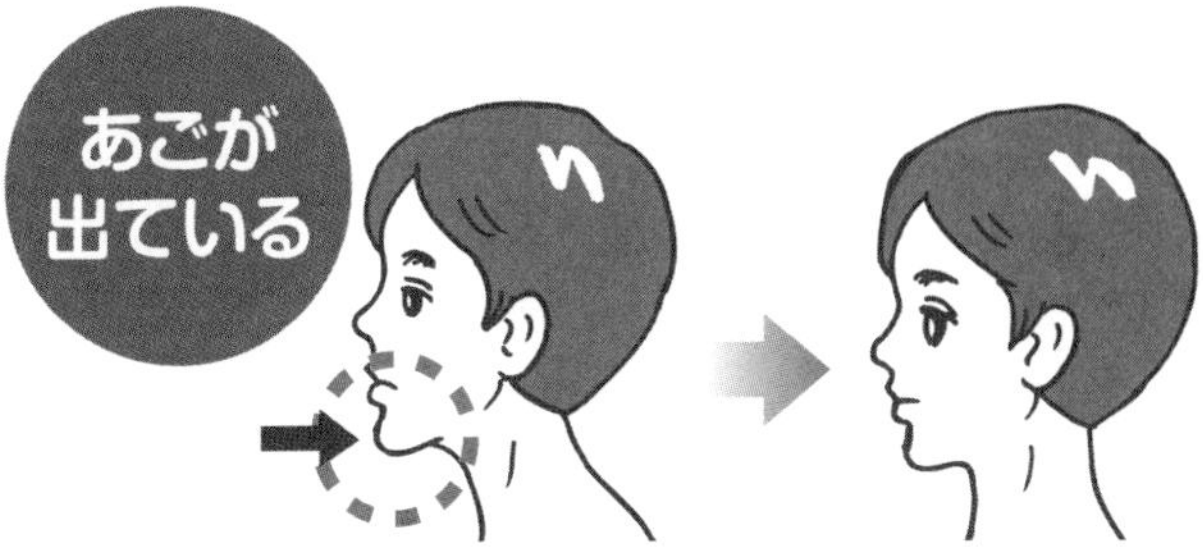

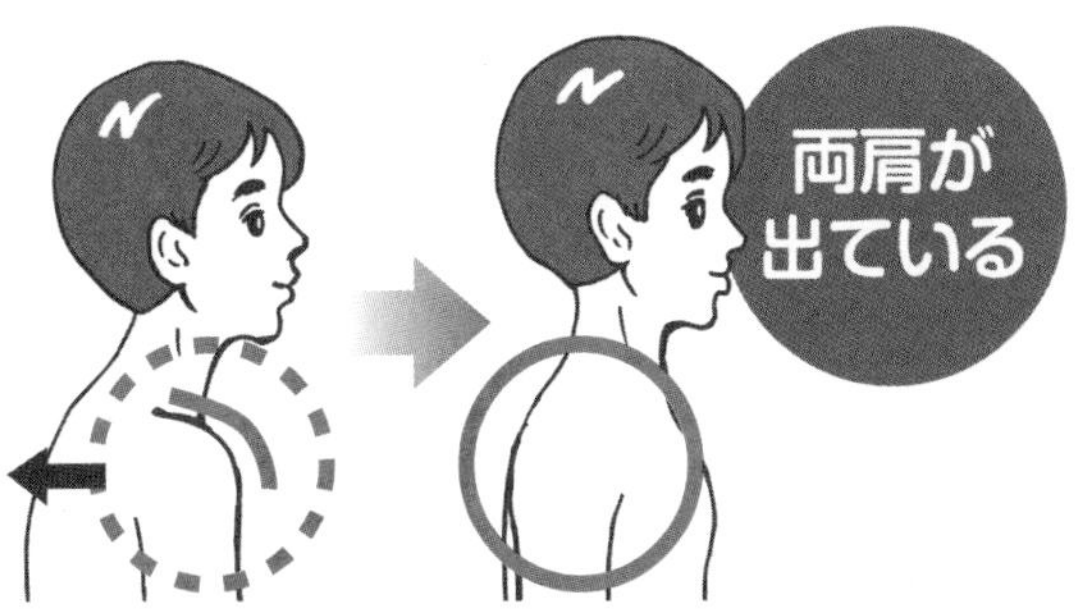

正しい姿勢をとれば疲れにくい体になります

柔道の基本姿勢に「自然体」があります。自然体とは、体の力を抜き、足は肩幅で自然な形で立っている姿勢をいいます。この姿勢は相手の動きにすばやく反応でき、攻防ともに適した形です。これは柔道でなくても正しい姿勢でしょう。この姿勢は無理がなく疲れにくいのです。大地にしっかりと根を張って天を目指しスックと立っている感じ、または天から垂《た》らしたひもに頭の中心でぶら下げられている（スカイフック）感じです。

正しい姿勢かどうかをチェックする方法をご紹介しましょう。壁にかかと、お尻、肩甲《けんこう》骨《こつ》、後頭部をつけて立ってみてください。

背骨は、ゆるやかなS字カーブを描いているので正しい姿勢だと腰の後ろの隙間に、手のひらが入るくらいの空間があり、後頭部・背部・お尻が壁につきます。腰の後ろの隙間がこれ以上あいていると腰椎《ようつい》が前方に弯曲《※わんきょく》しすぎていて「S型ねこ背」の可能性があり、逆に、手が入らないなら、「C型ねこ背」の可能性があります。

※弯曲…弓形に曲がった状態。

●正しい姿勢かどうかを今一度チェック

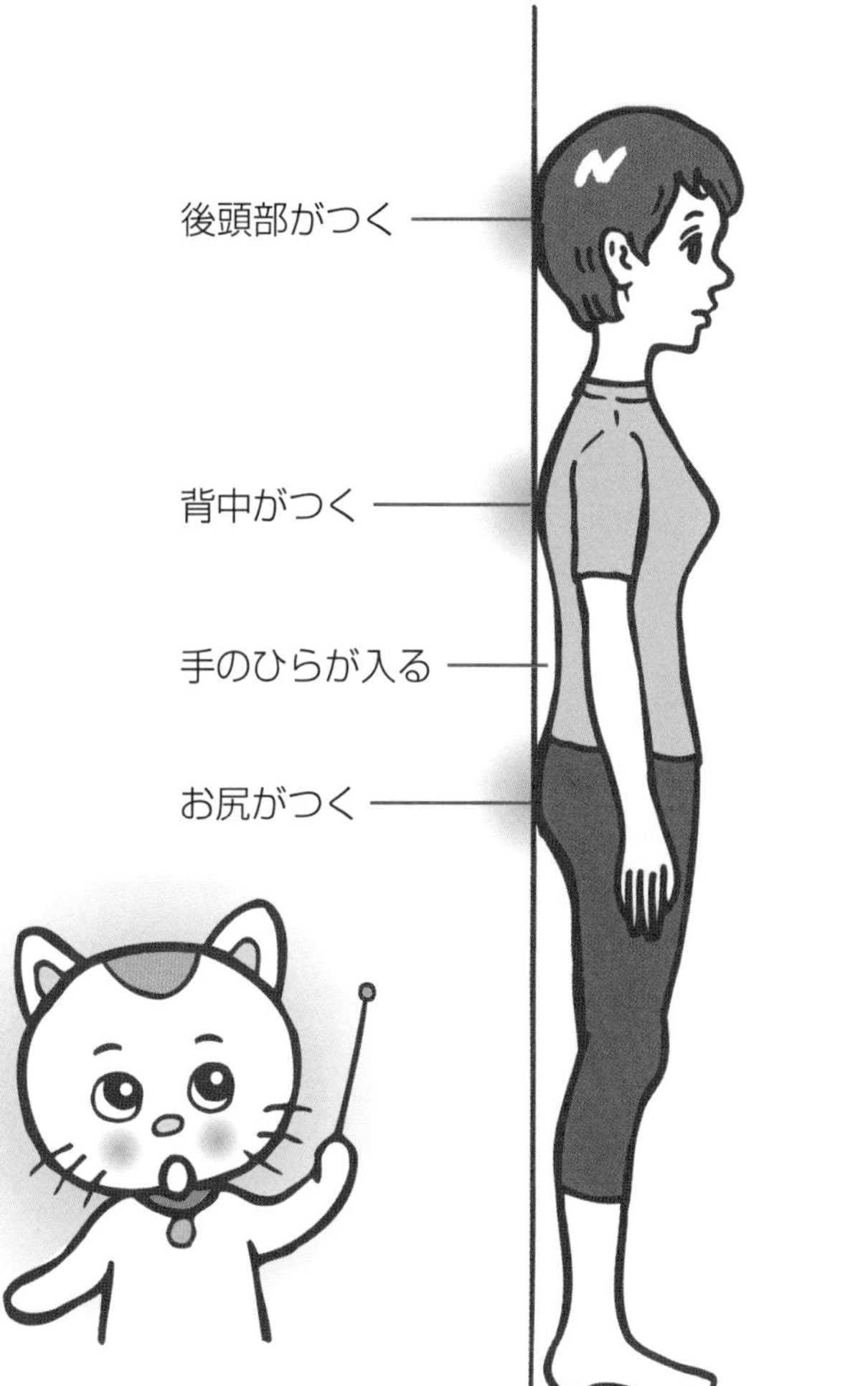

ねこ背を治すには「心と体」の両面のアプローチが必要です

ねこ背の根本的な原因はコンプレックスや悲観的な考え方にあることが多いようです。心が体に影響をおよぼしているのです。

東洋医学では「心身一如《しんしんいちにょ》」といって心と体は一体のもの、精神と体は相互に関連していると考えています。新しい医学の分野である「精神神経免疫学《せいしんしんけいめんえきがく》」でも心のあり方が免疫※系に影響をおよぼし、逆に免疫系が心のあり方に影響するのが証明されてきています。心身相関が現代医学でも明らかになってきているので、ねこ背を治すには心と体の両面のアプローチが必要なのです。

精神的な理由でねこ背になってしまう場合、発想を転換して乗り越えるのがよいでしょう。「背が高いのは自分の魅力」「胸が大きいのは魅力だ」という具合です。また、前向きな言葉を口にすればポジティブな性格になるのと同様、姿勢をよくすれば気分も変わるようになります。

※免疫…体が感染症などに対して抵抗力を得る現象。

●病気は気持ち次第で、よくもなれば悪くもなる

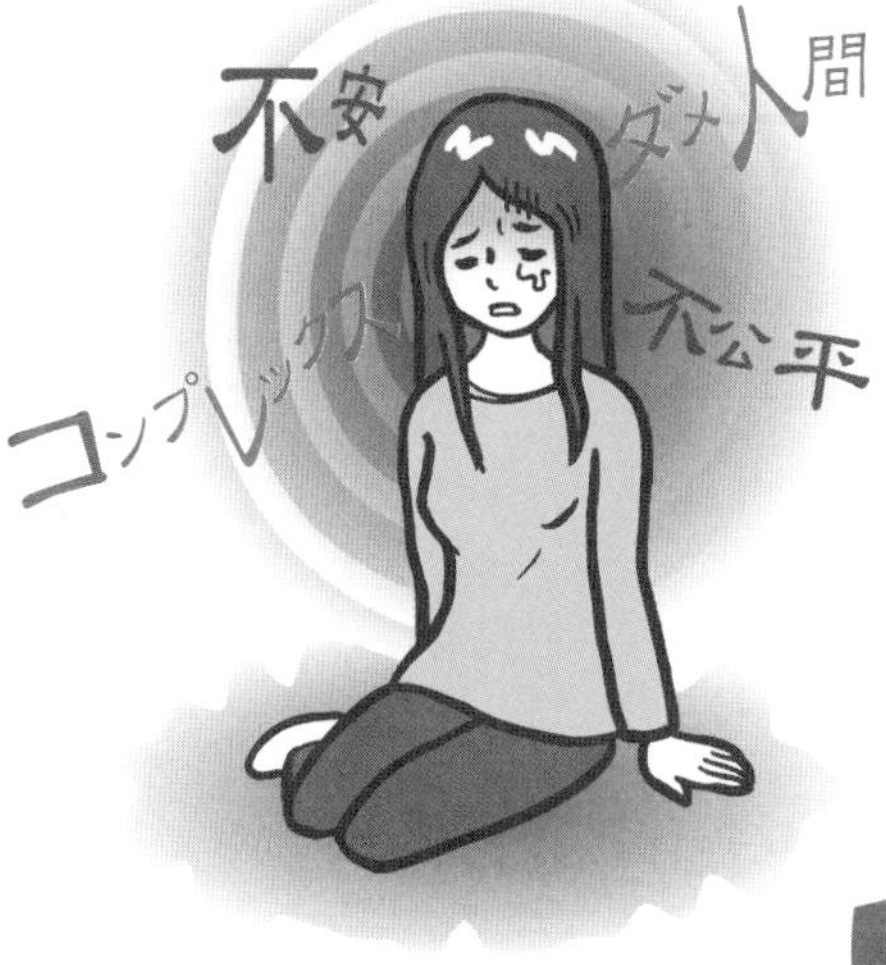

「病は気から」と昔からいいます。心と脳や神経経路、さらに内分泌系［ないぶんぴつけい］や免疫［めんえき］が密接に連関し、体を外敵から守って、良好な状態に維持しようとするシステムがあることがわかってきました。

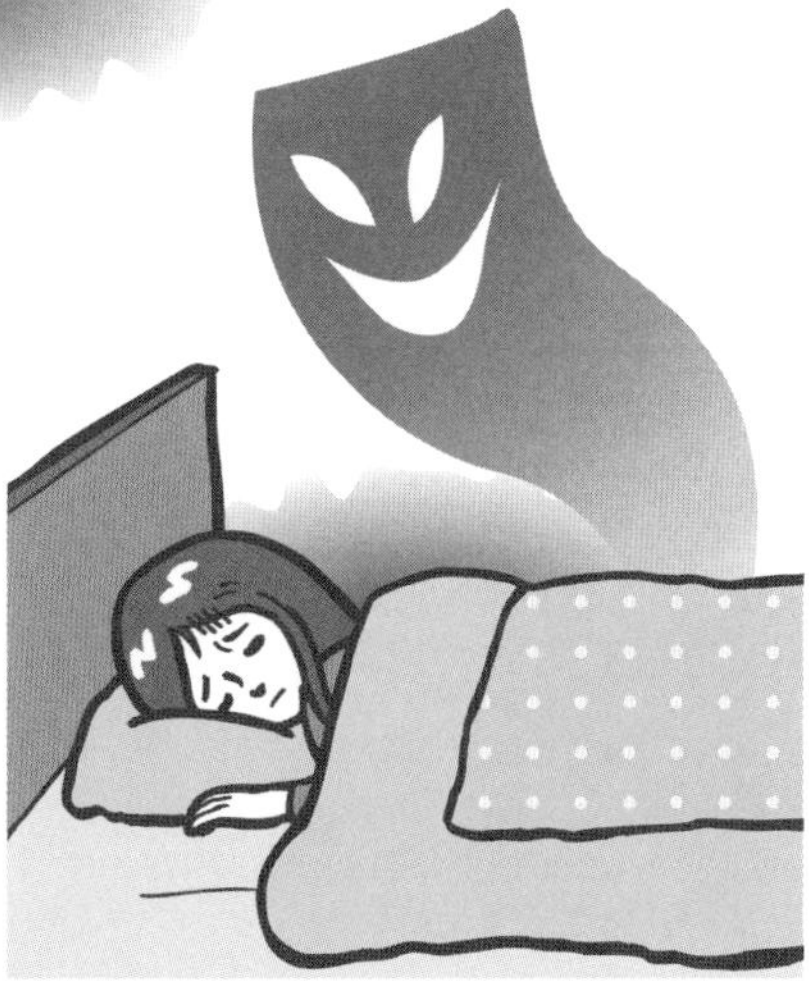

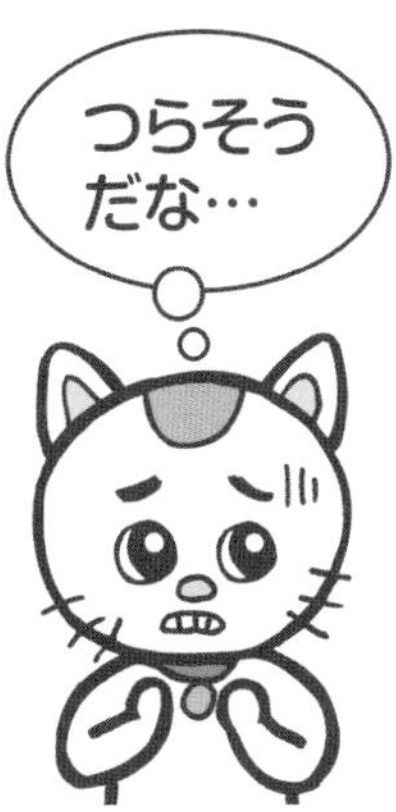

思い込みはイメージです 楽観主義がねこ背を治します

私が取り入れている治療法に心身条件反射療法（PCRT）（別名：ニューロ・パターン・セラピー）があります。この治療法は体の緊張する思考パターンをリラックスするパターンに切り替えて、心の緊張感をほどき体の状態を改善します。思考パターンを切り替えるときにはリラックスする場面は現実でなくてもかまいません。空想でいいのです。アニメ化しても漫画化してもいいのです。

たとえば腰痛の原因が職場の人間関係にかかわりがあるなら、その人たちを動物にして人間関係をイメージの中で改善します。職場の人間関係がよくなったと過去形で解決した状態をイメージで作り出すのです。すると腰痛が軽くなり動きがよくなってしまいます。

自分が持っているストレスパターンをリラックスパターンへとイメージ変換するだけで体の不調が治るのです。イメージによって脳はコロリとだまされてしまいます。

脳をだまして楽観的になってねこ背を治しましょう。

●自分の脳をだましましょう

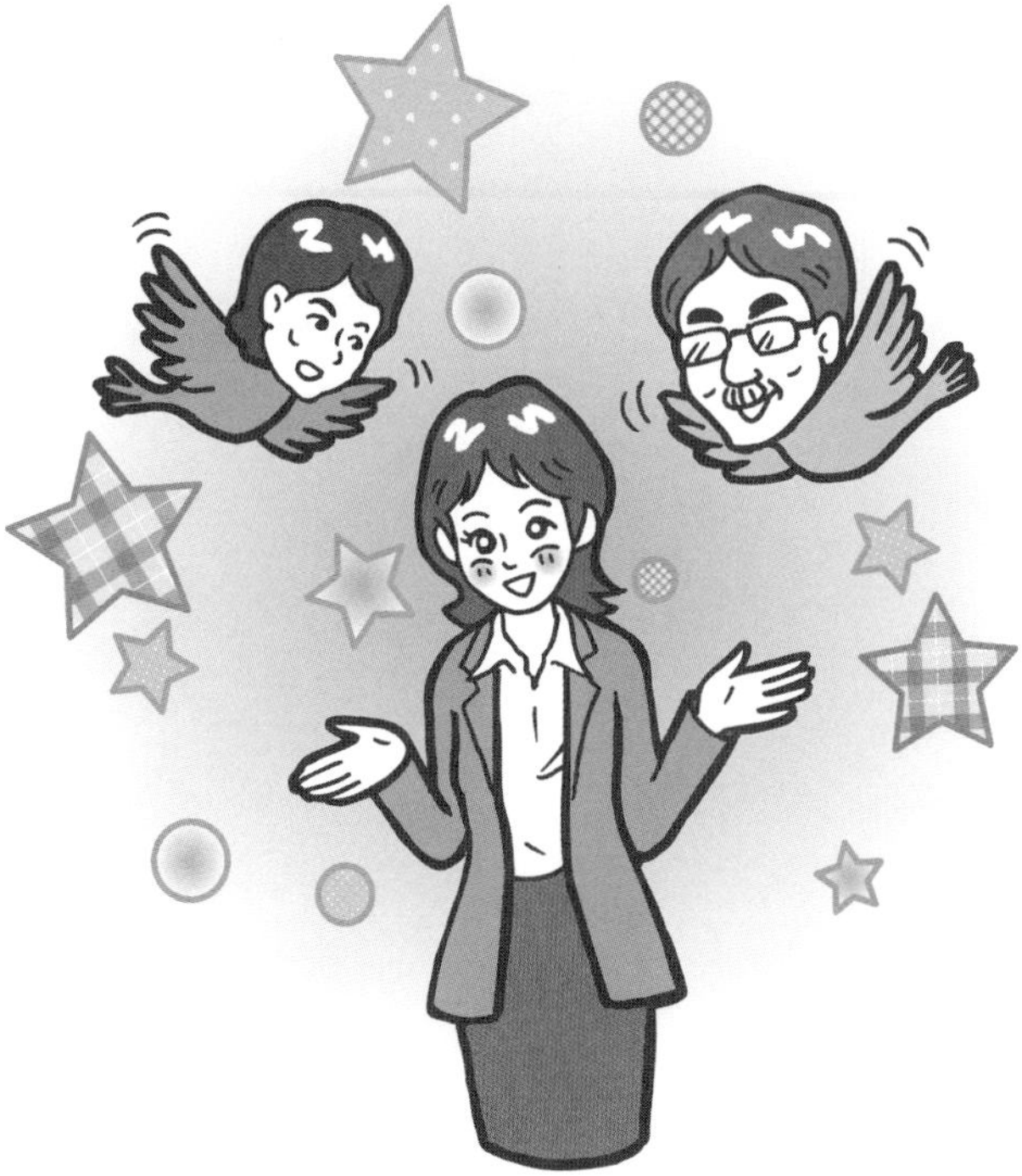

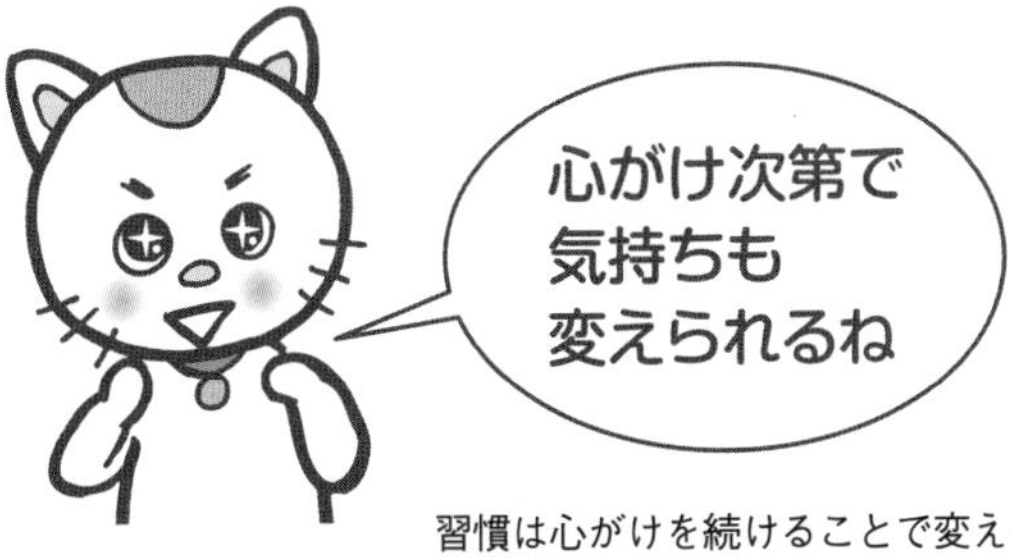

習慣は心がけを続けることで変えることができます。実はそれは「思い込み」なので、それを直せばよいのです。思い込みはイメージですから、それを変換すると脳はだまされてしまいます。

心理的な条件で治るプラシーボ効果 肯定的《こうていてき》なつぶやきが人生を変えます

病気が心理的な条件で治るのをプラシーボ（プラセボ）効果といいます（偽薬効果《ぎやくこうか》と訳されています）。これも実際には効果がないのに、効果のある薬を飲んでいる、効果のある治療法を受けているとの思い込みによって治るものです。また、末期がんから生還した人たちも絶対に治ると信じていた方が多く、また、楽観的な方は長生きだとの報告もあります。楽観的な思い込みは病気の自然治癒力《しぜんちゆりょく》、自然回復力を上げる効果があります。

「ツキを呼ぶ魔法の言葉」というのが以前はやりました。これはトラブルに巻き込まれたときにこそ「ありがとう」「ツイてる」「感謝します」というようにすると、そのプラスの言葉が素敵な出来事を体験させてくれるのです。同じように、カウンセリングの技法のひとつにヘルスカウンセリングというのがあります。このカウンセリングの方法は、いつも心の中でつぶやいている否定的な言葉（トラウマにかかわっている言葉です）を肯定的な言葉に変えるお手伝いをします。肯定的なつぶやきが人生を変えるのです。

●前向きな気持ちになれる「つぶやき」

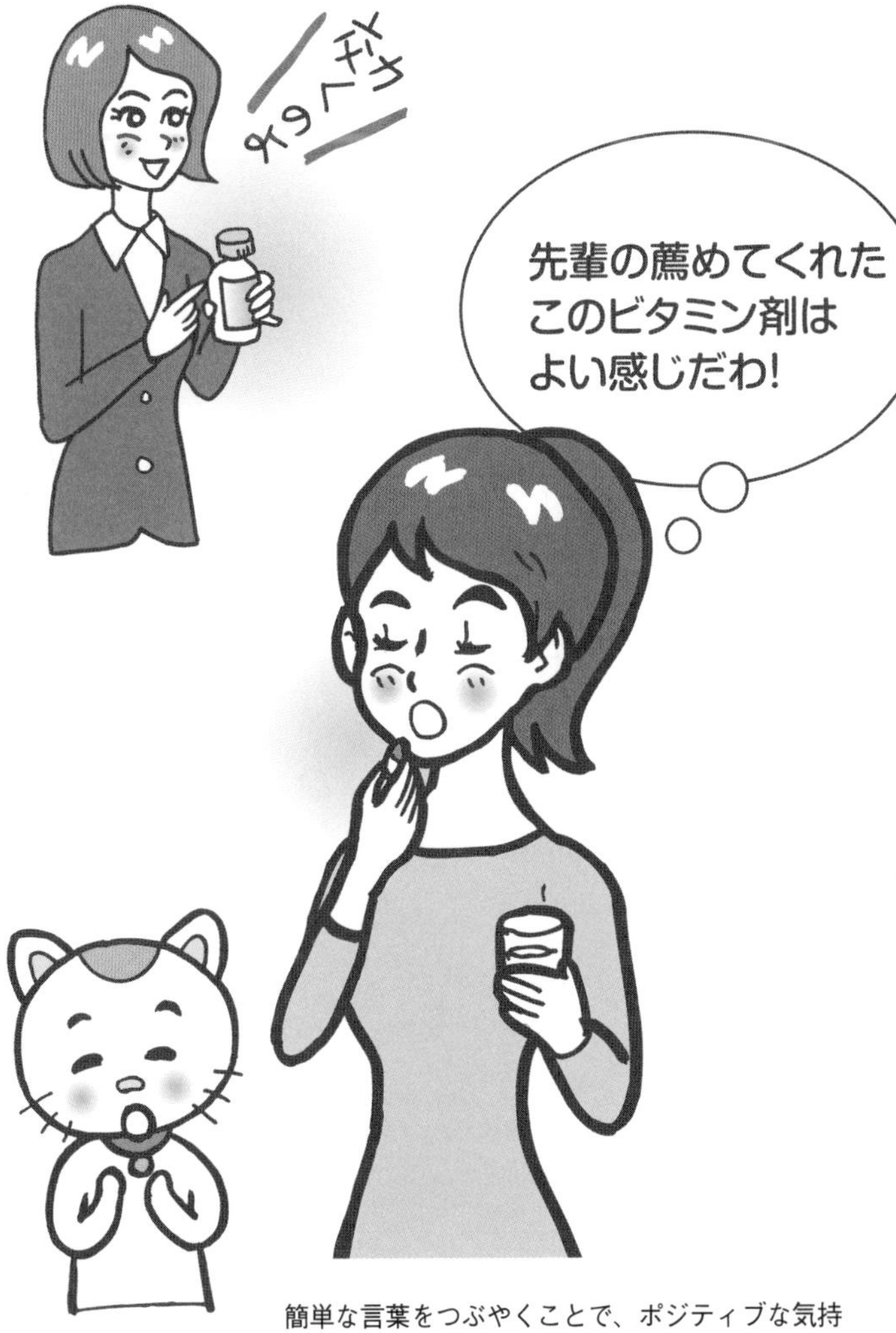
先輩の薦めてくれた
このビタミン剤は
よい感じだわ!

簡単な言葉をつぶやくことで、ポジティブな気持ちになれます。それだけで、周囲の人間関係を変えることができるのです。

マイナスの感情をプラスの感情に楽観的に考えるようにしましょう

経営哲学の元祖ともいえるナポレオン・ヒルの『思考は現実化する』は考え方を積極的、肯定的にして、できるという信念を持つように、目標を紙に書いて見えるところに貼って、就寝直前と起床直後に読むように勧めています。脳に楽観主義を刷り込みだますのです。楽天的にいきましょう。背筋を伸ばして。そうすれば壁の向こう側に広がる世界が見えるはずです。

まず、楽観的に考えるようにして脳をだましましょう。すると現実も楽観的に考えたとおりの理想の状態へと変わってくるのです。

まず生き方を楽観的にして心を解放し、ねこ背は治せると念じましょう。なりきるイメージはとても大事です。ねこ背を治せると思い込んで、レッスンに励んでください。

あなたのねこ背は治ります。

●信じることでねこ背は治ります

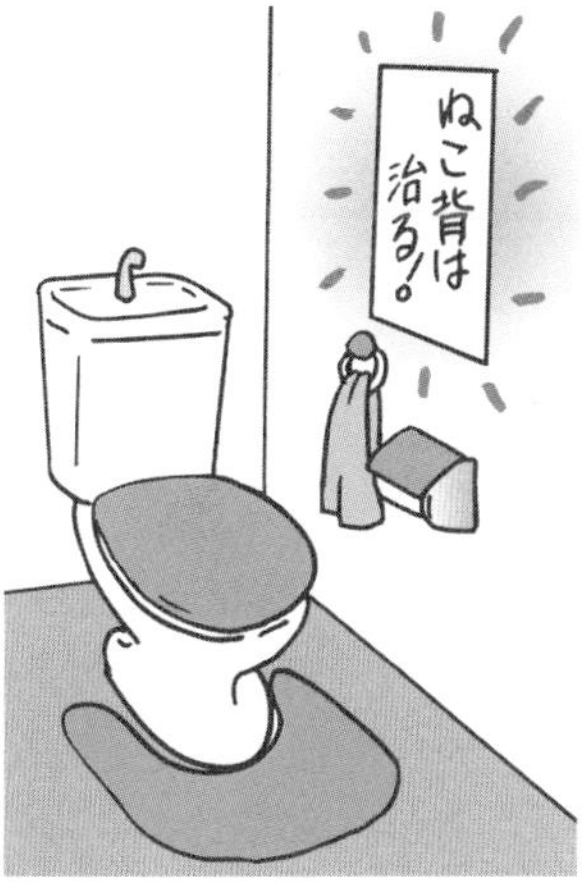

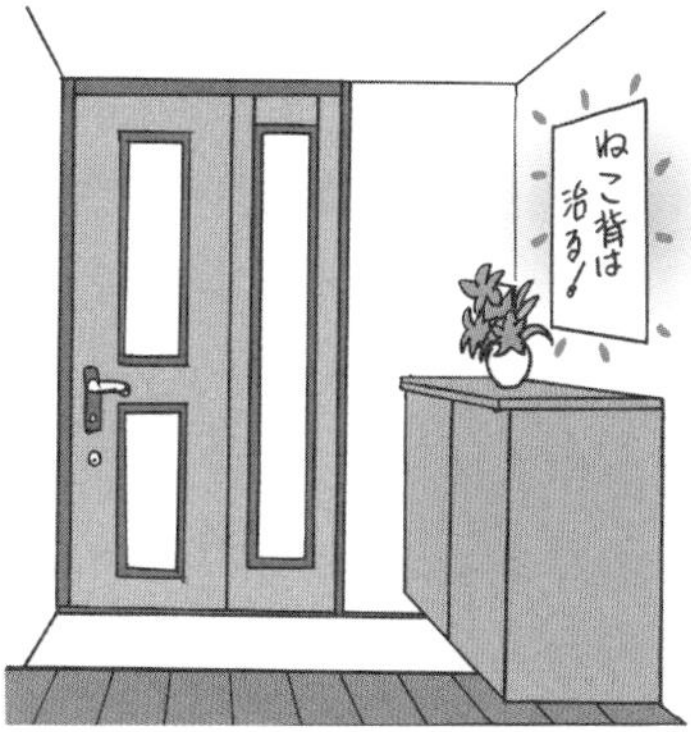

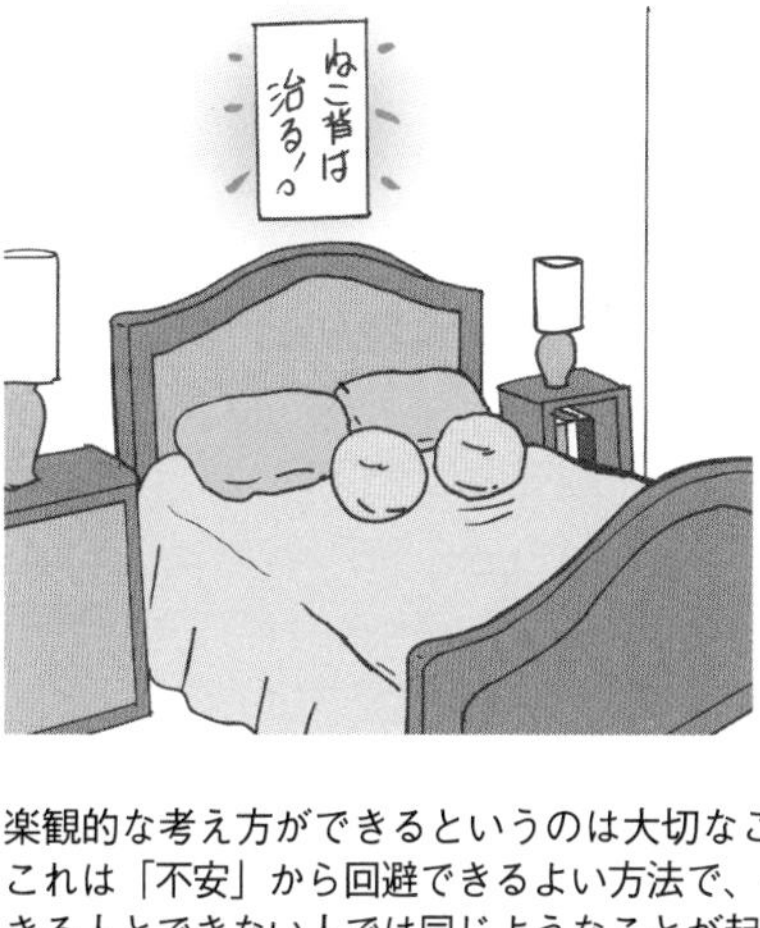

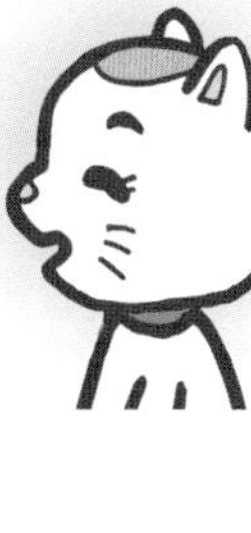

楽観的な考え方ができるというのは大切なことです。これは「不安」から回避できるよい方法で、それができる人とできない人では同じようなことが起きたときに大きな違いが出てきます。

column 2

● 人の視線が怖い！ ●

「視線恐怖症《しせんきょうふしょう》」は「ねこ背」の温床

「視線恐怖症」は、「対人恐怖症」のひとつです。対人恐怖症とは、あまりよく知らない相手に対して恐怖を抱く病気のことで、アメリカ精神医学界が示した精神疾患《せいしんしっかん》の判断基準（DSM−Ⅳ）には記載されていません。それだけ、アメリカでは稀《まれ》な病気だということです。

「視線恐怖症」は日本人特有ともいえる心の病気です。理由は、日本は個人主義ではなく集団行動を重視する国だからです。社会においては、相手と接するとき、「視線を合わす」のが好ましいというタテマエと、「視線を合わせたくない」という本音がぶつかり合い、それを克服できないと、「視線恐怖症」に陥《おちい》ってしまうのです。

「視線恐怖症」は、文字通り、人の視線に恐怖を覚えるわけですから、できるだけ人と視線を合わさないように、背中を丸めて視線を落とすといった姿勢になりがちです。つまり、視線恐怖症はねこ背の〝温床《おんしょう》〟のようなもので、実際、そのためにねこ背になった日本人が多いのです。

第3章

体をむしばむ原因はねこ背

あごや肩の筋肉が硬くなると眼精疲労《がんせいひろう》、不眠症になります

ねこ背が原因で、体にさまざまな疾患《しっかん》・不調があらわれるということは、あまり知られていないのが実情です。

ねこ背の人は首のカーブが強い（頸椎《けいつい》の前弯《ぜんわん》）ために頭が重心の位置より前側に出ています。そのため首の筋肉に大きな負担がかかり、頸椎の椎間関節《ついかんかんせつ》や椎間板《ついかんばん》、神経根《しんけいこん》への加重が増します。これが肩凝り、首の凝りや痛み、寝違いなどを引き起こします。そして首への圧縮力の増大は首から出てくる神経を圧迫し、後頭神経痛《こうとうしんけいつう》、頸部神経根症《けいぶしんけいこんしょう》、頸椎ヘルニアの原因になり後頭部の痛み、腕の神経痛、上肢《じょうし》の痛み、しびれや背部の痛みなどが起こりやすくなります。首や肩の筋肉が硬くなると筋緊張《きんきんちょう》（筋収縮性《きんしゅうしゅくせい》）頭痛、眼精疲労（目のしょぼつき、まぶしさを感ずる、目の奥の痛みなど）不眠症、入眠障害（寝つきの悪さ）や中途覚醒《ちゅうとかくせい》（夜中に目が覚めてしまう）の原因になります。

また、発声にかかわる筋肉が硬くなり声が出にくくなります。

背骨のゆがみが招くトラブル

頭痛

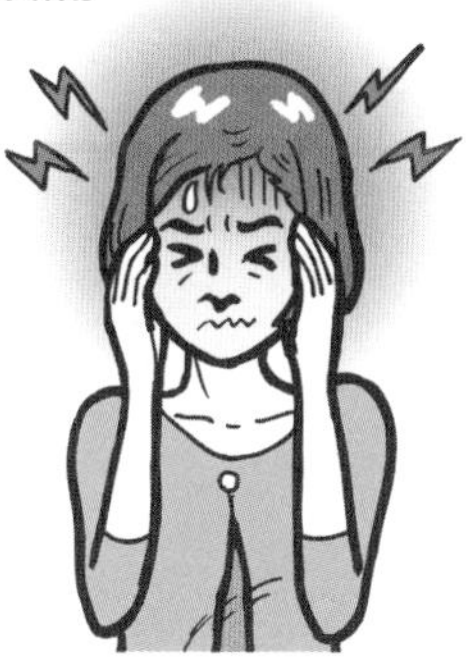

眼精疲労

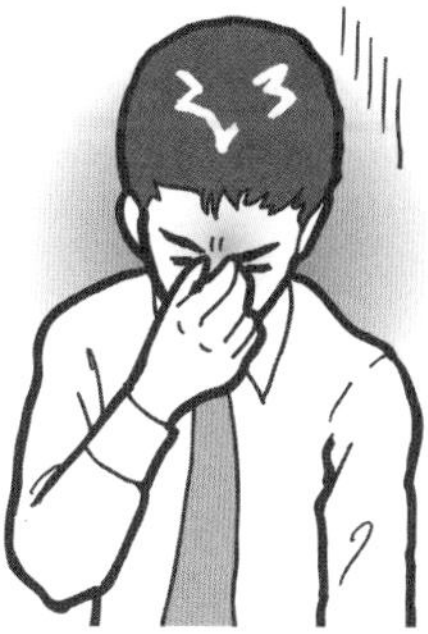

夜中に目が覚めてしまう

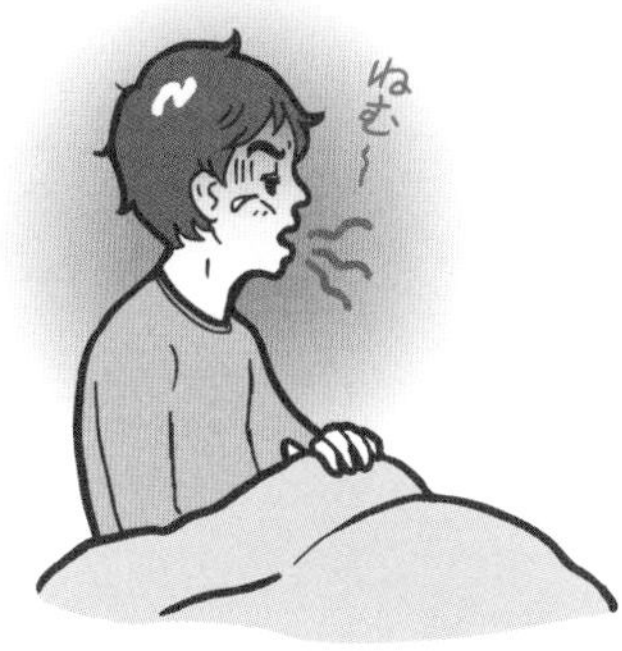
ねむ〜

声が出にくい

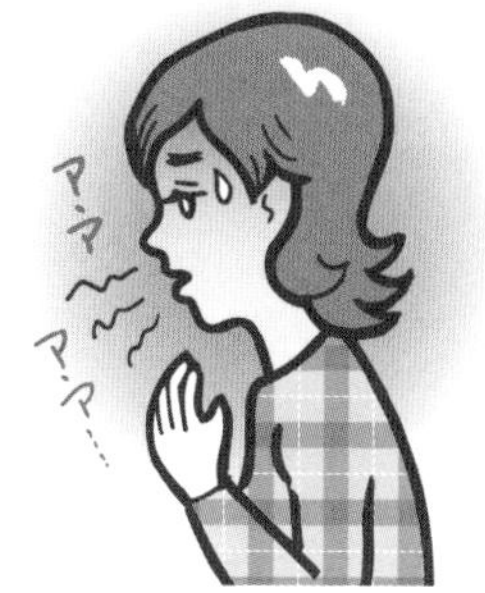

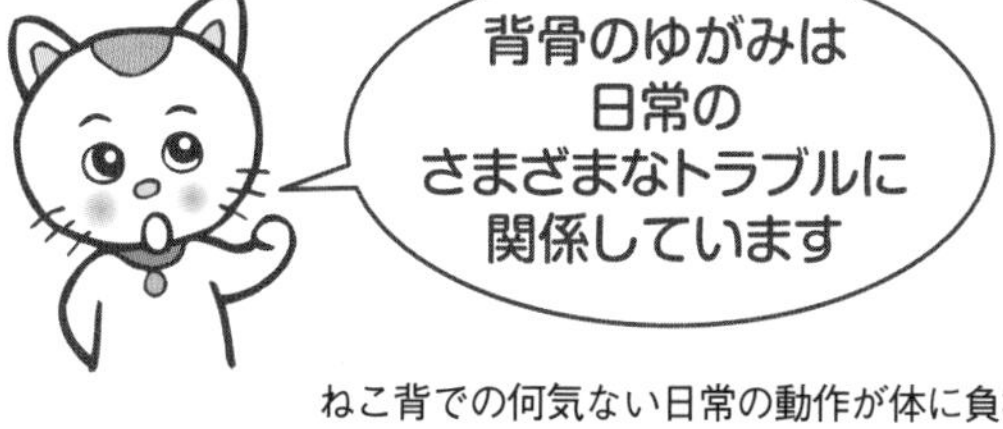
背骨のゆがみは
日常の
さまざまなトラブルに
関係しています

ねこ背での何気ない日常の動作が体に負担を与え、それがさまざまな病気を引き起こしているのです。

腕が上がらない、開きにくい腱《けん》の炎症が五十肩の原因に

ねこ背の方は烏口肩峰《うこうけんぽう》フード（肩甲骨《けんこうこつ》の先端の肩関節の上の部分）が下がっています。腕が内側にねじれて、上腕骨《じょうわんこつ》が関節の上の部分にぶつかるので、腕を動かす板状の腱（回《かい》旋筋腱板《せんきんけんばん》＝ローテーターカフ）の圧迫や摩擦《まさつ》が起こります。そのため、腱の炎症を起こしやすく、五十肩、野球肩、腱板炎《けんばんえん》、肩峰下滑液包炎《けんほうかかつえきほうえん》などの肩の腱や滑液《かつえき》を出す袋のトラブルを起こし、腕が上がりにくい、開きにくいなどの症状が出るようになるのです。

ねこ背は、肩関節と肩甲骨が前に出て下がっているため、肩甲骨を吊り上げている肩の筋肉に負担がかかります。その結果、肩から背中にかけての筋肉が疲れやすく、凝りや痛みが起こります。

また、上腕骨が肩関節の上の部分にぶつかるために、腕を動かす板状の腱（回旋筋腱板《かいせんきんけんばん》）の圧迫や摩擦が起こり、野球肩や腱板炎、肩峰下滑液包炎など、いわゆる五十肩の原因になります。

●肩甲骨［けんこうこつ］が招くトラブル

●腕が上がらない

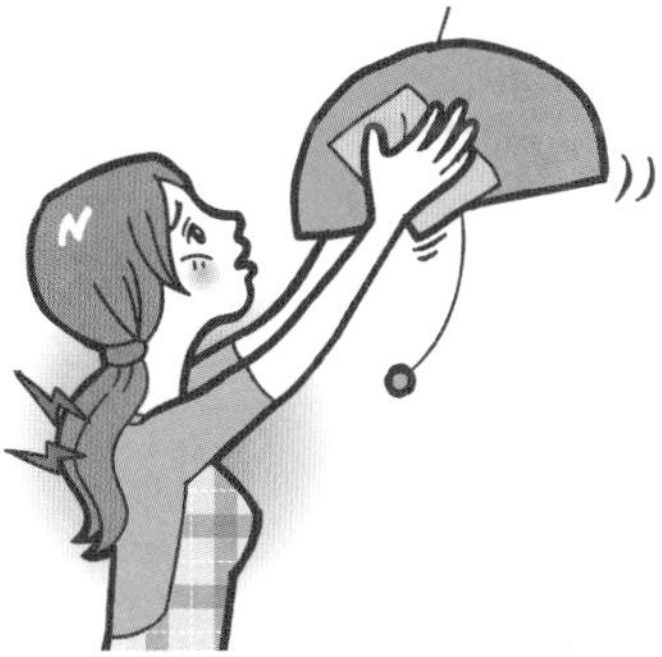

●腕が開きにくい

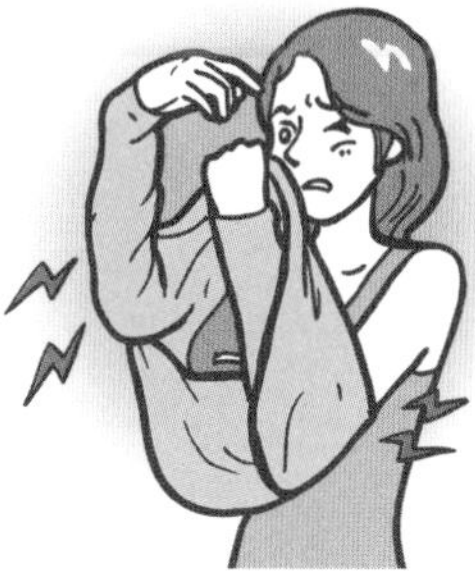

●物を持ち上げようとした瞬間や、ゴルフのスイングをした瞬間などに突然肩の激痛

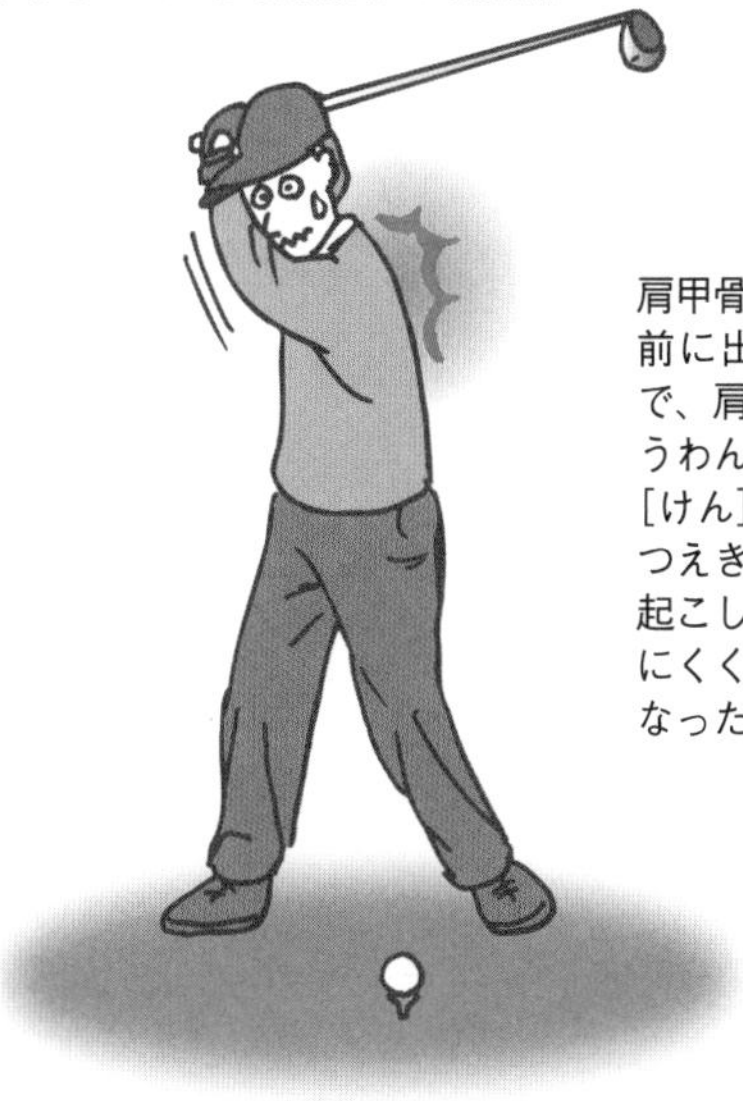

肩甲骨［けんこうこつ］が前に出て下がっているので、肩甲骨と上腕骨［じょうわんこつ］の間にある腱［けん］の炎症や滑液［かつえき］を出す袋が障害を起こしやすく、腕が上がりにくくなったり開きにくくなったりします。

背中の筋肉は引っ張られるため肋間神経痛《ろっかんしんけいつう》が発症しやすくなります

70年代にアメリカのレネ・カリエは整形外科の教科書的な著作を多数発表しました。彼はねこ背を「背部の後弯《こうわん》は抑うつの感情の姿勢で、世界の重荷を背負った状態だ」と表現しています。

ねこ背は力学的にも背部の筋肉に負担をかけるため、慢性的な背中の張り、凝りが起ります。また、脊椎《せきつい》の関節にも負担がかかり、背骨から出てくる肋間神経にも異常を起こし、わきの痛みや前胸部の痛みを起こす肋間神経痛も発症しやすくなります。

ねこ背によって背中の筋肉は引っ張られ、胸の筋肉は縮んでしまいます。その結果、背中と胸の両方が痛む、つまり両方にトリガーポイント（引き金点）ができるのです。その関連痛として、腕に痛みが出ることがあります。

そのため、心臓に何も問題はないのに、狭心症《きょうしんしょう》や心筋梗塞《しんきんこうそく》のような痛みを左の大胸筋《だいきょうきん》に感じることがあります。

●背骨の曲がりが心臓にも負担を

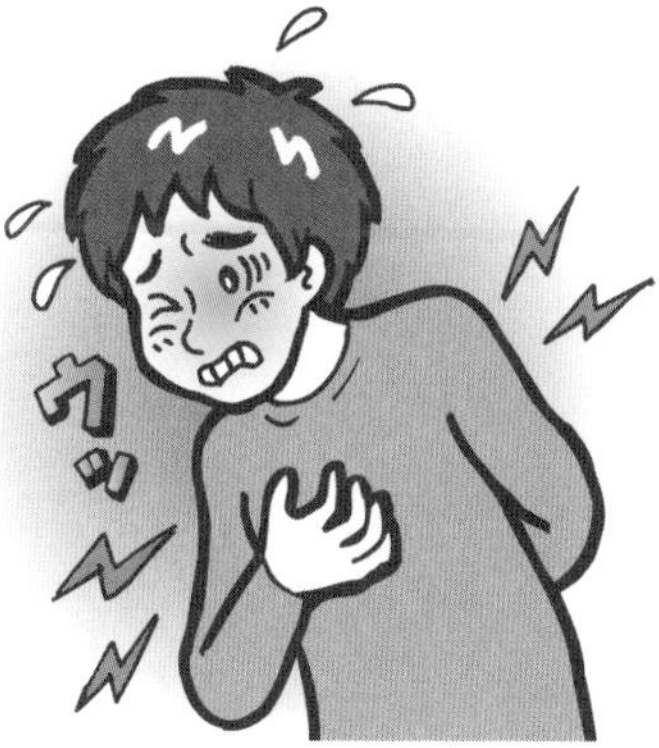
ウッ

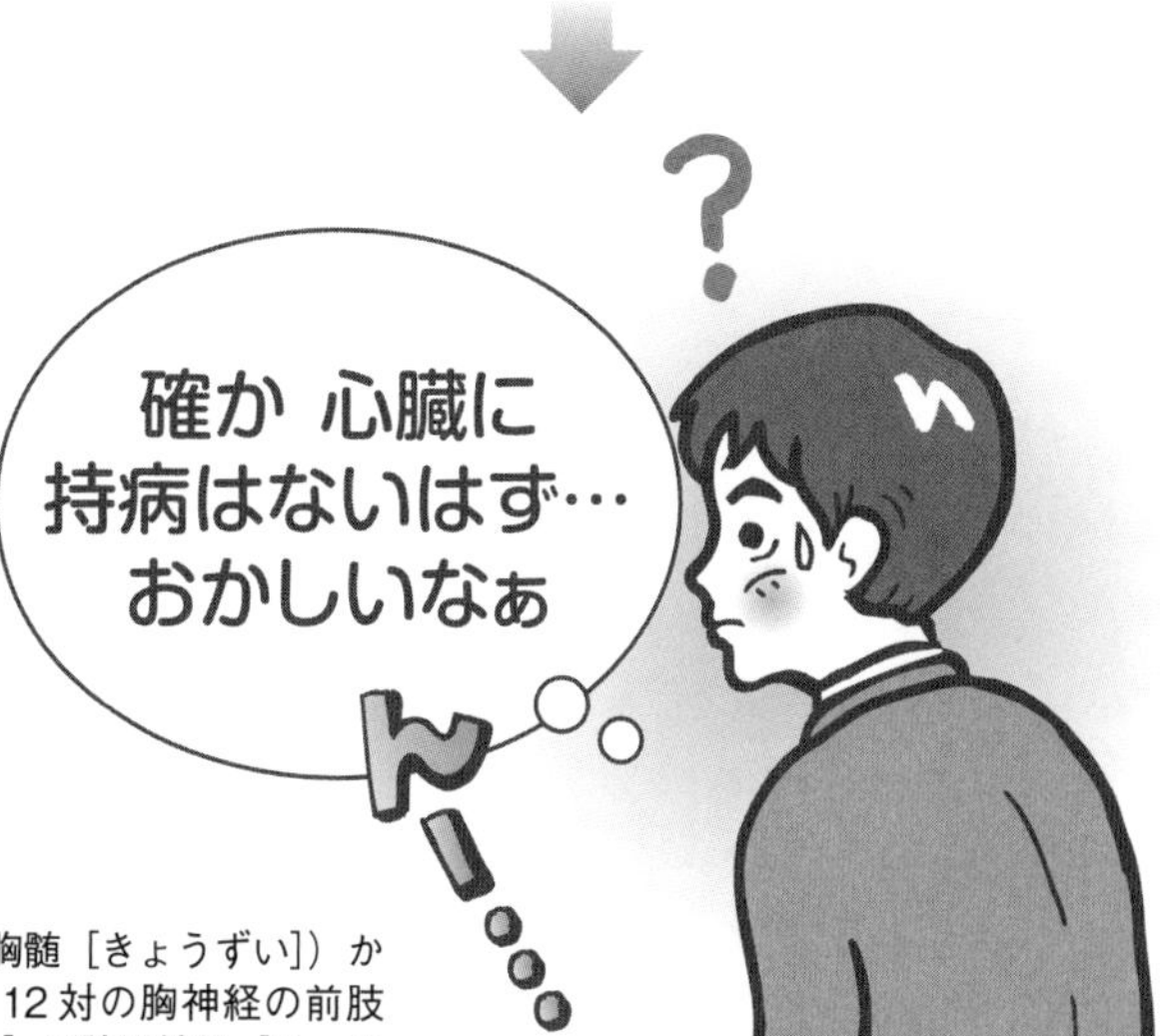
確か 心臓に
持病はないはず…
おかしいなぁ
んー…

背中（胸髄［きょうずい］）から出た12対の胸神経の前肢［ぜんし］が肋間神経［ろっかんしんけい］です。症状は脊椎［せきつい］から肋骨［ろっこつ］に沿って、背中の動きで痛みが起こります。

呼吸が浅くなるため体が疲れやすくなります

ねこ背の場合、背中が丸まると胸が広がりにくいために呼吸がうまくできなくなります。そのため、呼吸筋（横隔膜《おうかくまく》、内肋間筋《ないろっかんきん》、外肋間筋《がいろっかんきん》）が働きにくく、呼吸補助筋（大胸筋《だいきょうきん》、脊柱起立筋群《せきちゅうきりつきんぐん》、胸鎖乳突筋《きょうさにゅうとつきん》、僧帽筋《そうぼうきん》、斜角筋《しゃかくきん》、肩甲挙筋《けんこうきょきん》、腹筋）の助けを借りて呼吸をしなければなりません。当然、肺活量が減るので、機能が低下します。呼吸は浅く、酸素供給量が減りますから息切れしやすくなります。

どうにか呼吸して、酸素をより多くとり入れようと筋肉はがんばって働くため、呼吸筋、呼吸補助筋は働きすぎて疲れます。すると、首、肩、背中、胸、腹の筋肉も緊張し、凝りやすくなってしまうのです。

また、呼吸が浅いために呼吸器疾患にかかりやすい、全身への酸素供給量が減り、疲れやすくなります。当然、その回復にも時間がかかるようになり、免疫力が低下して呼吸器疾患などの病気にもかかりやすくなってしまいます。

●ねこ背を治せば呼吸が深くなる

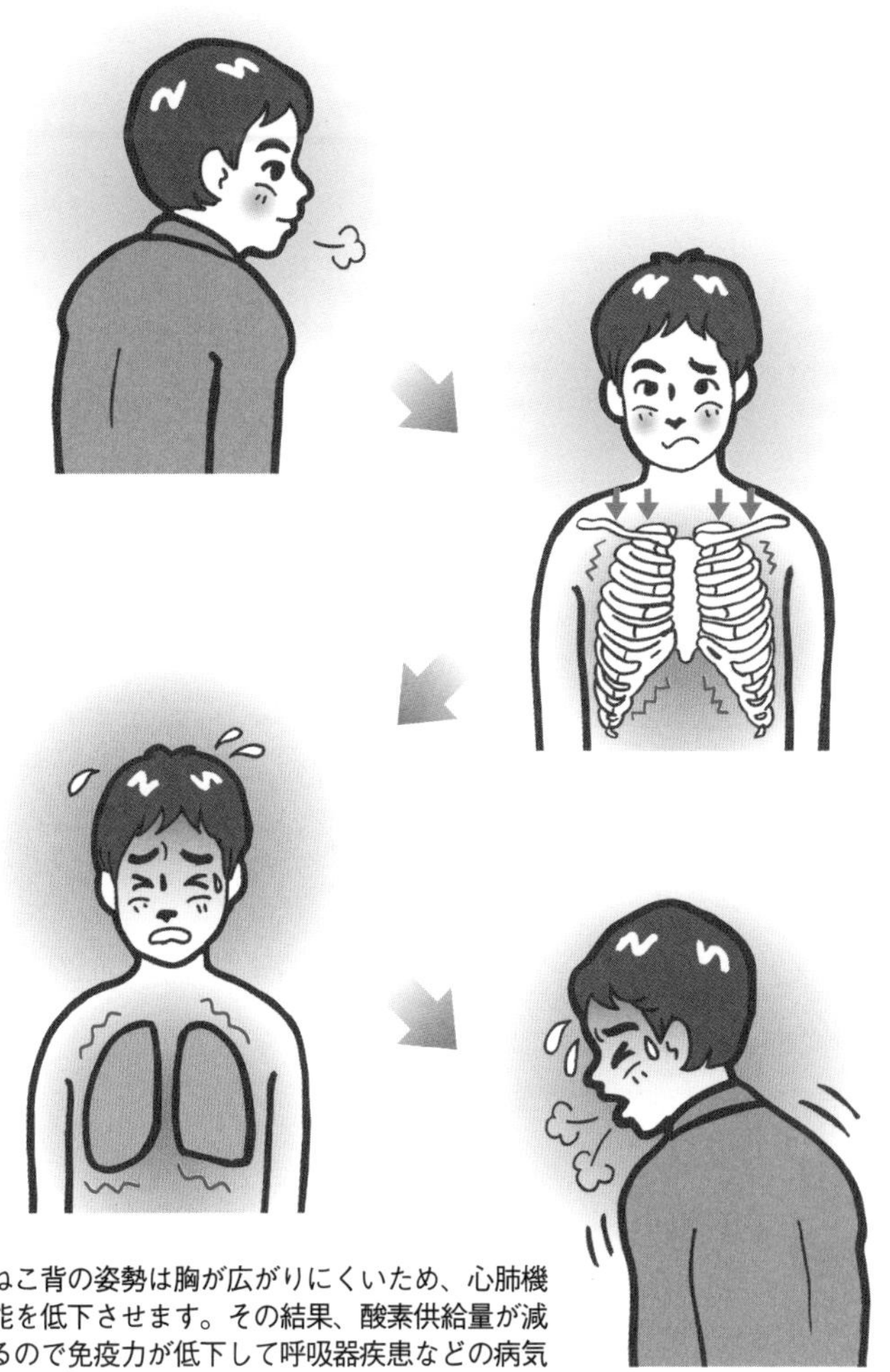

ねこ背の姿勢は胸が広がりにくいため、心肺機能を低下させます。その結果、酸素供給量が減るので免疫力が低下して呼吸器疾患などの病気にもかかりやすくなってしまいます。広がりにくい胸を広げようとして、背中や胸の筋肉に負担がかかり、筋肉が疲れやすくなります。

ねこ背が筋肉に負担をかけてトリガーポイントを作ります

筋肉が凝るとその筋肉の痛みを起こすだけでなく遠隔部《えんかくぶ》にも痛みを生じます。筋肉の中の硬くなった部分（筋硬結部《きんこうけつぶ》）、つまり痛みの原因のポイントである場所をトリガーポイント（引き金点）といい、遠隔部の痛みを関連痛といいます。ねこ背の姿勢は筋肉に負担をかけてトリガーポイントを作ります。筋肉がねこ背の姿勢で引っ張られていても縮んでいても同様に筋肉が硬くなり、このトリガーポントができます。

ねこ背が首の筋肉の負担を増やすので頭痛を起こします。背中の筋肉が引っ張られ、胸の筋肉は縮んで、どちら側の筋肉も硬くなり痛みを生じ、関連痛によって腕の痛みを起こします。左の大胸筋《だいきょうきん》では心臓に問題がないのに狭心症《きょうしんしょう》、心筋梗塞《しんきんこうそく》のような胸の痛みを感ずることもあります。腰の大きな筋肉である腰方形筋《ようほうけいきん》も疲れやすく、腰椎《ようつい》の前にある（おなかの奥にある）大腰筋《だいようきん》、腸腰筋《ちょうようきん》も縮み緊張します。腰方形筋は腰の痛みだけでなく、尻、ももの後ろに関連痛を生じますし、大腰筋、腸腰筋はももの前側に痛みが出ます。

痛みの連鎖反応がさらなる痛みを呼びます

トリガーポイントと関連痛（×印がトリガーポイント）

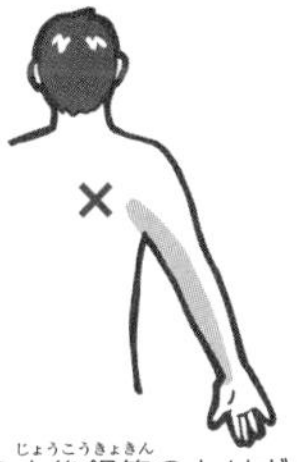

背部の上後鋸筋《じょうこうきょきん》のトリガーポイントが、腕の痛みを引き起こす。

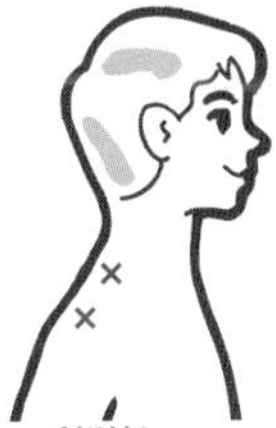

背部の上部の僧帽筋《そうぼうきん》のトリガーポイントが、側頭部の痛みを引き起こす。

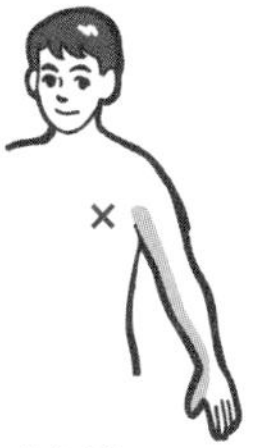

胸部の大胸筋《だいきょうきん》のトリガーポイントが、腕の痛みを引き起こす。

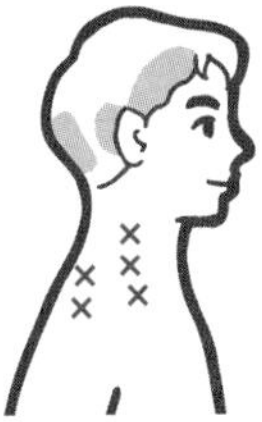

胸鎖乳突筋《きょうさにゅうとつきん》のトリガーポイントが、側頭部の痛みを引き起こす。

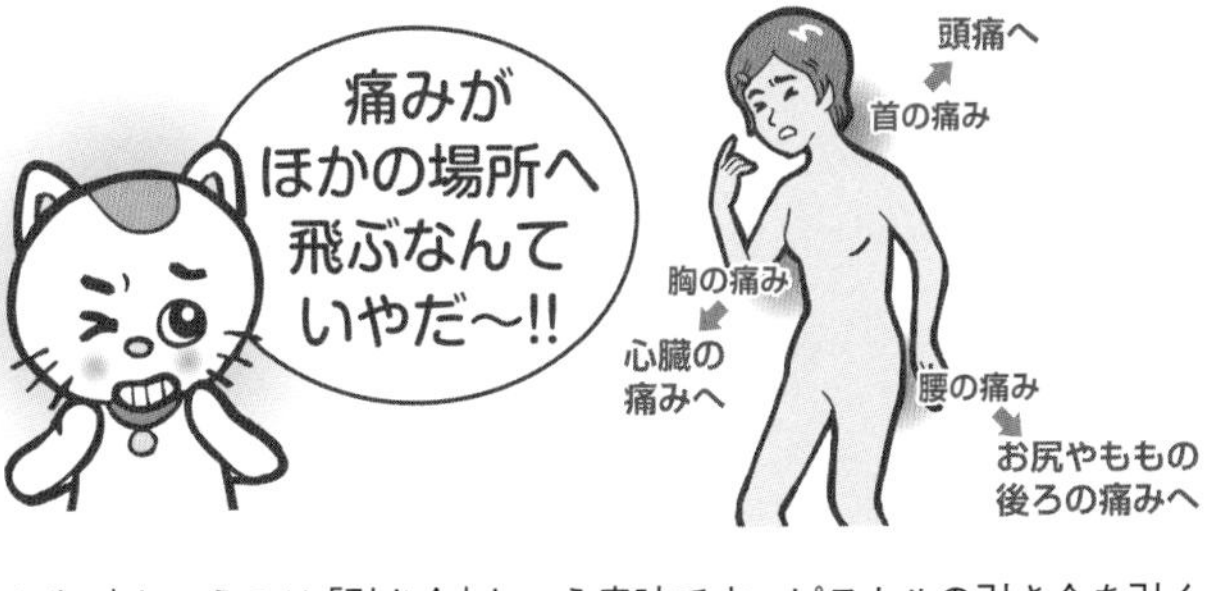
痛みが
ほかの場所へ
飛ぶなんて
いやだ～!!
頭痛へ
首の痛み
胸の痛み
心臓の
痛みへ
腰の痛み
お尻やももの
後ろの痛みへ

「トリガー」というのは「引き金」という意味です。ピストルの引き金を引くと、弾が遠くまで飛ぶように、その部分そのものが痛むだけでなく、別の場所に痛みを飛ばす性質があるから名づけられています。神経とは関係のないところで痛みを感じるため、「神経痛」ではなく「関連痛」です。

腰の筋肉が疲れやすくなるので ぎっくり腰や坐骨神経痛《ざこつしんけいつう》の原因に

C型ねこ背では前に曲がった腰を支えるために腰の筋肉が疲れやすくなります。S型ねこ背は反り腰になり（腰椎《ようつい》の前方のカーブが強くなっていて）、背骨が前側にすべりやすく腰の関節、神経に障害を起こし腰痛、ぎっくり腰（急性腰痛）、坐骨神経痛（下肢の神経痛）が起こりやすくなります。高齢の方の脊柱管狭窄症《せきちゅうかんきょうさくしょう》（＝背骨の中の脊髄《せきずい》が通っている管が狭くなる）による歩行障害（間歇性跛行症《かんけつせいはこうしょう》＝少し歩くと足の痛みしびれが出て、休むとまた歩けるようになる症状）は腰が反ると脊柱管の内径が狭くなり、脊髄が圧迫されて症状が悪化します。

20年ほど前のことです。少年柔道大会に引率して行ったとき、腰の痛みを感じました。長時間の立位で腰痛が起きてしまったのです。そのとき、恥骨《ちこつ》を上に引き上げて、腰を後ろ側に出すように骨盤を回してみました。すると腰痛が消えたのです。今考えると私はS型ねこ背だったのです。

●ねこ背が腰に負担をかけています

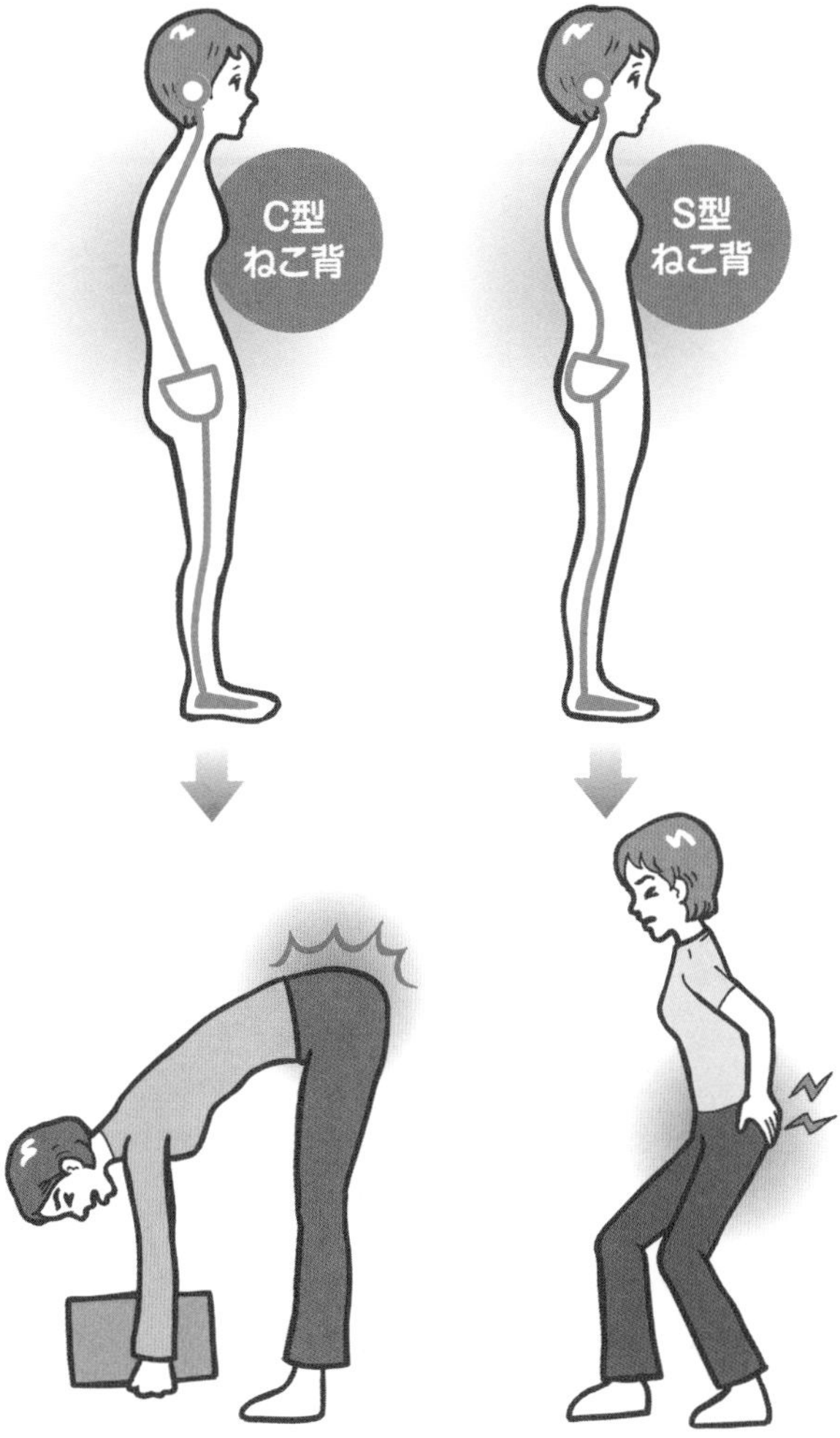

ねこ背のせいで腰周辺の筋肉が緊張し、腰椎［ようつい］への加重が増え、ぎっくり腰や坐骨神経痛［ざこつしんけいつう］を引き起こしてしまうのです。

ねこ背で筋肉が凝ると内臓の働きが悪くなります

背骨が弯曲《わんきょく》して胸、腹が圧迫されると呼吸が浅くなります。このように呼吸が浅くなると、当然、血液循環量も減少します。すると内臓の機能を低下させます。肺では特に肺活量も減少して呼吸器の病気にかかりやすくなります。

また、内臓が圧迫されなくても、ねこ背で筋肉が凝ると内臓の働きが悪くなります。体の表面（体壁）の変化が内臓に影響を与える反射が起こるのです。これを体壁内臓自律神《たいへきないぞうじりつしん》経反射《けいはんしゃ》といいます。この考えは、内臓疾患《ないぞうしっかん》に対して鍼治療《はりちりょう》がなぜ効果があるのかという医学的な説明（仮説）のひとつです。皮膚や筋肉に鍼の刺激が加わると、その刺激が神経を介して内臓に伝わり、自律神経反射を起こして内臓の働きを調整すると説明しています。

逆に、筋肉が凝ると内臓の調子が悪くなります。

ねこ背のために背中が曲がって、血液の循環が悪くなると、胃腸などの内臓の機能が低下し、胃痛を感じたり、働きが悪くなったりします。

ねこ背は万病の元!?

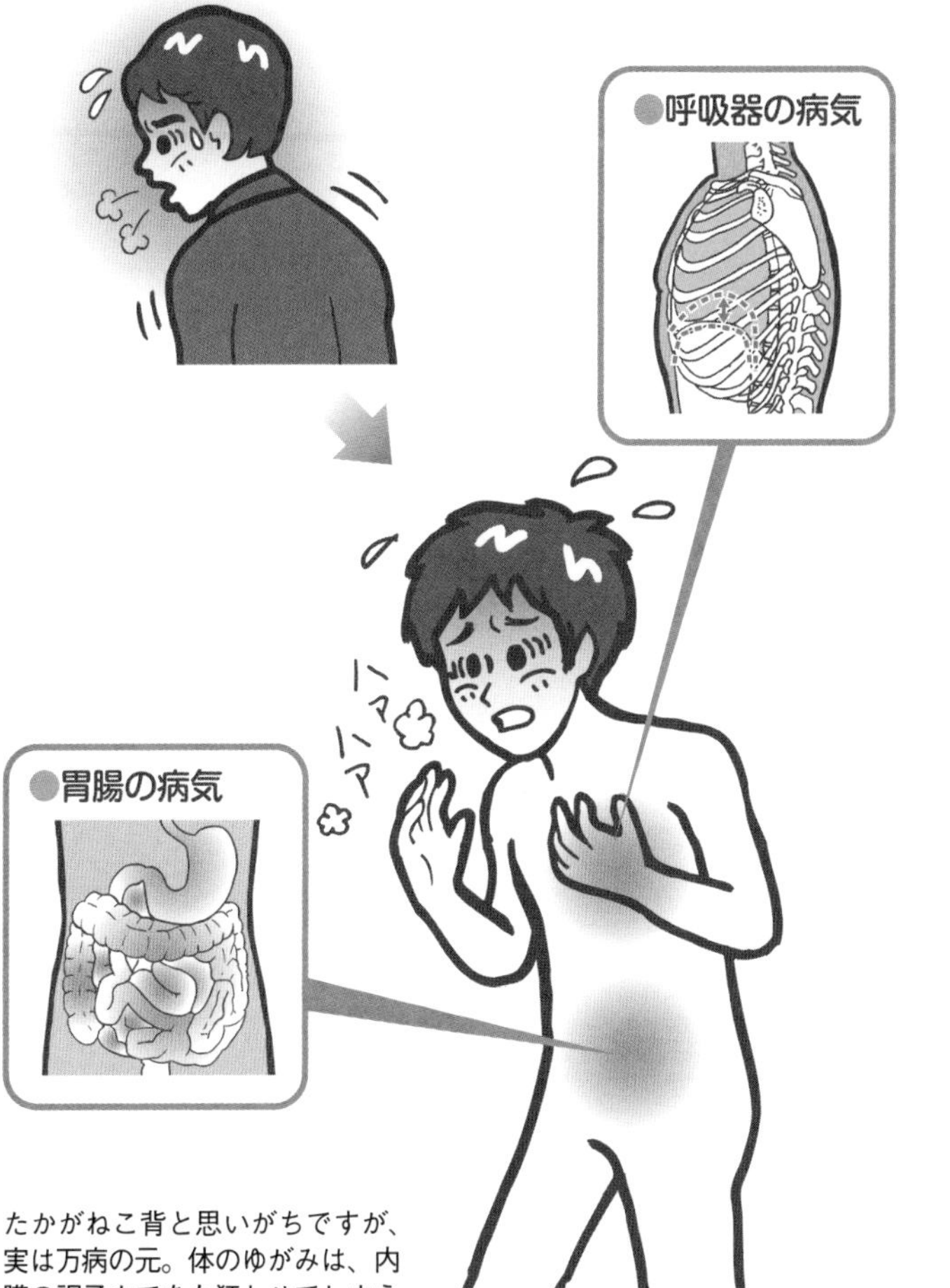

たかがねこ背と思いがちですが、実は万病の元。体のゆがみは、内臓の調子までをも狂わせてしまうのです。ねこ背で背中、胸やおなかの筋肉が硬くなることでも内臓の働きが悪くなります。

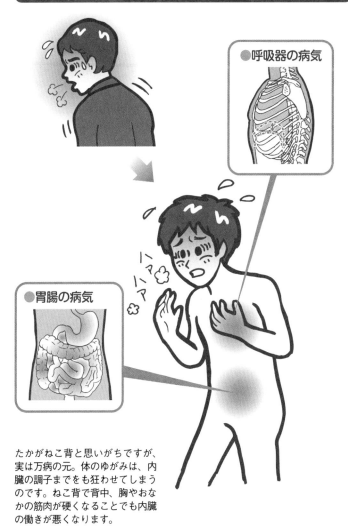

下肢《かし》の関節へ影響を与えたり生理痛や生理不順の原因に

ねこ背だと前屈した体を起こそうとすると、どうしても腰を無理に伸ばすか、または骨盤を後ろに倒しひざを曲げるような体勢をとってしまいます。骨盤を後方に倒すとひざ関節にも負担がかかり、これによりひざの痛みが出ることもあります。これをひざ‐脊柱症《せきちゅうしょう》候群《こうぐん》（Knee-spine syndrome）といいます。腰が悪いとひざが悪くなることもありますし、逆にひざが悪いので腰が悪くなることもあります。同じように股関節に痛みが出ることを股‐脊柱症候群（Hip-spine syndrome）といいます。

また、女性の場合、骨盤内《こつばんない》の子宮などの臓器が圧迫されて、血液の流れが悪くなり、生理痛や生理不順が起こったりします。また、乳がんの発生率が上がる可能性も指摘されています。

このようにねこ背がいかに〝怖い存在〟であるか、おわかりいただけたことでしょう。ねこ背の人は、一刻も早く治されることをお勧めします。

●ねこ背が引き起こす循環障害［じゅんかんしょうがい］

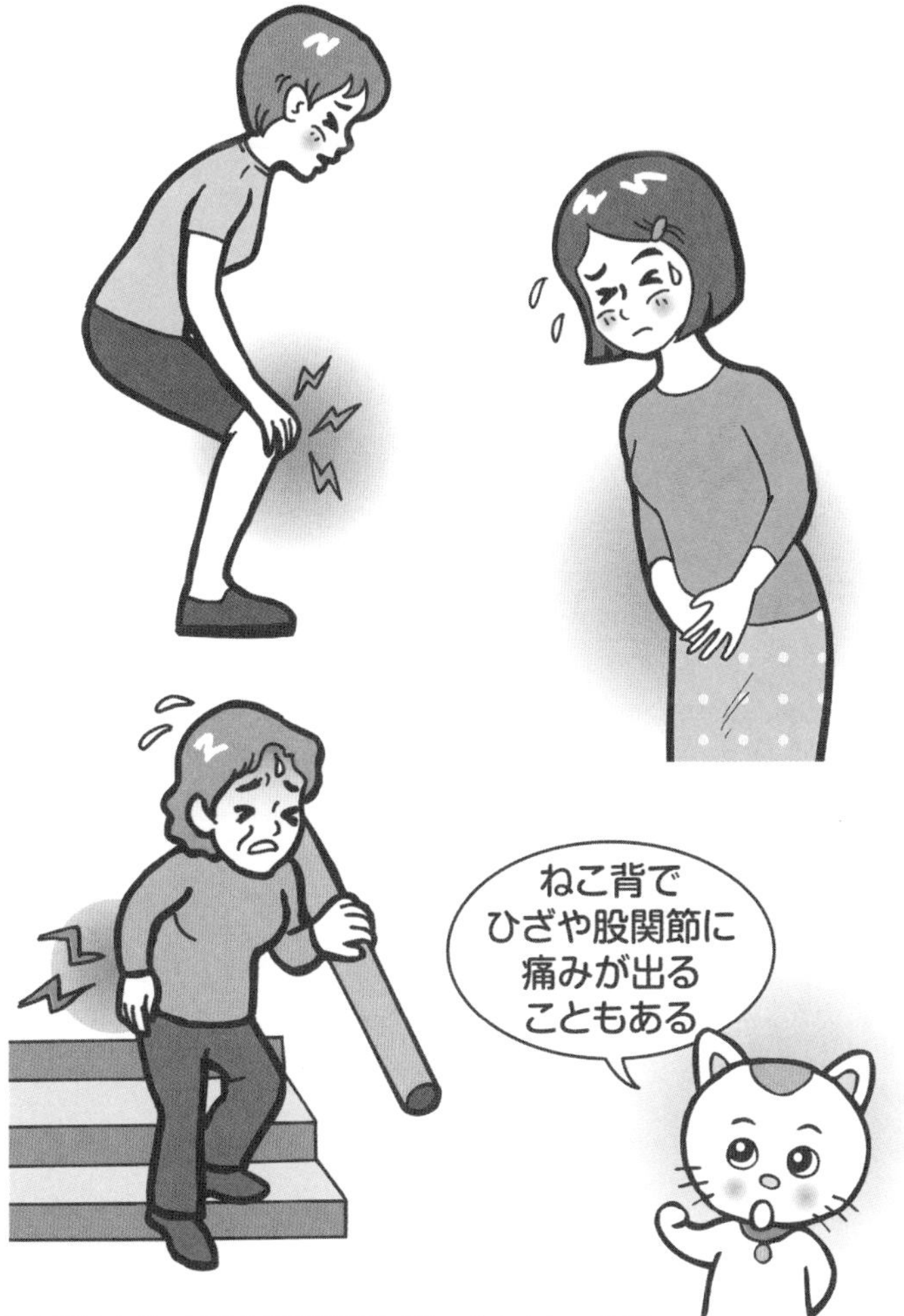
ねこ背で
ひざや股関節に
痛みが出る
こともある

ねこ背により、骨盤内の循環障害［じゅんかんしょうがい］が起こり、ホルモン分泌異常をまねきやすくなり、この状態が長く続くと生理痛や生理不順となります。

column 3

● トリガーポイントと関連痛 ●

痛みは1カ所には とどまりません

首や肩などの筋肉の痛みや凝りが、その場所にとどまらず、ほかの場所でも起こりやすくなります。つまり、筋肉が凝ると、凝った筋肉に痛みを起こすだけでなく、その筋肉から離れたところにも痛みを生じさせるということです。筋肉が硬く凝った部分、つまり痛みの原因となる場所を「トリガーポイント（引き金点）」といいます。トリガーポイントによって生じる痛みを「関連痛」といいます。ねこ背は、首や肩、さらには背中の筋肉に負担をかけるので、首や肩、背中にトリガーポイントを作ります。そして、その関連痛が、体のさまざまな箇所にあらわれるのです。たとえば、頭痛の多くを占める「筋緊張《きんきんちょう》（筋収縮《きんしゅうしゅく》）性頭痛」も、関連痛のひとつです。頭痛が繰り返し起こる場合、ねこ背が原因だったというようなケースも少なくないのです。

第4章

ねこ背を治して健康に

ねこ背を治すだけで体が元気になります

だれもが健康な体を望んでいます。しかし、どんな疾患《しっかん》・不調も、根本原因をとりのぞかないことには改善しません。根本的な原因をとりのぞいてこそ、さまざまな疾患・不調もはじめて改善されることになるのです。

そこで、注目していただきたいのが次ページの表です。これは、ねこ背が根本原因で起こる疾患・不調を一覧表にまとめたものですが、実に、これだけ多くの疾患・不調が、ねこ背によってもたらされる可能性があるということです。

逆に言えば、ねこ背が根本原因で起こったこれらの疾患・不調なら、ねこ背を治すことによって改善されるということです。

ねこ背がもたらすさまざまな疾患・不調との関係については、すでにおわかりになったと思います。いずれにしても、ねこ背が根本原因でお悩みの方は、ぜひ本書でご紹介する「ねこ背を治すレッスン」にとり組んでいただきたいと思います。

●ねこ背が原因で起こる症状一覧

凝りや痛みなどの疾患・不調

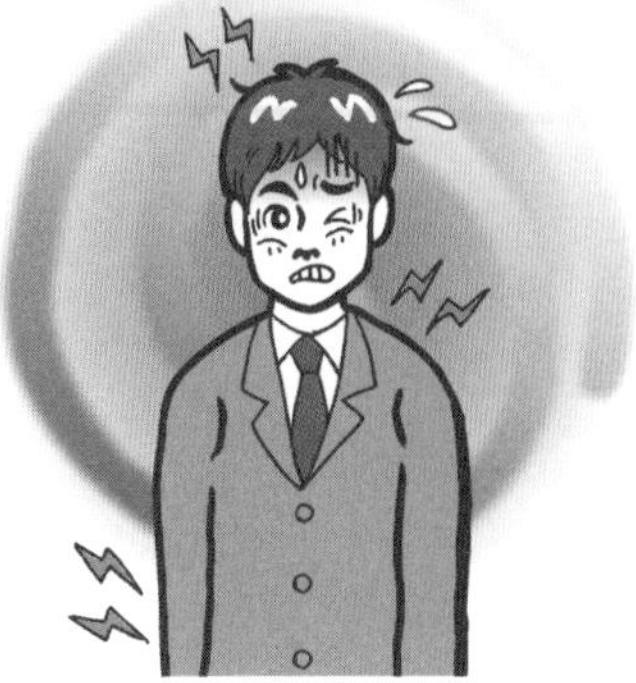

- 頭痛
- 肩や首の凝り
- 首の痛み、動きの悪さ
- 頸部神経根症《けいぶしんけいこんしょう》、頸椎《けいつい》ヘルニア
- 五十肩
- 野球肩
- 腕が上がりにくい、回しにくい
- 上肢の痛み、しびれ
- 背中の痛み、張り、凝り
- 加齢による円背《えんぱい》
- 肋間神経痛《ろっかんしんけいつう》（背中からわきにかけての痛み）
- 腰痛
- ぎっくり腰（急性腰痛）
- 坐骨神経痛（下肢の神経痛）
- 脊柱管狭窄症《せきちゅうかんきょうさくしょう》による歩行障害（間歇性《かんけつせい》跛《は》行症《こうしょう》）
- ひざの痛み

その他の疾患・不調

- 不眠症
- 眼精疲労
（目のしょぼつき、まぶしさを感じる、目の奥の痛みなど）
- 声が出にくい、のどがつまる
- 呼吸器疾患
- 胃腸疾患
- 生理痛、生理不順
- 長時間の立位、座位で疲れやすい

頭痛、肩や首の凝りが起こらなくなります

では、ねこ背を治すとどんな効用が得られるのでしょうか。

●頭痛の悩みがある方→頭痛が起こらなくなります

首、肩の凝りは頭痛の多くを占める筋緊張（筋収縮性《きんしゅうしゅくせい》）頭痛の原因です。その原因がなくなれば頭痛は起こらなくなります。

●肩や首の凝りに悩まされている方→肩や首の凝りが軽くなります

ねこ背の方は肩関節《かたかんせつ》と肩甲骨《けんこうこつ》が前に出て下がっています。そのため肩甲骨を吊り上げている肩の筋肉に負担がかかり肩から背中にかけての筋肉が疲れやすく、凝りや痛みが起こります。ねこ背が治ると肩関節と肩甲骨が背中側の正常な位置に戻り、筋肉への負担がなくなります。

●五十肩の方→予防になったり、改善します

●頸部神経根症《けいぶしんけいこんしょう》、頸椎《けいつい》ヘルニアの方→軽快します

●凝りの原因は肩甲骨［けんこうこつ］の位置

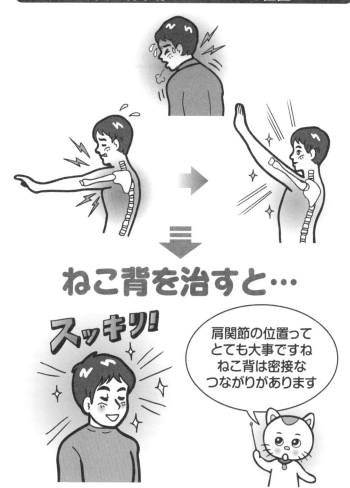

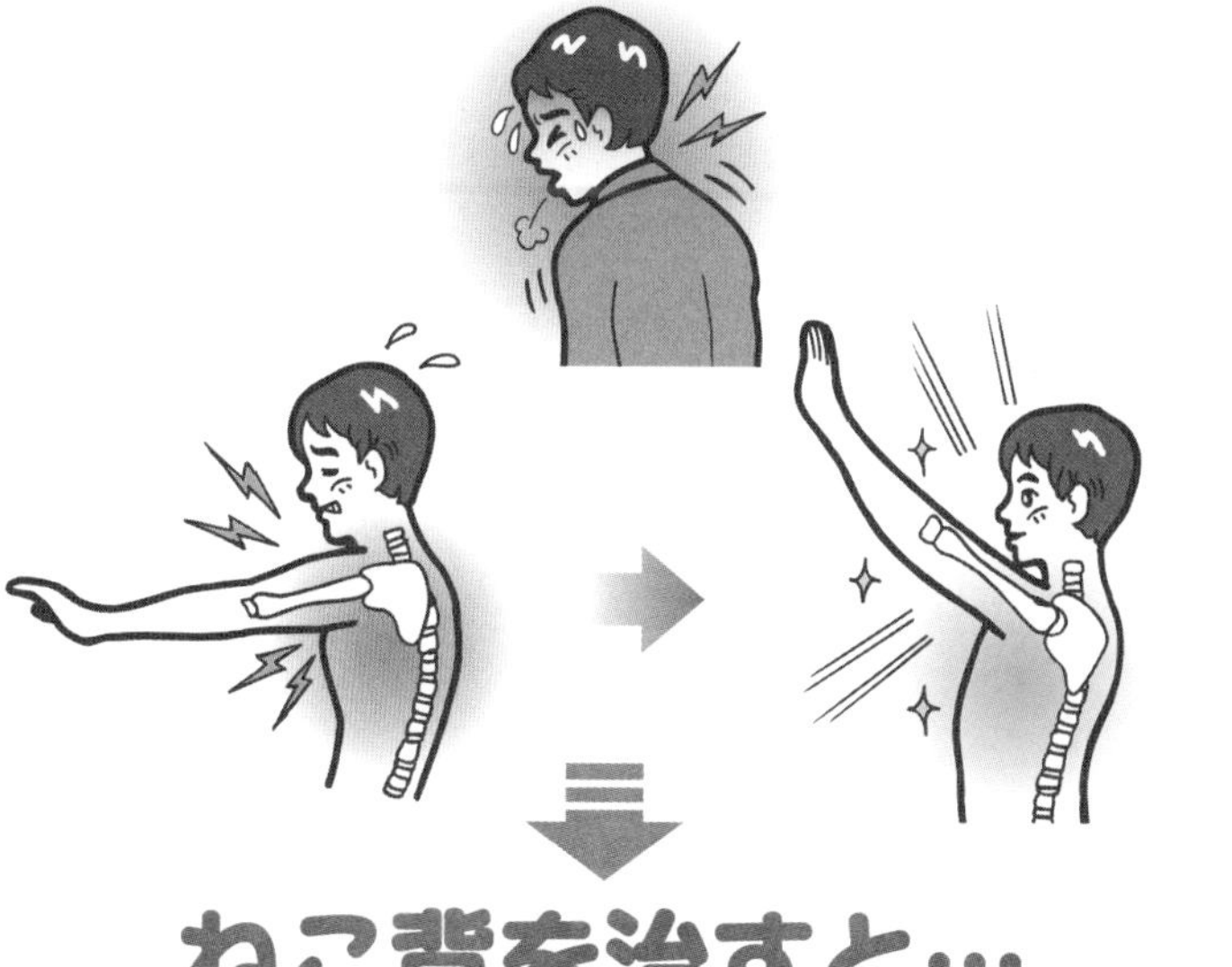

ねこ背だと肩関節が前に出て下がります。その位置は肩関節の内部の腱［けん］（ローテーターカフ）に負担がかかり炎症を起こします。これがいわゆる五十肩です。ねこ背を治すと肩関節が正常な位置に戻り関節への負担がなくなります。

体の痛みやしびれのほか眼精疲労、不眠症が改善します

ねこ背が治ると体のしびれが消えます。

●上肢・背中の痛み、張り、凝り、しびれに悩んでいる人→出なくなります

●ひざの痛みがある人→改善します

ねこ背の人はひざが曲がっているのでひざの痛みも出やすくなります。治せばひざが伸び、痛みが改善します。

●不眠症に悩んでいる人→改善します

寝つきの悪さ（入眠障害）や夜中に何度も目が覚めてしまう（中途覚醒《ちゅうとかくせい》）が改善します。頸部《けいぶ》にあるつぼで※翳風《えいふう》は不眠症に効果があります。

●眼精疲労の人→軽快します

首の凝りがとれると目のしょぼつき、まぶしさを感じる、目の奥の痛みなどの症状は軽快します。頸部にあるツボの※風池《ふうち》は目の疾患に効果があります。

※翳風…耳たぶの後ろにあるつぼ。

●ねこ背を治すと体が変わります

ねこ背の改善は加齢［かれい］によるＣ型ねこ背やＳ型ねこ背を予防します。脊椎［せきつい］の前方に持続的な圧迫力が働くと背骨の前側がつぶれてきます。ねこ背を若いうちに改善できれば老人性円背［ろうじんせいえんぱい］にはなりにくくなります。

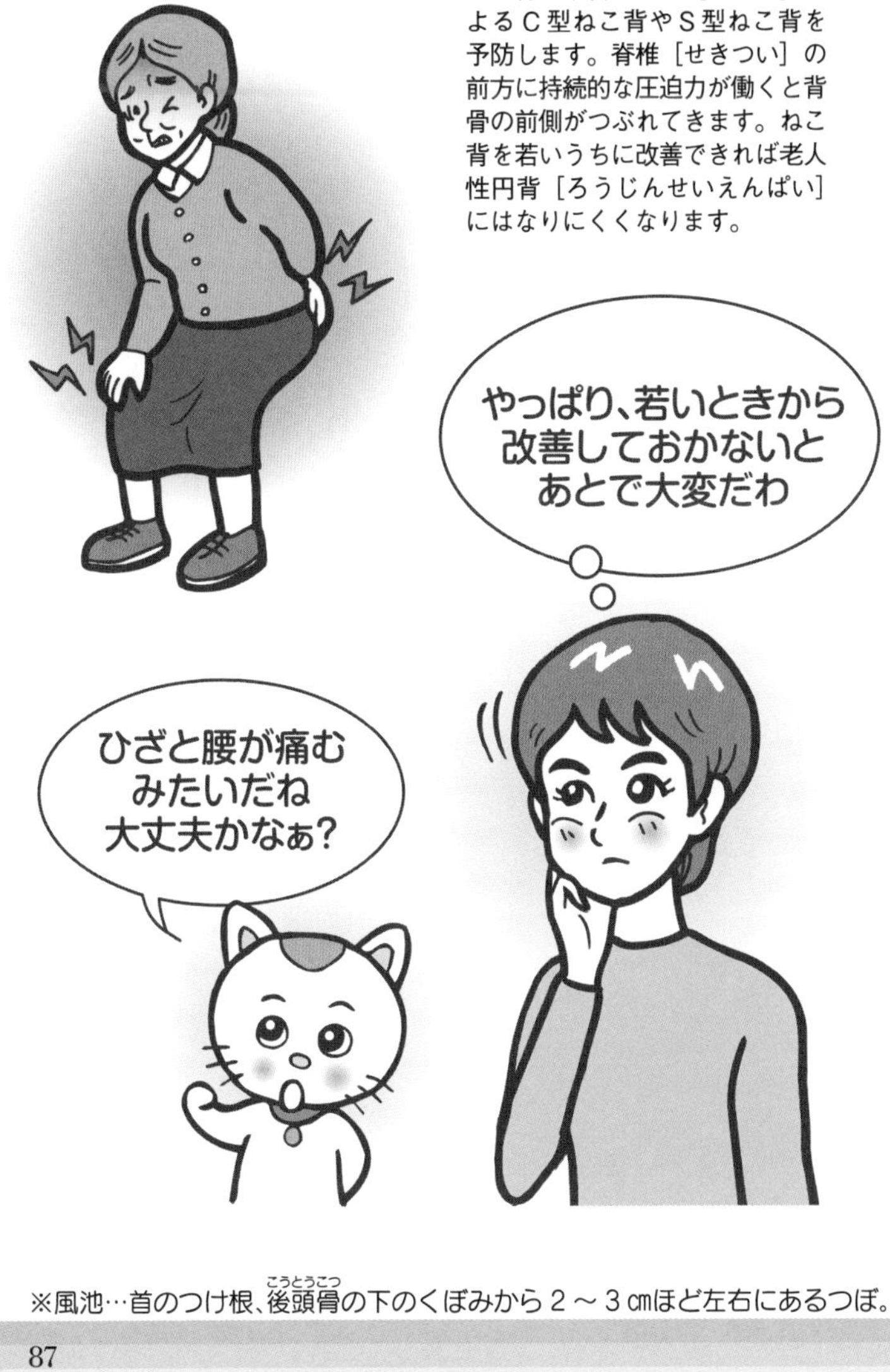
やっぱり、若いときから
改善しておかないと
あとで大変だわ
ひざと腰が痛む
みたいだね
大丈夫かなぁ?

※風池…首のつけ根、後頭骨《こうとうこつ》の下のくぼみから２～３㎝ほど左右にあるつぼ。

呼吸が楽になるとともに肺機能が正常になります

ねこ背を治すと楽に呼吸できるようになります。

●呼吸が浅い人→呼吸器疾患が改善します

肺活量が増加し、肺の機能が正常になります。血液中への酸素のとり込み量が増えますので全身の調子がよくなります。皮膚や筋肉に刺激が加わると神経を介して内臓に自律神経反射を起こして内臓の働きを調整します。これを体壁内臓反射《たいへきないぞうはんしゃ》（体性内臓反射）といいます。これが鍼《はり》、灸《きゅう》、マッサージなどの治療の原理です。ねこ背が治り胸部や背部の筋肉の緊張がゆるむと、この反射が起こり呼吸の調子、心臓の調子もよくなります。

また、風邪の後に咳が残ってなかなか治らない咳喘息《せきぜんそく》も中国鍼治療で治りますが、咳喘息になりやすい方は肩凝りや背中の凝りが強い方です。ねこ背が治ると風邪を引いても咳が残らなくなります。

このようにねこ背は、肺にまで大きな影響を与えているのです。

●体の調子を整える深い呼吸

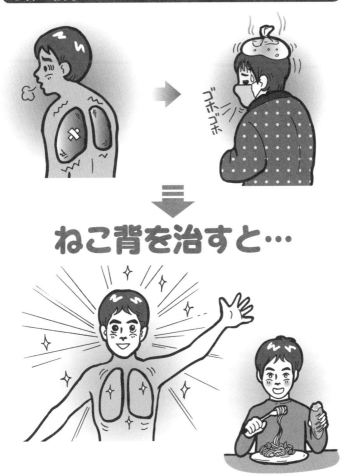

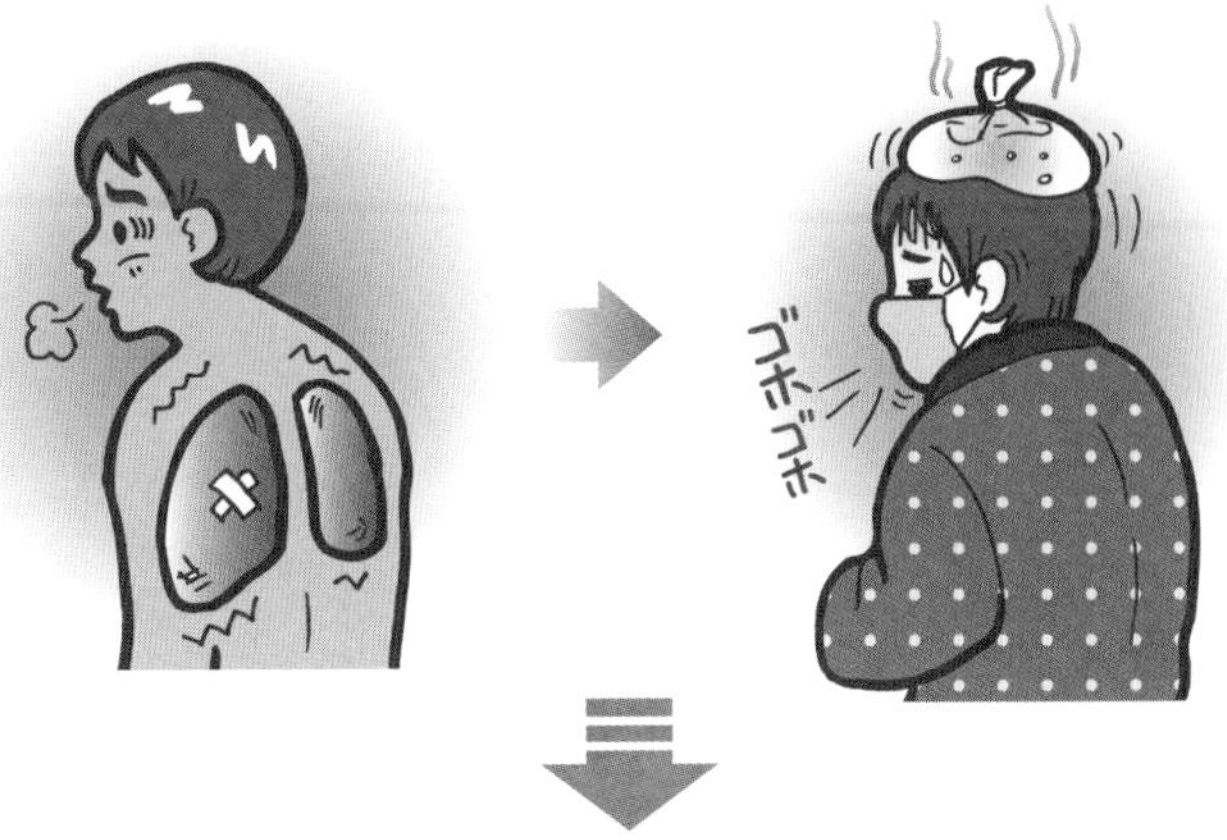

ねこ背を治すと…

ねこ背を治すと背筋が伸びて圧迫されていた腹部臓器が解放され胃腸の働きがよくなります。背部の中国鍼［はり］治療中におなかがぐるぐるという音を立てて動きだすのをよく経験しますが、背部や腹部の筋肉の緊張がゆるむと胃腸も体壁内臓反射［たいへきないぞうはんしゃ］によって調子がよくなります。

悩まされていた坐骨神経痛《ざこつしんけいつう》や腰痛から解放されます

ねこ背を治せばつらい腰の痛みから解放されます。

●背中が痛い人→背中からわきにかけての痛み（肋間神経痛《ろっかんしんけいつう》）が軽快します

体をねじったり、深呼吸や咳をしたり、大声を出したりといった肋骨《ろっこつ》の動きにより、脊《せき》髄《ずい》から肋骨に沿って痛みますが、ねこ背を治すことで神経への負担が減り、改善します。

●脊柱管狭窄症《せきちゅうかんきょうさくしょう》による歩行障害（間歇性跛行症《かんけつせいはこうしょう》）の人→軽くなります

腰痛はC型ねこ背よりS型ねこ背のほうが起こりやすいといえます。腰椎《ようつい》が前にカーブしているので、背骨に前側にすべる力がかかりやすく腰の関節、神経に障害を起こし坐骨神経痛（下肢の神経痛）が出やすくなります。しかし、ねこ背が治ると腰のカーブが減り腰の関節、神経への負担が減ります。高齢の方の脊柱管狭窄症による歩行障害（間歇性跛行症）は腰が反ると症状が悪化しますので、ねこ背が治ると脊柱管（背骨の中の脊髄《せきずい》が通っている管）が広がり、腰痛や坐骨神経痛が緩和《かんわ》されます。

●ずれた体の芯を治せば腰が楽になる

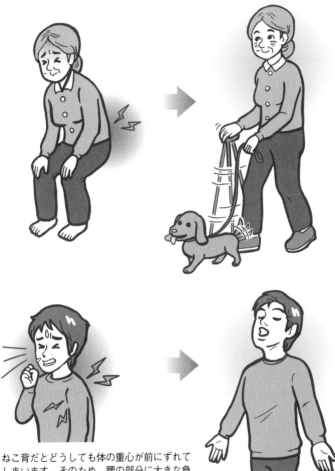

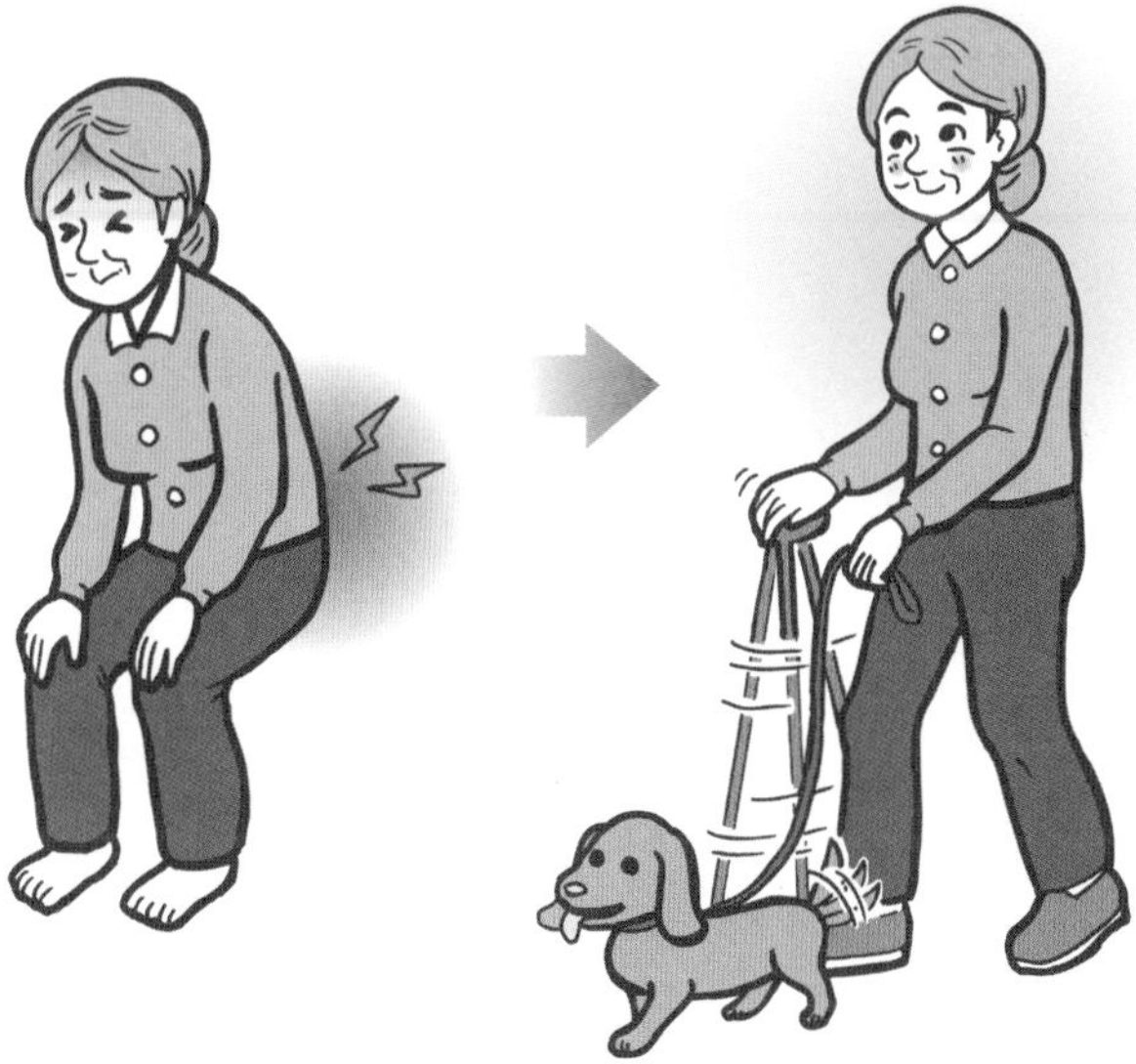

ねこ背だとどうしても体の重心が前にずれてしまいます。そのため、腰の部分に大きな負担がかかり腰痛を起こします。ですからこれを治せば腰痛、ぎっくり腰、坐骨神経痛［ざこつしんけいつう］や肋間神経痛［ろっかんしんけいつう］の予防にもなります。

呼吸が改善されると体はこんなにも変わります

ねこ背を治すとこんなことも和らぎます。

●寝違いを起こす人→繰り返ししていた寝違いが起こらなくなります

ねこ背の人は首が反っている（頸椎《けいつい》の前への彎曲《わんきょく》が強い）ために首や肩などの筋肉が疲れやすく、肩凝り、首の凝りが起こりやすくなります。首のカーブが強いと頸椎の間から出てくる神経の障害が起きたり（頸部神経根症《けいぶしんけいこんしょう》）、頸椎ヘルニアなどを起こしやすくなります。また、頸椎の関節に負担が増して首の動きが悪くなり、結果的に首から上肢や背中にかけての痛みが出やすくなります。ねこ背が治ると頸椎のカーブが正常に戻り、頸部の関節、神経、筋肉への負担がなくなるため、寝違いもなくなります。

●長時間の立位、座位で疲れやすい方→疲れにくくなります。

背骨が正常のゆるいカーブに戻り、無理な力を入れなくても同じ姿勢を続けることができるようになります。

背骨を元の自然な状態に戻します

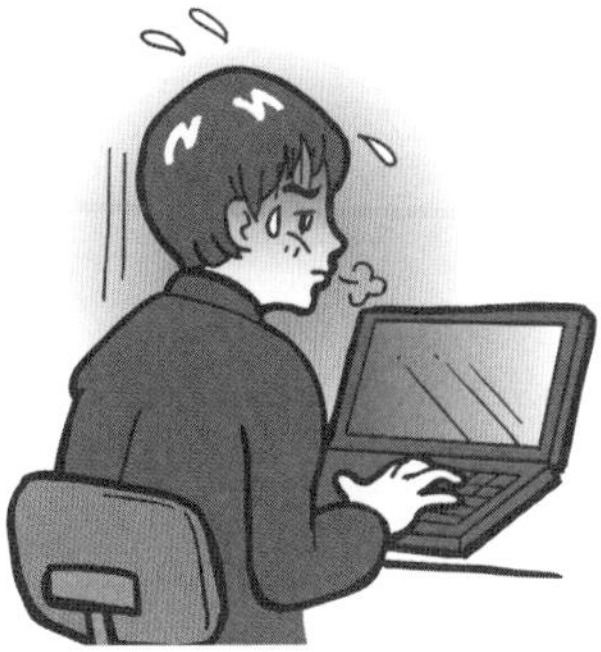

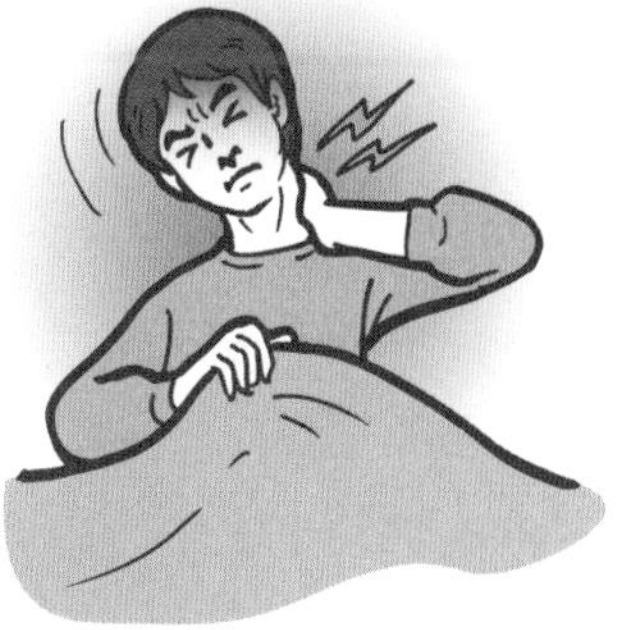

ねこ背を治すと…

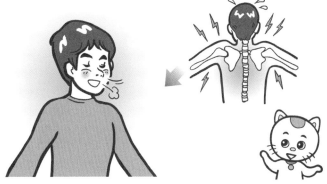

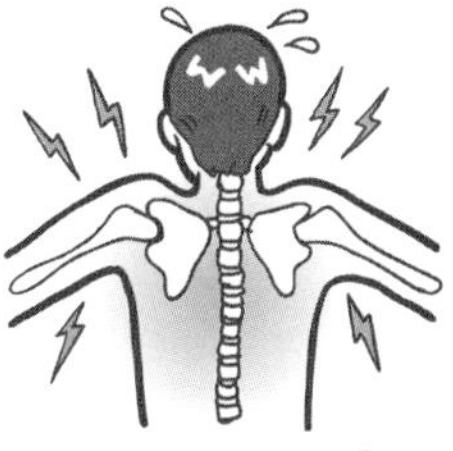

無理な姿勢をとり続けていれば、どこかに負担がかかるのは当たり前のことです。しかし、元の自然な状態に戻してあげることで、負担がかからなくなるので痛みもなくなります。また、脊柱［せきちゅう］のきついカーブがゆるやかになればそれだけで背は伸びます。それに加えてひざ関節、股関節がまっすぐになるので若干ですが背が伸びます。

内臓を圧迫するねこ背を治せばがんの予防にも

実はねこ背を治すことが、がんの予防にもつながります。

新潟大学大学院教授故・安保徹《あぼとおる》氏がこうおっしゃっています。

「ねこ背は呼吸を抑制するだけでなく、血流障害《けつりゅうしょうがい》を起こし、内臓を圧迫します。そのため、腹部内臓のがん、乳がん、肺がん、子宮がん、前立腺《ぜんりつせん》がん、大腸がんの原因になる可能性がある」と。

ねこ背でいると楽なようですが、体にいい姿勢ではないので、いろいろな場所に負担をかけるので結果的に病気を引き起こしてしまうのです。まず、背中が丸くなると肺に負担をかけ、それが呼吸をさまたげます。体は酸素を欲しがっているのに入ってこないため、酸素不足状態となり、結果的に各内臓に負担がかかってしまい、それががんを引き起こす原因のひとつになってしまうのです。

ねこ背を治せば内臓の負担が軽くなり、病気にかかる可能性が低くなるのです。

●病気の引き金は酸欠状態

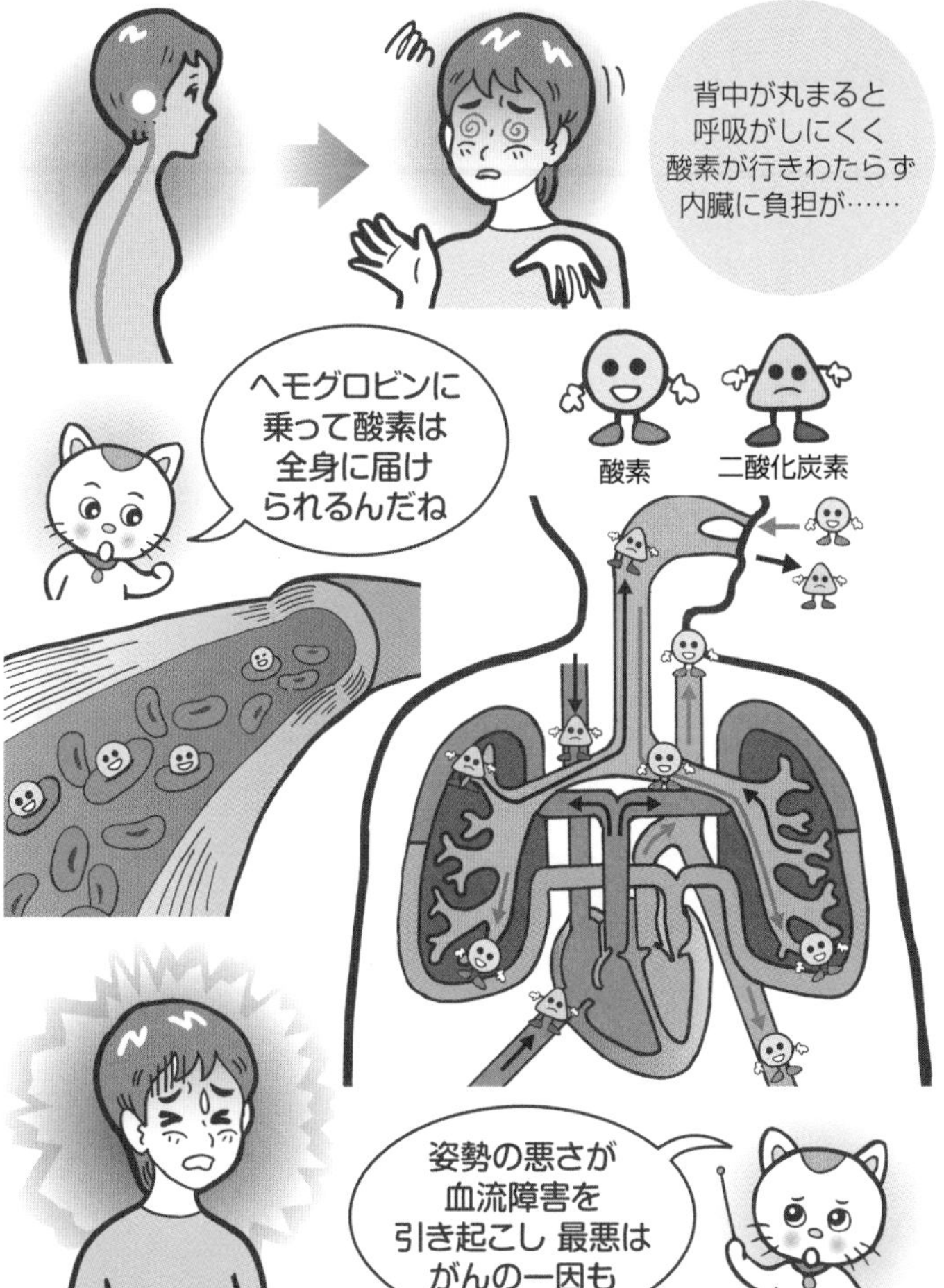
背中が丸まると
呼吸がしにくく
酸素が行きわたらず
内臓に負担が……
ヘモグロビンに
乗って酸素は
全身に届け
られるんだね
酸素
二酸化炭素
姿勢の悪さが
血流障害を
引き起こし 最悪は
がんの一因も

生活習慣病である悪性新生物は、依然として日本人の死亡原因の第1位となっています。胃がん、子宮がんが減少する一方、肺がん、大腸がん、乳がんなどが増えてきています。

姿勢と感情は結びついています ねこ背を治せば心も晴れ晴れとします！

姿勢は、あなたのすべてを映し出す鏡ともいえるべきものです。「生きる姿勢」という言葉でもわかりますが、姿勢はその人の生き方や心の状態が反映されていて、抑うつ的な人はねこ背になっています。たとえば元気がないときは、背中を丸めますし、怒っているときは、肩を揺らしながら歩きます。だから「姿勢を正して胸を張ると抑うつの症状を軽くすることができる」と、桜美林大学准教授の山口創《やまぐちはじめ》氏は述べています。

心理カウンセリングではクライアントと心が通じ合い、心を開かせて、癒《い》やすために、「共感」は大切な基本姿勢のひとつです。その「共感」がしにくいときには相手の姿勢やしぐさを真似《まね》てみなさいといわれます。積極的に楽しみを見つけ、前に進んで行くタイプの人は、顔は正面を向き、姿勢がいいでしょうし、反対にいつも受け身で、思い悩むタイプの人は顔は下を向き、ねこ背になっているはずです。姿勢やしぐさを真似るとその人の心情がよくわかるようになります。このように姿勢と感情は結びついています。

正しい姿勢で明るい未来

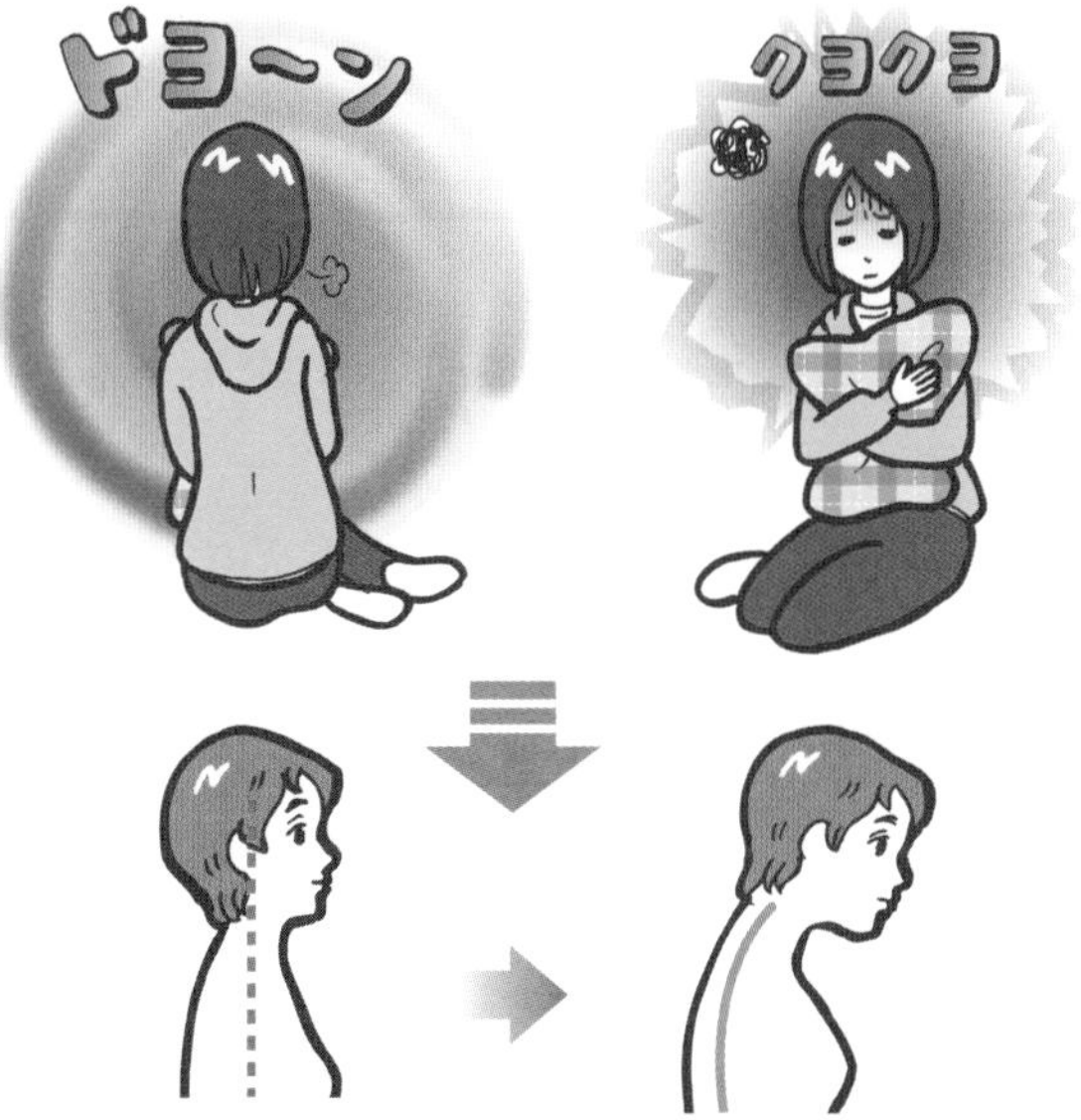

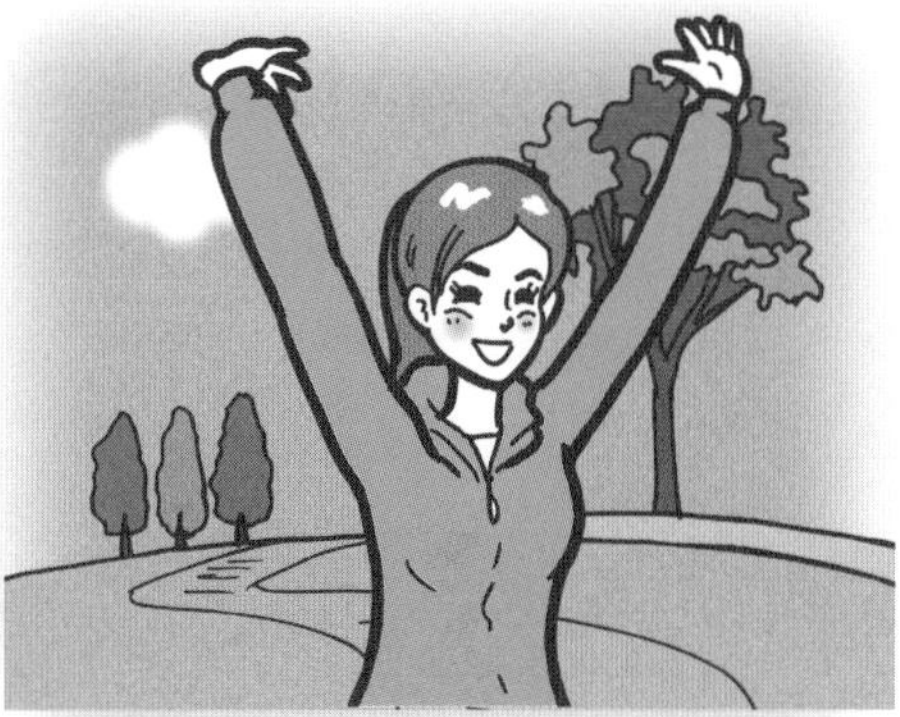

ねこ背は悩みを抱えている姿勢です。胸を張り、顔を上げて丸まった背すじを伸ばすと、心が晴れやかになり、世界が変わって見えてくるのです。姿勢を改善することで自由で幸福感あふれる人生が見えてきます。

肺活量が増えて体にエネルギーが満ちてきます

ねこ背の姿勢は胸が広がりにくいため、周りの呼吸を補助する筋肉の機能低下が起こります。同時に、腹も膨《ふく》らみにくいので腹式呼吸ができにくくなり肺活量が減ります。新潟大学大学院教授の安保徹《あぼとおる》氏は「通常の肺活量が3000ccの人でも背を丸めると2000〜500cc程度になってしまうので活力を失います」と述べられています。呼吸量の低下は、全身への酸素供給量の低下をまねき、疲れやすくし、免疫力《めんえきりょく》の低下をまねき病気にかかりやすくなります。さらに、基礎代謝《きそたいしゃ》の低下は脂肪燃焼の効率を下げ肥満にもつながります。

また、体と心は密接に結びついていて、体を整えると心も整ってくるのです。実験してみてください。心が沈んでいなくても、肩を落として背中を丸めてじっとしていると、ため息が出て、心が沈んできます。逆に胸を張って顔を上げてみると、心に活力がわいてきます。ねこ背を治すと肺活量が増え体にエネルギーが満ちてきます。

ねこ背を治してぜひ、心地よい、解放された気持ちを体験してみてください。

●深い呼吸で基礎代謝［きそたいしゃ］アップ

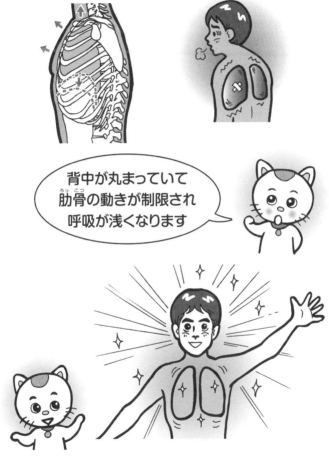

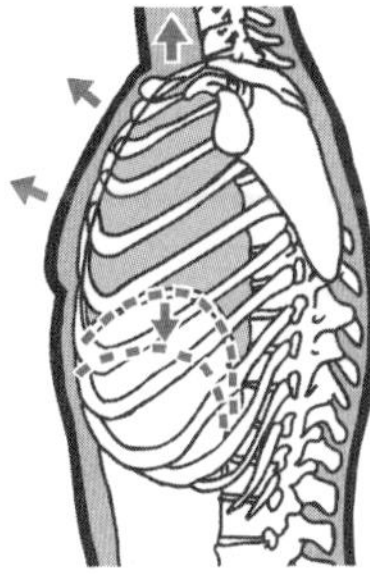

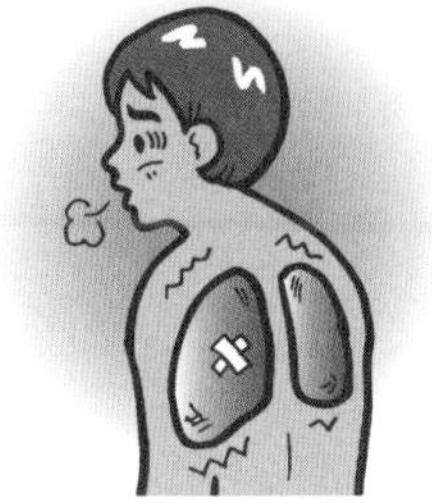

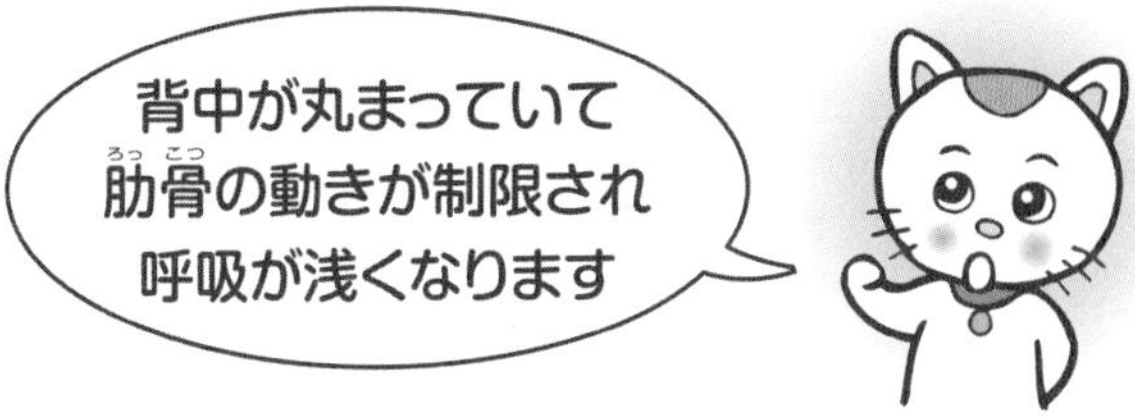

ねこ背の人は、背中が丸まっているので、肋骨［ろっこつ］の動きが制限され、呼吸が浅くなります。肺は自分では動かない臓器で、肺を動かしているのは横隔膜［おうかくまく］と肋骨、肋間筋［ろっかんきん］です。ねこ背の人は、肋骨も横隔膜もうまく動かすことができません。

ねこ背を治せばパフォーマンスも向上します

上智大学の故・篠田雄次郎《しのだゆうじろう》教授は「日本の一流の交響楽団の技術が高くても評価が今一歩なのはねこ背の腕から力が出せないせいだ」と述べています。ねこ背を治せばむだな腕力が入らなくなりますから、楽器の音がよくなるはずです。また、のどをしめていた首、胸の筋肉の緊張が解けると、肺活量が増え、発声がしやすくなります。海外での調査によるとピアニストをはじめとする演奏家の手の障害の割合は、半数以上におよび、腱鞘炎《けんしょうえん》、腱付着部炎《けんふちゃくぶえん》（いわゆるテニス肘《ひじ》や野球肘と同様な障害）、筋肉痛などだそうです。これらの予防にもねこ背の改善は役立ちます。姿勢が悪いと腕に不自然な力が入るからです。

ねこ背を治すとまず、首の筋肉の緊張がゆるみ脳内血流量が増加します。脳内の血流増加は脳機能を向上させ、全身の神経機能の改善が起こります。ホルモンのバランスがよくなり、脊椎《せきつい》も生理的なカーブになるので神経系の機能が向上します。脊椎の関節も正常に動くようになり、体の操作性が向上し、パフォーマンスが向上します。

●深い呼吸が体を安定させる

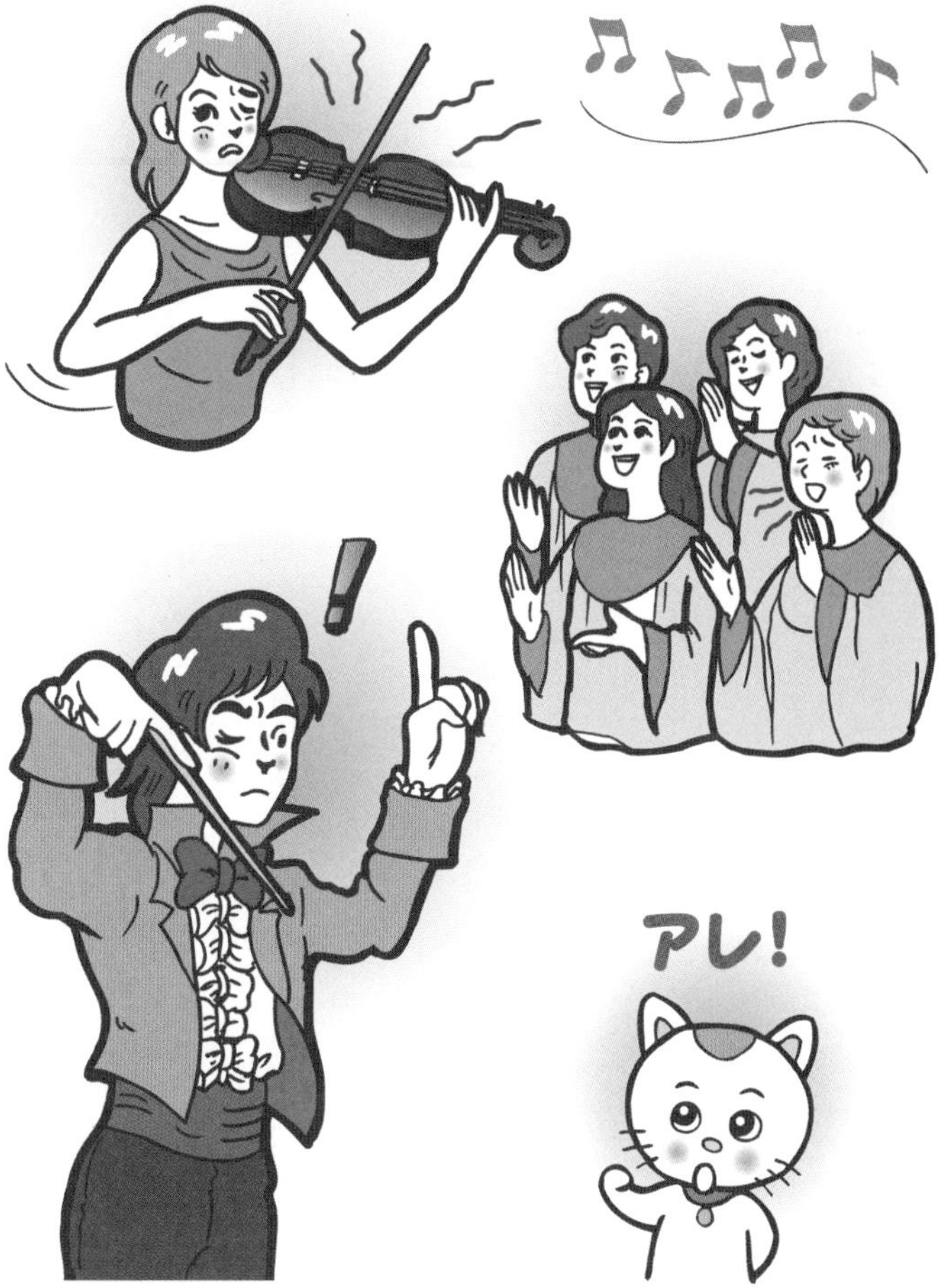

歌ったり声を出すには向いてない姿勢がねこ背です。ねこ背は肺活量も少なく、首やのどの周りにある筋肉がうまく動かないため、声が出しづらくなります。楽に声を出すためには、胸を張る必要があります。

ねこ背を治すと姿勢やスタイルが美しくなります

ねこ背だと姿勢が悪く、見た目がよくないので、第一印象もよくありません。さらにあごが突き出ているので老けて見えます。これを改善することで、美容にも劇的な効果をもたらします。

ねこ背の改善は、体の疾患や不調を予防したり改善するだけではありません。当然、見た目＝姿勢やスタイルも格段によくなります。

たとえば、ねこ背は背中に縦のアーチを強く描きます。すると、背中の横にも同様にアーチが描かれることが多く、横ねこ背になってしまうのです。つまり、亀の甲羅《こうら》のようなイメージを与えてしまうのです。

ねこ背が治ると、前に出て下がっていた両肩とあごが後方に引かれ、首が長くなります。その上、首や肩の筋肉の緊張がゆるむので、肩の盛り上がりがなくなり首も細くなるので、長く見えるようになります。こうして首筋のラインがきれいに見えるようになります。

●ねこ背を治してきれいになる！

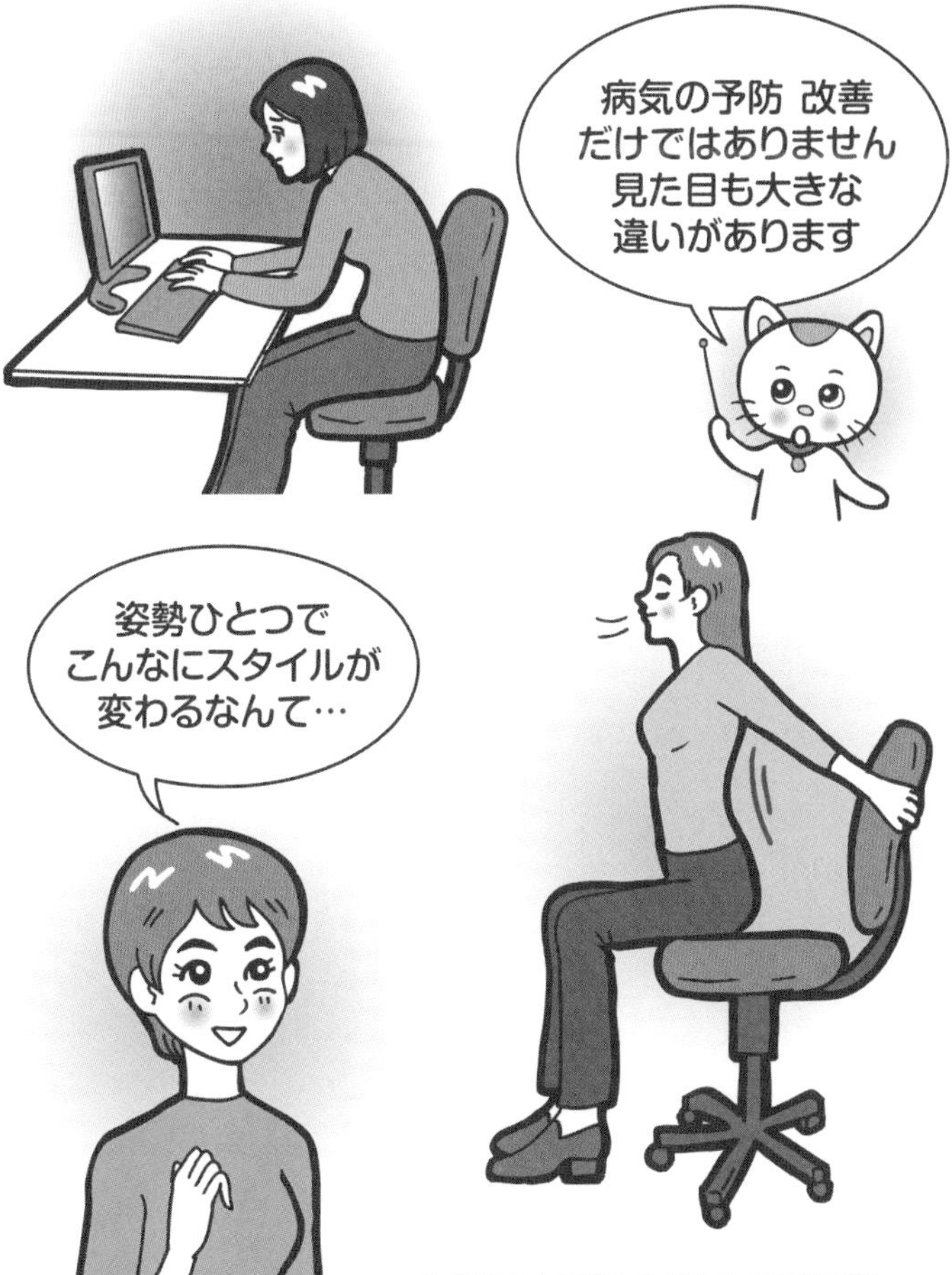
病気の予防 改善
だけではありません
見た目も大きな
違いがあります
姿勢ひとつで
こんなにスタイルが
変わるなんて…

ねこ背の人は横から見たときに首が前に落ちていて、見た目にもよくありません。しかし、ねこ背が治ると、鎖骨［さこつ］が水平になり、鎖骨の上にくぼみができ、首が長くなります。

ブラジャーのつけ心地がよくなりバストラインがきれいになります

ねこ背の状態は胸の筋肉を縮ませます。中でも肋骨《ろっこつ》と肩甲骨《けんこうこつ》を結ぶ小胸筋《しょうきょうきん》が縮むと、女性の場合、ブラジャーのわきのところが浮き、ストラップが肩から落ちてしまいます。ねこ背を治し小胸筋をゆるめると、ブラジャーのつけ心地がよくなり、体にフィットするようになります。当然、姿勢もよくなるので、バストラインがきれいになります。背中もすっきりと見えるようになります。

ちなみに、市販されているねこ背改善ベルトの多くは、横のアーチの矯正《きょうせい》をするだけです。それも一時的なもので、ベルトをとれば元に戻ってしまいます。

また、縦のアーチの場合と横とでは、治すために必要な筋肉も異なってきます。縦のアーチの場合は、背中を垂直方向に走っている脊柱起立筋《せきちゅうきりつきん》を使い、横ねこ背を治すには水平方向に走っている僧帽筋《そうぼうきん》、菱形筋《りょうけいきん》という筋肉を使います。本書でご紹介するレッスンが効果的なので、ぜひとり組んでいただきたいと思います。

姿勢をよくすれば魅力もアップ

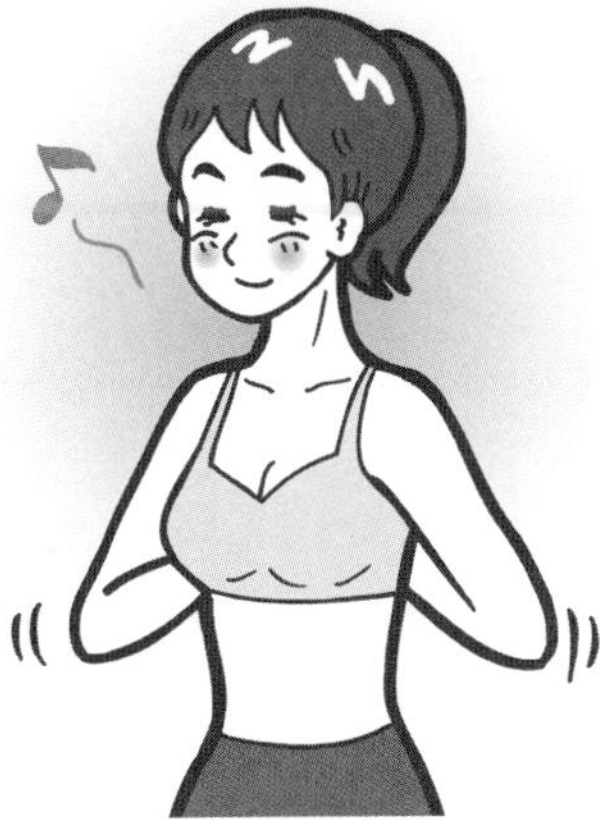

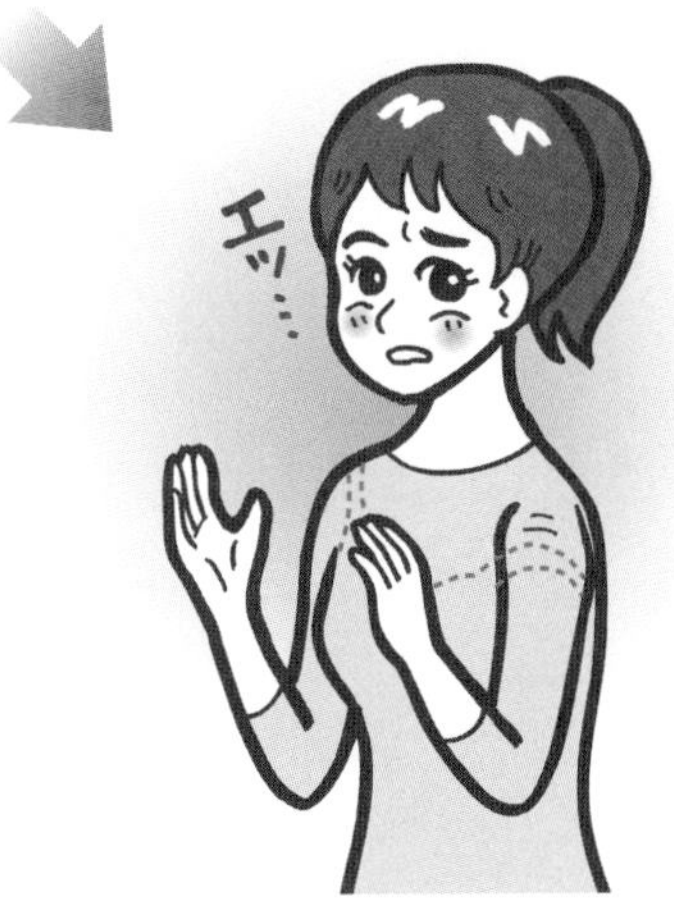

バストラインがきれいに出ていないのは、姿勢が悪い証拠です。ねこ背を治せば胸のラインがきれいに見える効果が味わえます。

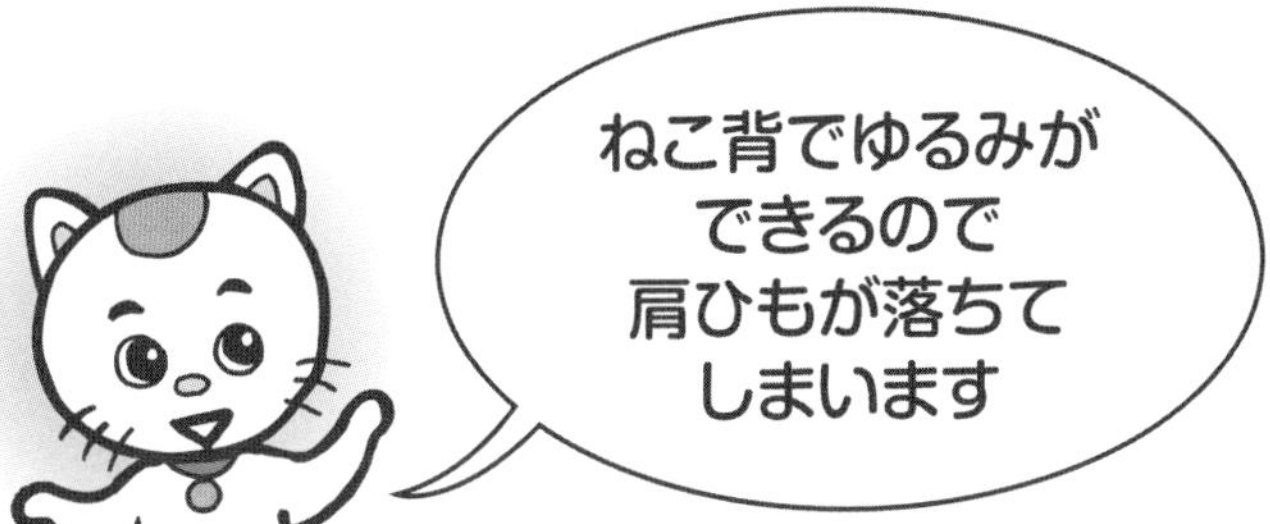
ねこ背でゆるみができるので肩ひもが落ちてしまいます

お尻が正しい位置に戻りワンサイズダウンします

ねこ背を治すことは、背骨のカーブを正常なカーブに戻すことです。そのため、バストラインが上がり、ポッコリと出て見えた下腹が引っ込み、腰回りが細くなります。

また、骨盤を前に傾けていたため、後方に突き出て広がり気味だったお尻が、正しい位置に戻り、キュッとしまりますので、ワンサイズ下のズボンがはけるようになります。

ではなぜ瞬時にバストが大きくなり、ヒップが小さくなるのでしょうか。

ねこ背の方は胸椎《きょうつい》が後弯《こうわん》していて、それにともない肋骨《ろっこつ》が下がるので、胸板が扁平《へんぺい》になり、バストが垂《た》れ気味になります。また、ヒップは骨盤を前に傾けているので出っ尻になります。腰椎《ようつい》が前方に大きくカーブしていますので下腹が出てしまいます。

ねこ背を治すとバストの位置が上がり、アンダーとトップの差が大きくなり、バストラインが美しくなります。腰椎のカーブがなだらかになるのでポッコリした下腹が引っ込み、腰にくびれができます。骨盤が垂直に立って出っ尻がなくなり、お尻が小さくなります。

●ねこ背を治せば見た目も変わる！

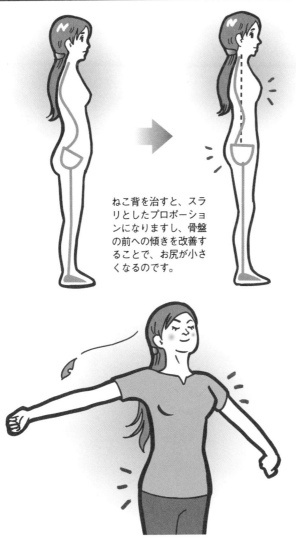

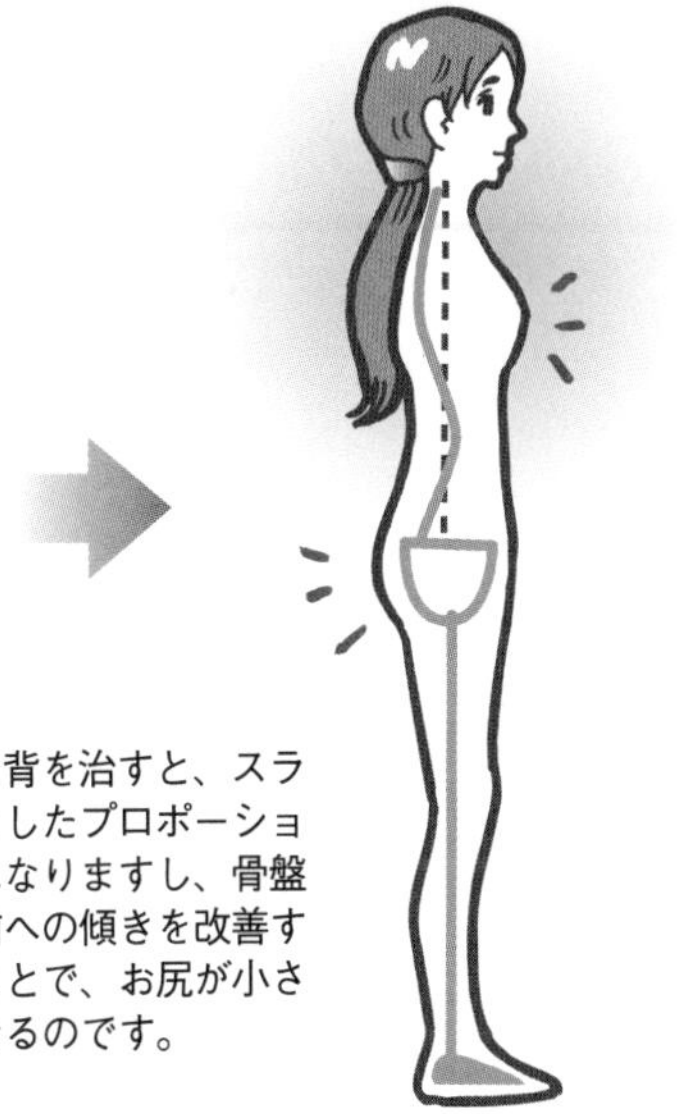

ねこ背を治すと、スラリとしたプロポーションになりますし、骨盤の前への傾きを改善することで、お尻が小さくなるのです。

バランスの悪い姿勢が生むO脚
ゆがみやねじれを治せば改善

ねこ背はひざにも過度な負荷《ふか》をかけてしまいます。そのため、どうしてもO脚になりがちです。ですから、その原因であるねこ背を治せば、O脚が改善されるのです。

O脚とは、直立したとき、左右のひざが離れている幼児のような足で、つまりひざ関節のところで左右が外側に曲がっている様子の足をいいます。アルファベットの「O」にたとえ「O脚」といいます。実はこのO脚は、脚だけがゆがんでできるものではありません。ねこ背が原因で結果として脚のほうがゆがんでしまうのです。つまり、ねこ背が、日々、脚に負担を与えているのです。

ねこ背の人はS型でもC型でも、体の重心が前方にあるので、ひざを曲げてバランスをとります。ひざを曲げるとO脚になり、この状態が続くとひざの骨が変形しO脚が進行します。

ねこ背を治すと、ひざが伸びてO脚が改善します。

●まっすぐできれいな脚に

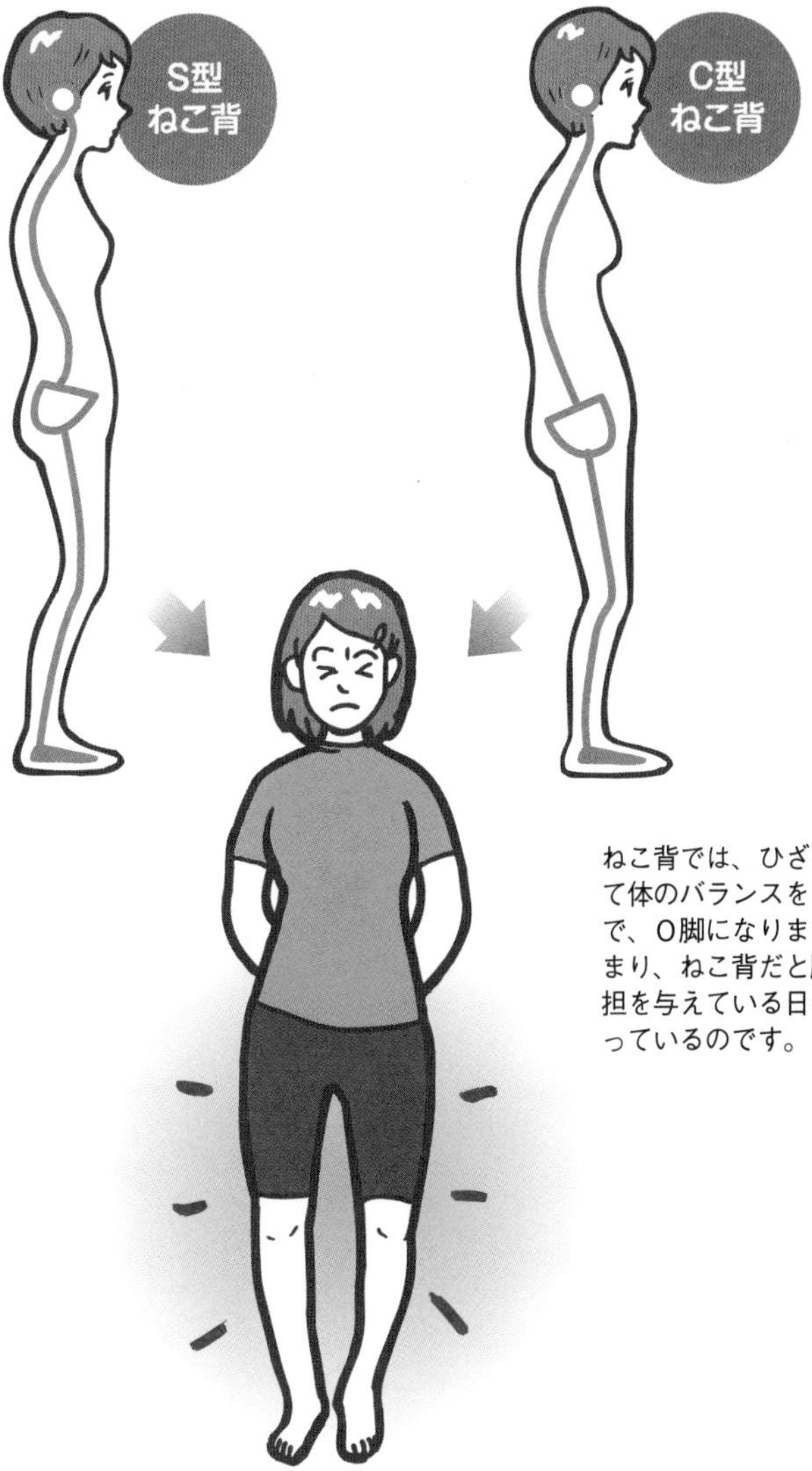

ねこ背では、ひざを曲げて体のバランスをとるので、O脚になります。つまり、ねこ背だと脚に負担を与えている日々を送っているのです。

治りにくいお年寄りのねこ背
無理をせずに試みましょう!

高齢者のねこ背は、椎間板《ついかんばん》の変性や骨粗鬆症《こつそしょうしょう》で骨が弱くなり椎体《ついたい》が押しつぶされる脊椎《せきつい》圧迫骨折《あっぱくこっせつ》によって起こると考えられてきました。しかし、最近のアメリカの医学雑誌によれば、高齢者のねこ背の多くは椎体骨折が認められないというのです。日本ではそのような研究はありませんが、これに近い結果であろうと考えられます。

これは高齢者のねこ背の方には朗報です。

脊椎がつぶれているのなら戻せませんが、つぶれていなければ背筋は伸びる可能性があります。高齢者のねこ背の原因は背筋の筋力の低下や椎間関節《ついかんかんせつ》の可動性の減少、腹圧の低下、腹筋の過緊張などであろうと考えています。背骨の関節の動きがよくなり、背中や腹部の筋肉の働きがよくなるとねこ背は改善します。

ですから痛みの出ないように注意しながら、無理をせずにねこ背の治し方を試みるようにしてください。

●高齢者でも必ず治ります

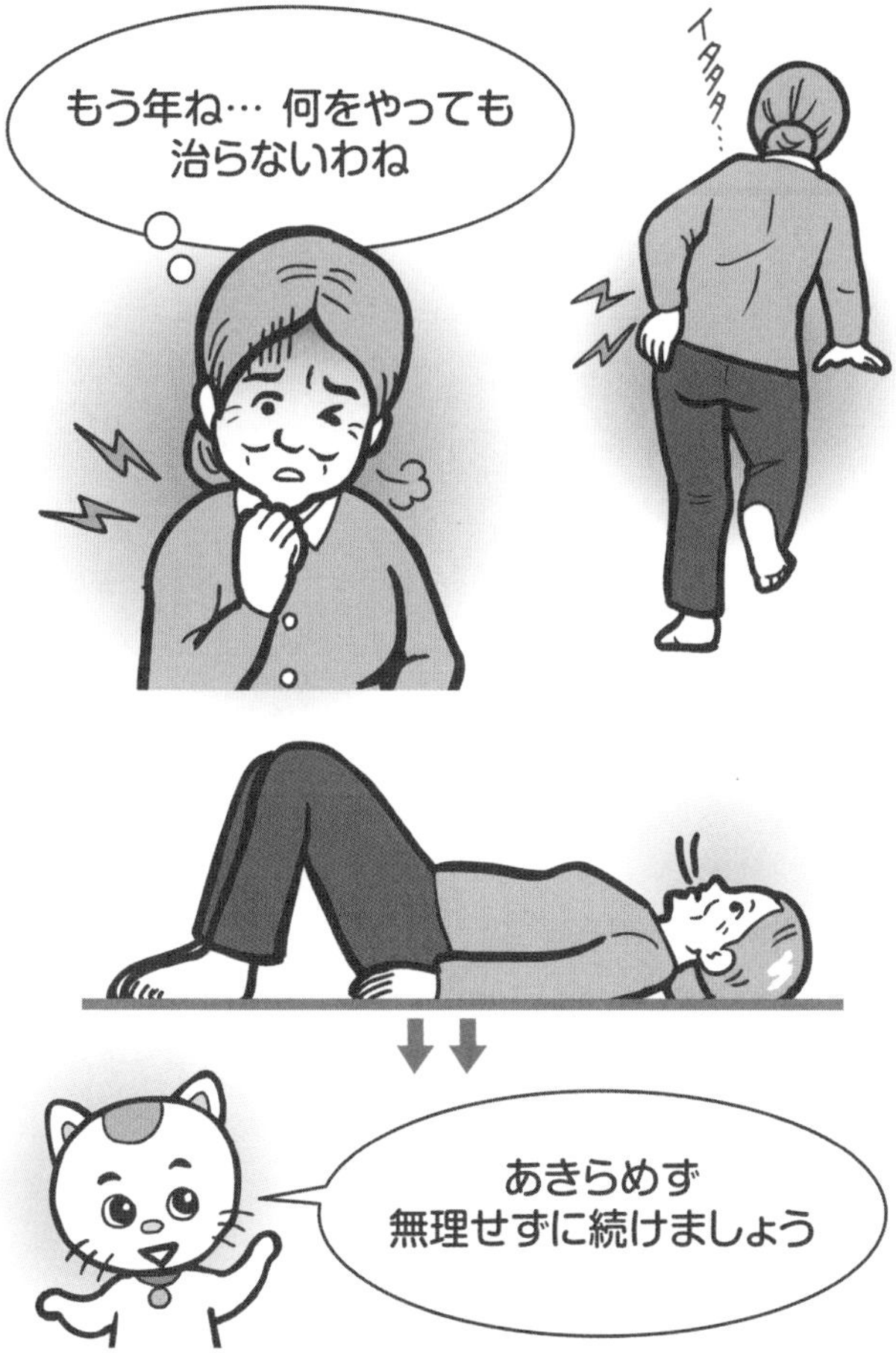
もう年ね… 何をやっても
治らないわね
イタタタ…
あきらめず
無理せずに続けましょう

加齢によるねこ背はバランス能力や歩行能力が低下するだけでなく、逆流性食道炎［ぎゃくりゅうせいしょくどうえん］や食物の通過障害［つうかしょうがい］などの胃腸障害や体の内臓機能が障害されてＱＯＬ（Quality of Life　生活の質）、ＡＤＬ（Activities of daily living　日常生活動作）の低下をまねきますので予防が大切です。

● 加齢によるねこ背の改善法 ●

背筋の再活性化と強化が重要

長年のクセでねこ背になっていますので背骨の柔軟法を行ってください。それに加えて筋力トレーニングで背筋の再活性化を図ってください。

ボートをこぐような動作の運動（ローイング）を座位でトレーニング用のゴムを足にかけ、引っ張って行います。体を前後に動かさずに肘《ひじ》を後方に引き、左右の肩甲骨を背中の中央に引き寄せる運動です。ゆっくり１、２、３、４と声を出しながら引き、５、６、７、８で戻ります。

また、背骨の柔軟性と筋力トレーニングのほかにやっていただきたい運動があります。それは股関節とひざ関節の柔軟運動です。ひざ関節と股関節が伸びにくくなっていますので伸ばす運動を行ってください。

肘［ひじ］を引いて、左右の肩甲骨［けんこうこつ］を背中の中央に寄せる背筋運動［はいきんうんどう］

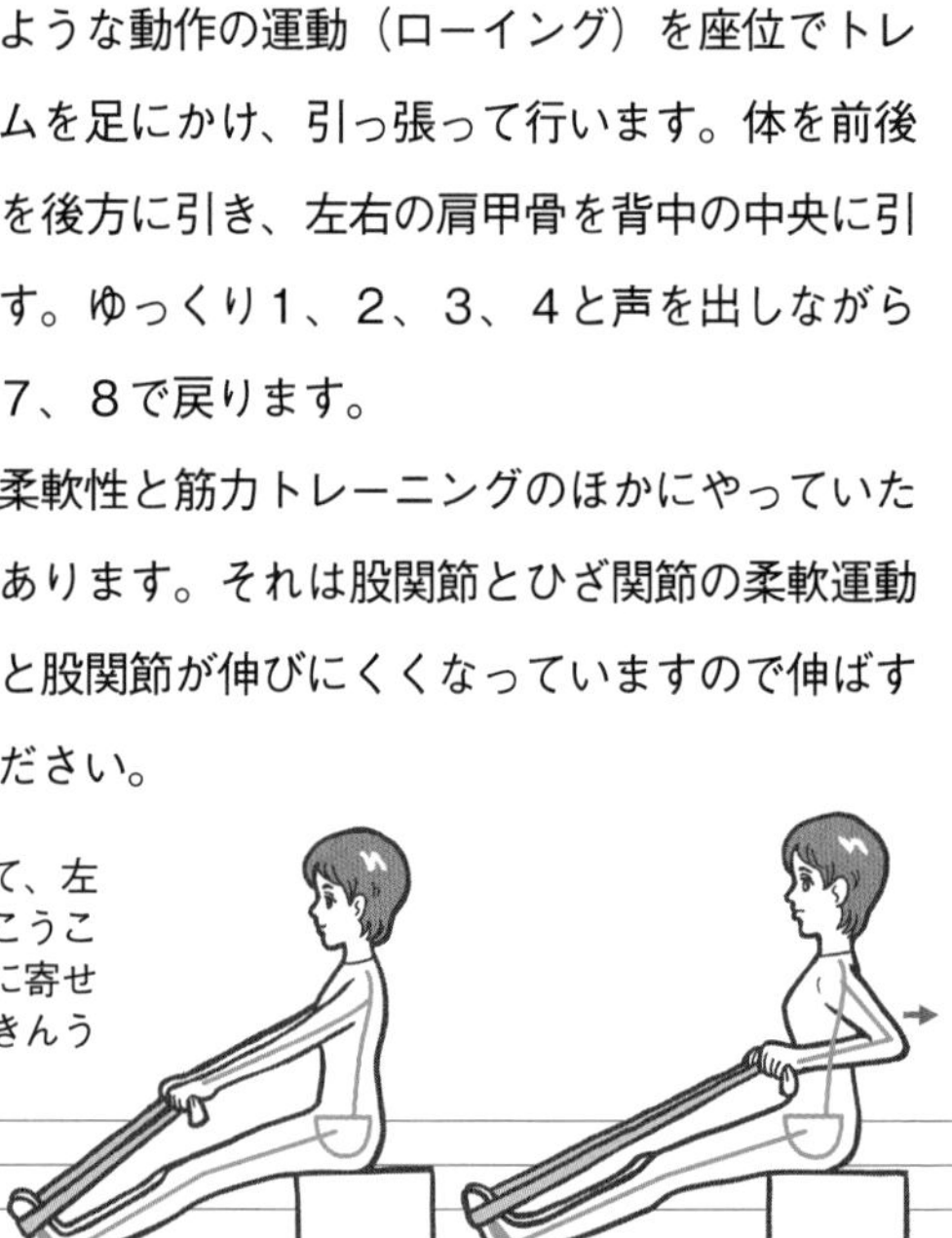

第5章

レッスンのポイントと注意点

ねこ背を治すポイントは背すじを伸ばすことです

前にも述べましたが、ねこ背は背中が曲がっている状態ですから、背すじを伸ばすことで治ります。とても簡単なことだと思われていて、いつでもその気になりさえすれば治ると思い込んでいる人が少なくありません。その結果、どんどん重度のねこ背になってしまう悪循環に陥《おちい》ってしまうのです。

ただ、単純に背すじを伸ばせばよいといっても、背すじへの力の入れ方がわからないと、腰を反らせるだけでC型ねこ背からS型ねこ背に変形させてしまうか、あごを上げて首を反らせるかだけになってしまいます。また、イスに座って、腰の部分に枕などを当てると、腰の弯曲《わんきょく》を保つことができるので、必然的に頭が後ろに動き、ねこ背が改善されるという人もいます。しかし、C型ねこ背の場合、腰を前に出し、頭を後方に移動させただけで、背すじは伸びておらず、ねこ背は解消されません。S型ねこ背の場合は、より腰を反らせた悪い状態を作ってしまいます。

クセを直すには繰り返し練習すること

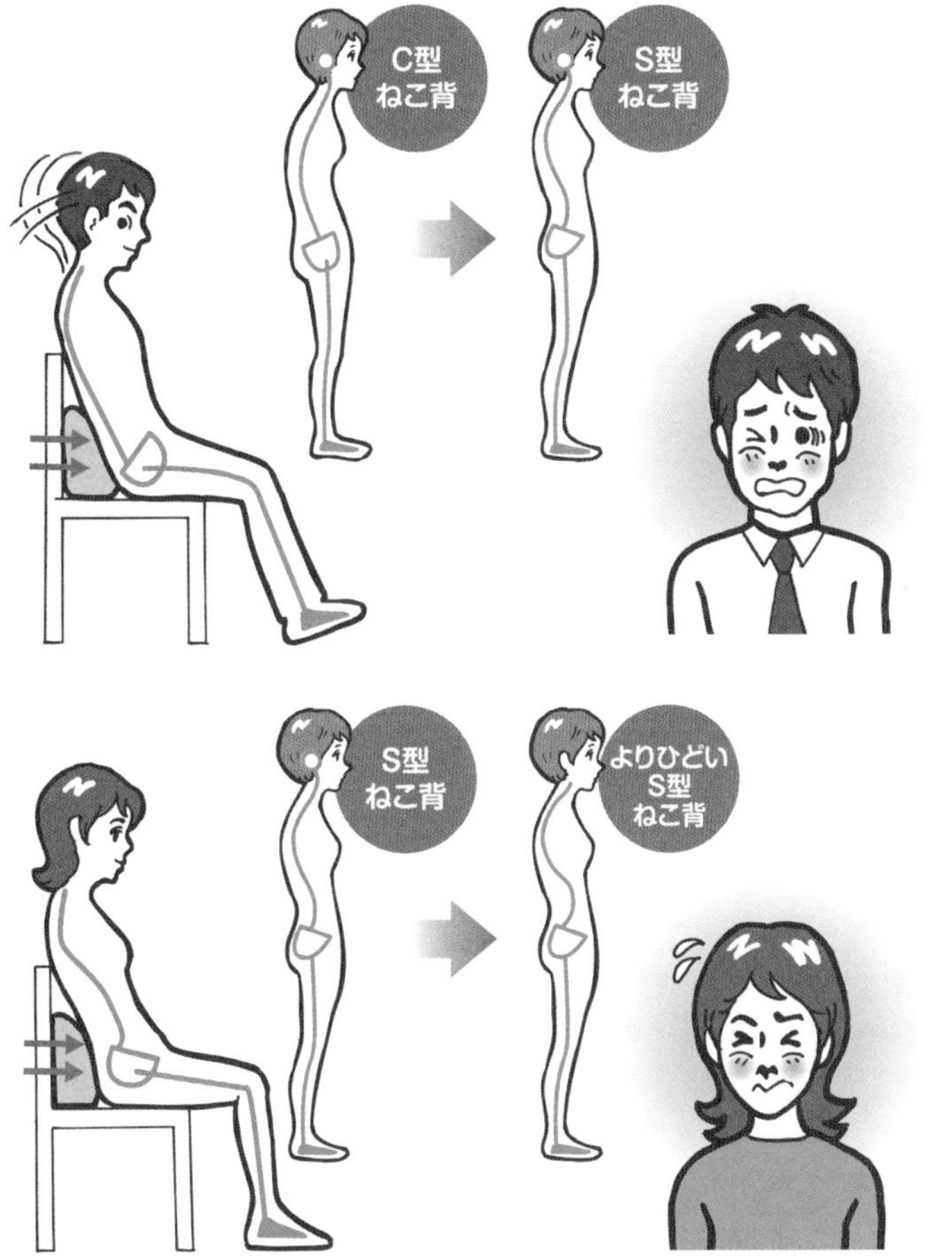

背すじを伸ばすコツをつかめば、すぐにねこ背が治ります。でも、ねこ背が治っても、以前のクセが残っていて、ねこ背に戻りやすいので、繰り返しの練習が必要です。また、背すじを伸ばすコツがつかめない方は、背すじを伸ばす新たな動きを学習しなければなりません。そのためにはまず、自分のねこ背がどういう状態かを知ることが大切です。

動きにくい部分を意識してレッスンすることで治ります

S型ねこ背の場合、背中を曲げることはできても伸ばすことはできません。逆に、腰は反らすことができても曲げることができません。また、大腿部《だいたいぶ》が後方に伸ばしにくい、ひざが伸ばしにくい、首が前に曲がりにくいという特徴があります。このような動きの制限がある人に、一般的な体操を指導しても、ねこ背は治りません。というのも、体を動かすとき、人は、普段通りの動きを無意識にしてしまうからです。つまり、動きやすいところは動かしますが、動きにくいところは動かさないのです。たとえば、「うつ伏せで背中を反らす運動をしてください」と言っても、背中を反らすことができず、腰だけを反らせてしまいます。また、立った状態で上半身を前にかがめる体前屈の動きでは、腰を曲げられず、股関節と背中を曲げてしまうでしょう。つまり、ねこ背を治すには、ねこ背の原因となっている動きにくい部分を意識して動かせるようなレッスンが必要になります。このレッスンを繰り返すことによって、ねこ背が治っていくのです。

●コツは動かないところを動かすこと

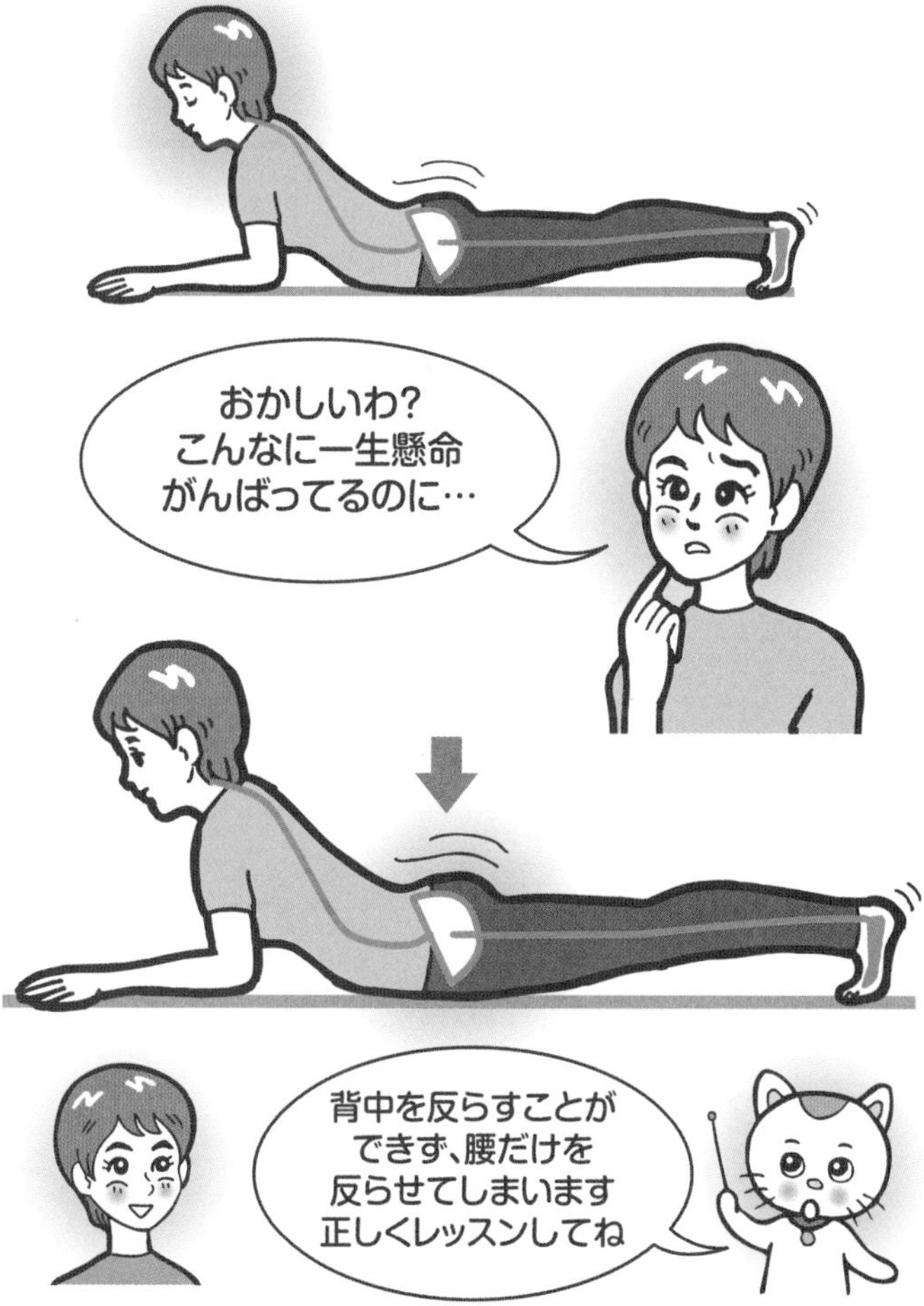
おかしいわ?
こんなに一生懸命
がんばってるのに…
背中を反らすことが
できず、腰だけを
反らせてしまいます
正しくレッスンしてね

人は動かないところがあれば、動く範囲でしか動かないか、別のところで、その動きをカバーしようとしてしまいます。これを「代償運動［だいしょううんどう］（トリックモーション）」といいます。

レッスンのコツ 1

根気よくレッスンを繰り返すこと

S型ねこ背とC型ねこ背は縦ねこ背ですから、自動的に（＝自分の力で）背すじを伸ばせません（胸椎《きょうつい》を伸展できない）。また、横ねこ背は自動的に（＝自分の力で）両肩を後方に引けない（肩甲骨《けんこうこつ》の内転ができない）のです。前にも述べましたが、背すじを伸ばせない、両肩を後方に引けない原因は、機能的には動くが動かし方がわからないか、機能的に動かないの2つです。練習すれば、これらは治りますのでご安心ください。

一度身についてしまったクセを新たな動きに変えていくには、練習が必要です。繰り返すことで、ねこ背を治す新たな動きがスムーズにできるようになります。

ただし、はじめは体が思うように動かず、むだな力が余分なところに入って疲れるかもしれません。でも、だんだんと体が思うように動くようになります。根気よく繰り返すうちに、必要最小限の力でねこ背を治すコツをつかむことができるようになります。ですからあきらめないことが大切です。

●あきらめずに練習しましょう

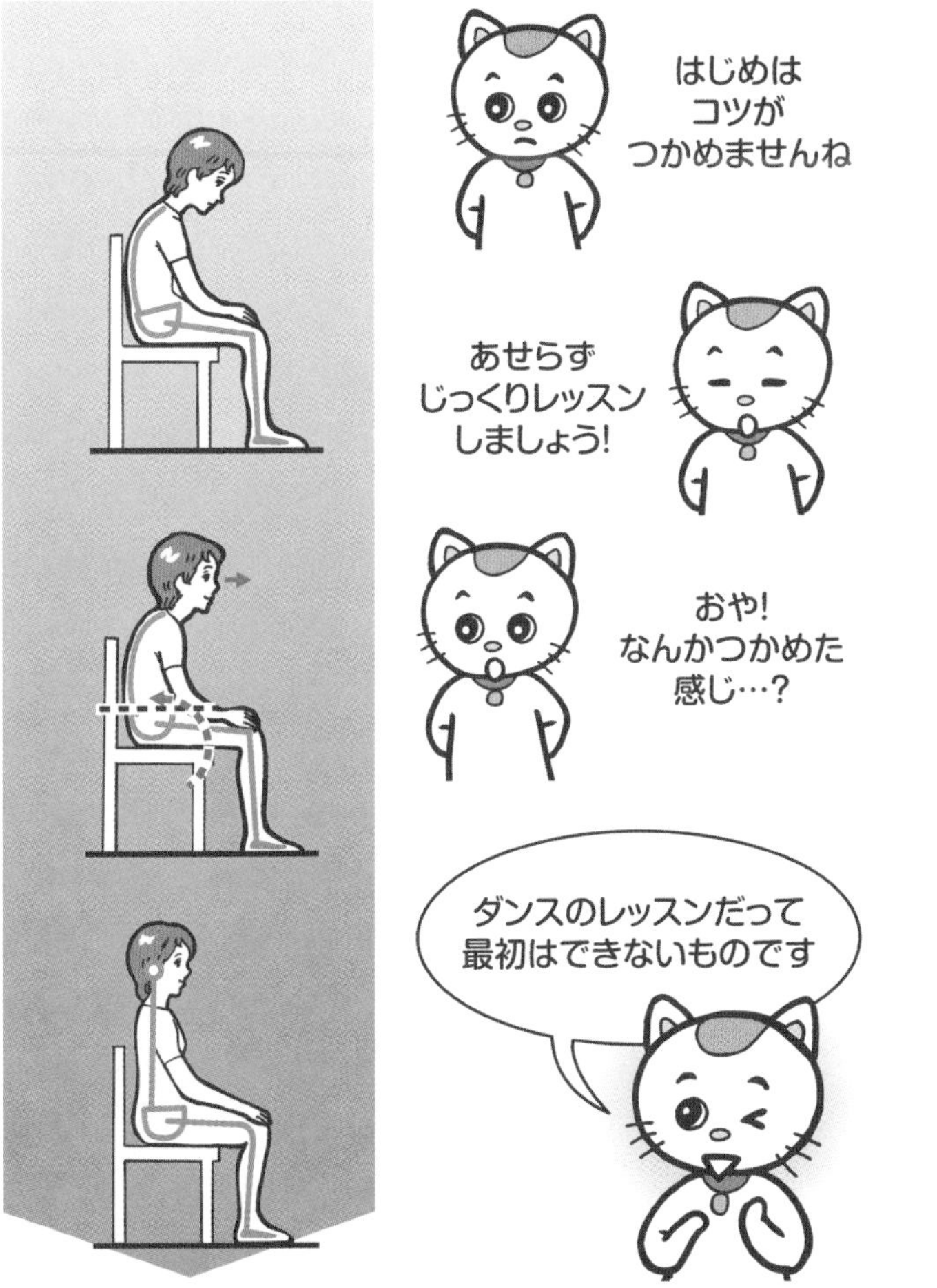
はじめは
コツが
つかめませんね
あせらず
じっくりレッスン
しましょう!
おや!
なんかつかめた
感じ…?
ダンスのレッスンだって
最初はできないものです

動きのクセを変更することが難しい人もいます。最初は「なぜできないんだ」「どうして動かないんだ」と思うことが少なくないでしょう。しかし、イライラせずに、気長にレッスンを続けましょう。そうすれば少しずつ確実に治っていきます。

レッスンのコツ2

痛みや不快感が出たら中止すること

長年のねこ背で、背骨の関節や筋肉に負担がかかり、関節、筋肉、神経などの障害を起こしている可能性もないとはいえません。レッスンをするときは、次のことに十分注意してください。

痛みや不快感は、体の危険信号・注意信号です。「その動作をやってはいけない」と体が警告しています。人によって体の具合は千差万別ですから、自分と向き合い体が発する声をしっかりと聞きとることが大切です。

でも、すべてのレッスンを中止する必要はありません。危険信号、注意信号の出ないレッスンを選ぶか、または危険信号、注意信号の出ない程度の軽いレッスンに替えましょう。

ただし、どうしても痛みや不快感が出る人は、レッスンを中止してください。

また、痛みがレッスンのたびに繰り返したり、比較的強い痛みが長期間持続するようであれば念のために医療機関で診てもらってください。

●やりすぎは体に負担をかけます

決して無理はしないことです。痛いのが効くということはありません。どうしても痛みや不快感が気になるときは、レッスンを一時中断してください。

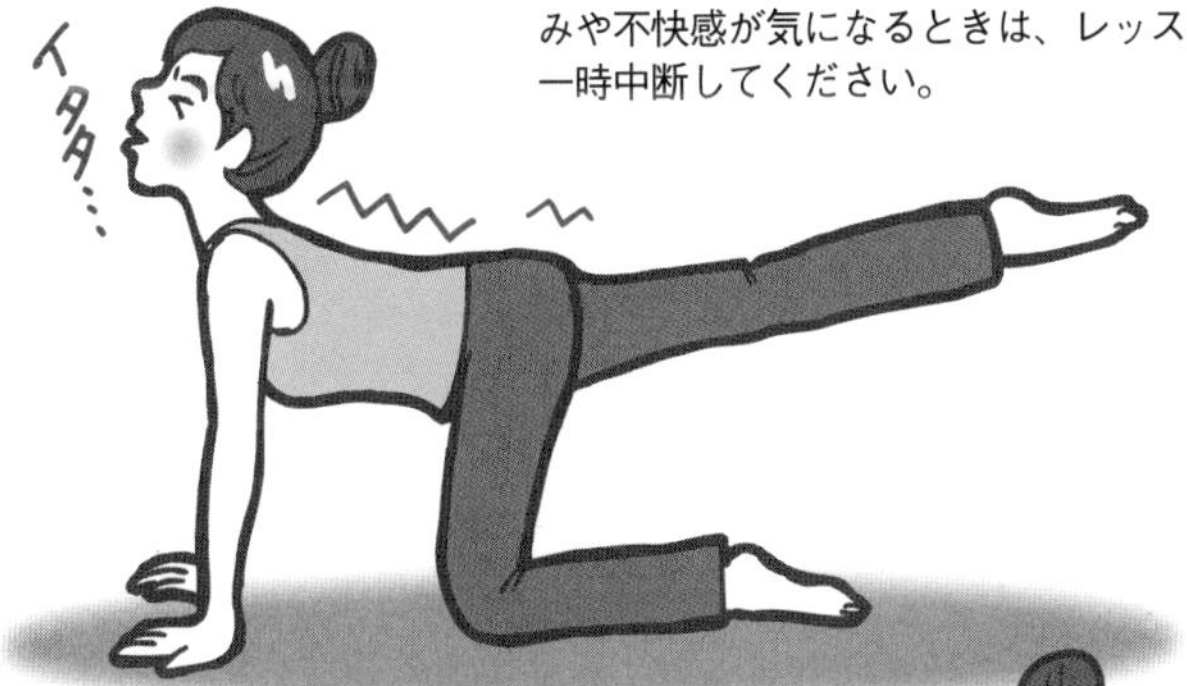
イタタ…

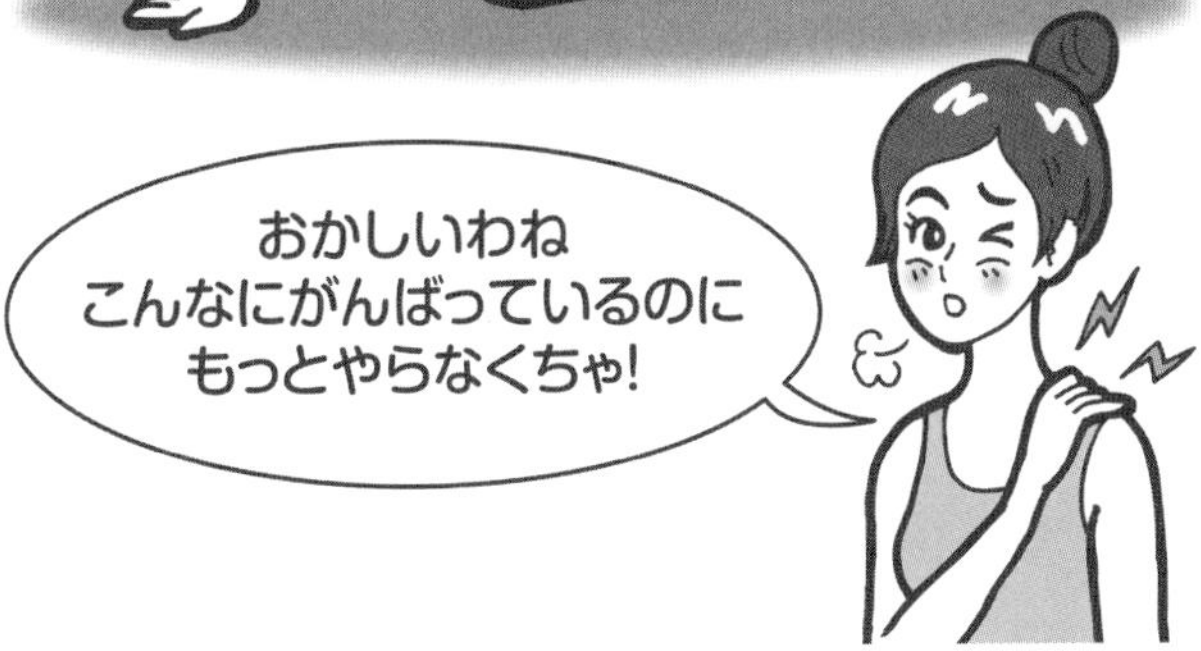
おかしいわね
こんなにがんばっているのに
もっとやらなくちゃ!

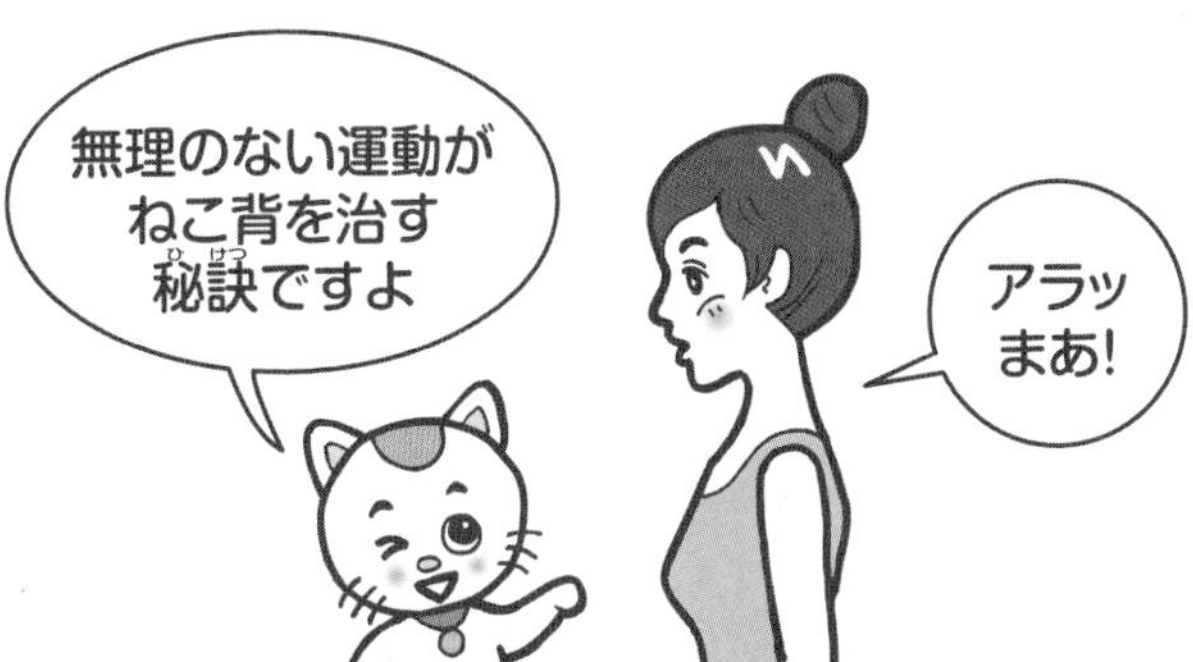
無理のない運動が
ねこ背を治す
秘《ひ》訣《けつ》ですよ
アラッ
まあ!

レッスンのコツ3

がんばりすぎないこと

「さあ、ねこ背を治そう」と意気込むのはよいのですが、がんばりすぎるのは禁物です。何も1回でできなくてもいいのです。あせらずにやりましょう。

長年ついた体のクセは、凝り固まっているかもしれません。ですから、最初はかなりきついと感じる人もいるでしょう。それにねこ背を治すための新たな動きは、ひょっとすると生まれてから一度もしたことのない動きかもしれません。あまり経験したことのない動きは関節、筋肉に思っている以上の負担をかけます。がんばりすぎると、腰やほかの部分を痛める可能性もあります。

特に最初のうちは短い時間で1日数回、気持ちよくなる程度にするのがよいと思います。それを繰り返すうちに徐々に体がなれてくるはずです。時にはきついと感じることもあるかもしれませんが、体の成長と発見を楽しむ気持ちを持ってするとよいと思います。

無理をしないようにするのが、治すコツです。

●長い目で見ることが大事

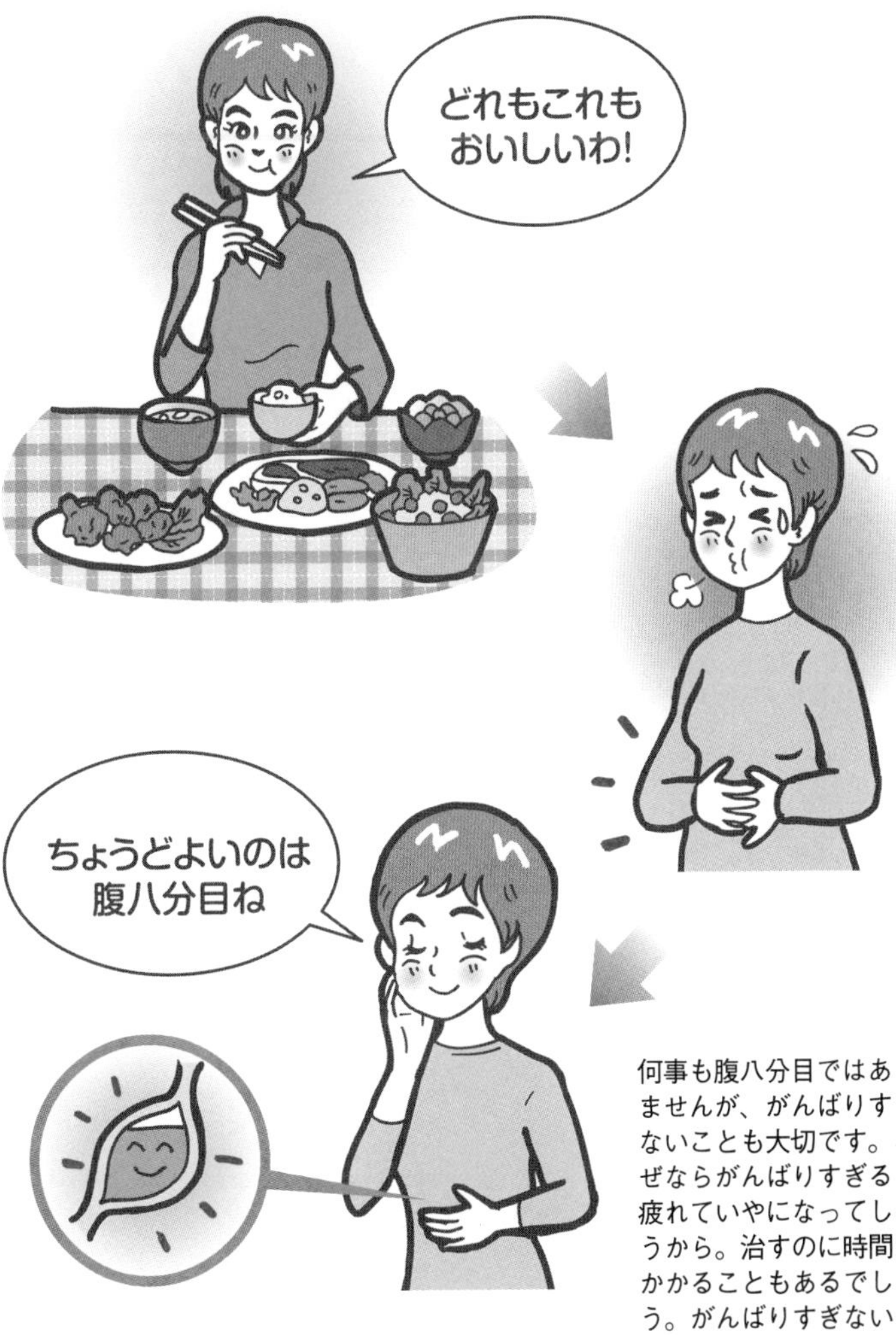
どれもこれも
おいしいわ!
ちょうどよいのは
腹八分目ね

何事も腹八分目ではありませんが、がんばりすぎないことも大切です。なぜならがんばりすぎると疲れていやになってしまうから。治すのに時間がかかることもあるでしょう。がんばりすぎないようにしてください。

レッスンのコツ 4

レッスン後に体のチェックをすること

レッスン後には、必ず、ご自分の体の調子をチェックしてください。日頃運動をしている人もそうでない人も、運動をすれば体になんらかの変化があらわれます。安全に運動をするためにも、自分の体調をよく知ることが大切です。終わった後もしっかりと体調のチェックをしてみてください。

□疲れすぎていませんか
□体の痛みがありませんか
□軽く息がはずんだり軽く汗をかいたりしている程度
□暑すぎたり寒すぎたりしませんか
□動きやすく快適な服装ですか
□体調の異常を感じていませんか

痛みや不快感がある場合は、なくなってから再度挑戦してみてください。

●レッスンは体調を知ることから

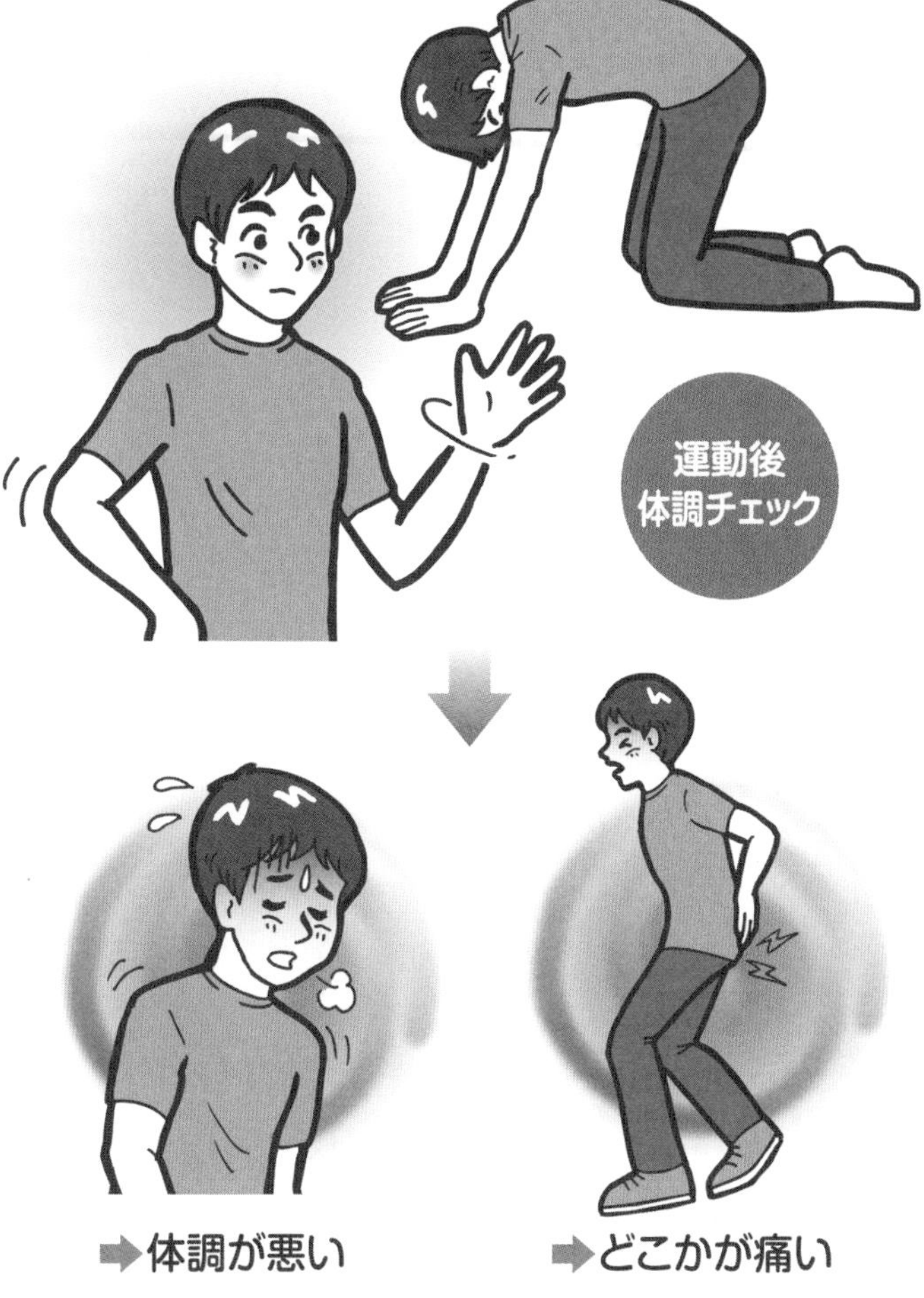
運動後
体調チェック
➡体調が悪い
➡どこかが痛い

体の痛みや違和感がありませんか。体調の微妙な変化に注意してください。レッスン中の安全面への配慮とともに、レッスン後には体調を必ず確認しましょう。

レッスンのコツ 5

翌日の体もチェックをすること

レッスンをした翌日の体調にも注意をしてみてください。

炎症反応《えんしょうはんのう》は時間がかかるため、痛みは通常、運動の翌日以降にあらわれます。軽い筋肉痛ぐらいであれば大丈夫です。逆に疲労感が残ったり、きつさや苦しさを感じたり、腰や首に痛み、違和感がある場合は、運動強度や時間を見直し、無理なく続けられるように改善してください。体調が悪いときは休んでください。無理して毎日続けるより、長く楽しみながら続けることのほうがはるかに重要です。自覚症状で、体調がよくなったり、動くことが楽になったという感覚が持てるときは、レッスンの効果が出てきたとみてよいでしょう。

がんばりすぎでレッスンを続けていて、病気を悪化させたりすることがないように注意してください。もし痛みや不快感が出ているようなら、レッスンの間隔《かんかく》をあけて行うか、量を減らして行いましょう。

体調でわかるレッスンの量や方法

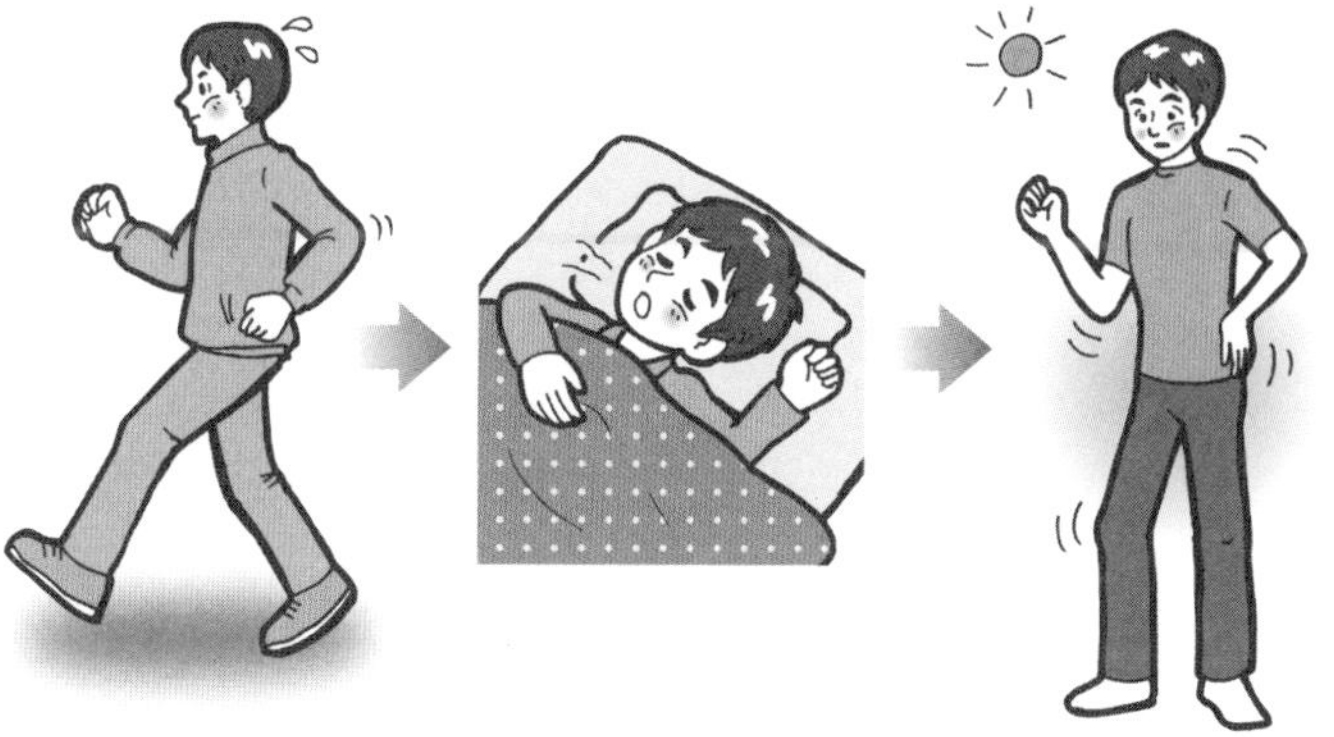

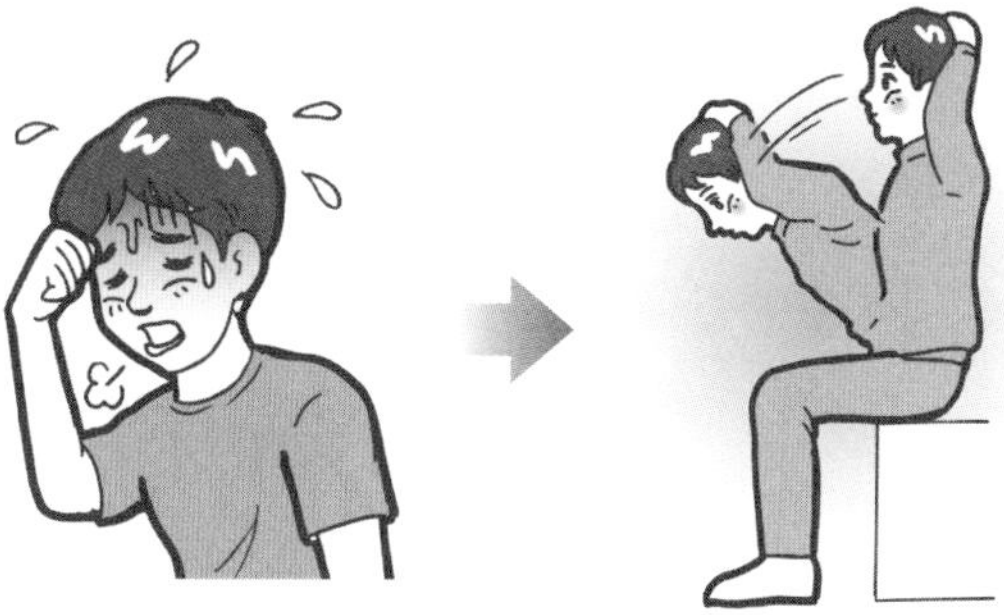

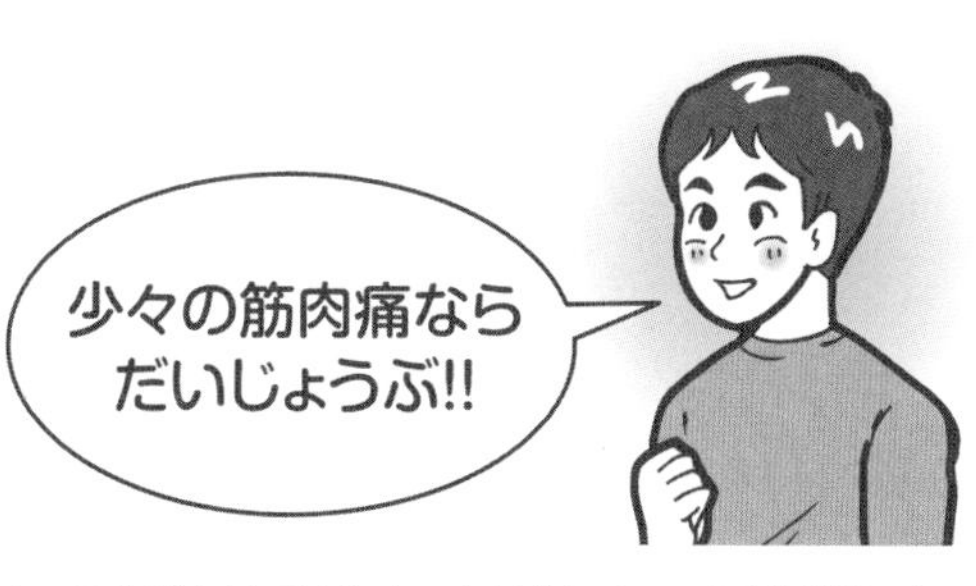

運動はよいことばかりではなく、やり方によっては逆効果になる場合があります。翌日までひどい疲れが残っているようであれば、レッスンの量や方法を調節してください。

レッスンのコツ6

1日2〜3回ほど5分行うこと

レッスンをはじめて1カ月か2カ月間はレッスンの時間、回数を多めにとるようにしましょう。といっても1日2〜3回ほどで5分程度の時間をレッスンにさいてください。レッスン①の仰向けでねこ背を治すレッスンは、就寝前と起床前のほんの2〜3分でできます。胸式呼吸でねこ背を治すレッスンは仕事中に座る姿勢を直すようにしても行えます。

はじめのうちは体が思うように動きませんし、うまくいったと思っても、またできなくなることもあるでしょう。体に覚え込ませるために、はじめのうちは集中的にレッスンしてください。なんのレッスンでも、何を学ぶにしてもそれが上達のコツなのですから。

新たな動きが身についたら、ほんの短時間の復習で大丈夫です。通勤途中の電車の中、オフィス…などいつでも、どこでも行えるはずです。背すじに力が入った感覚を確認してください。しかし、レッスン③の「立位でねこ背を治す」は人のいない場所のほうがよいかもしれません。

●いつでもどこでも気軽にレッスン

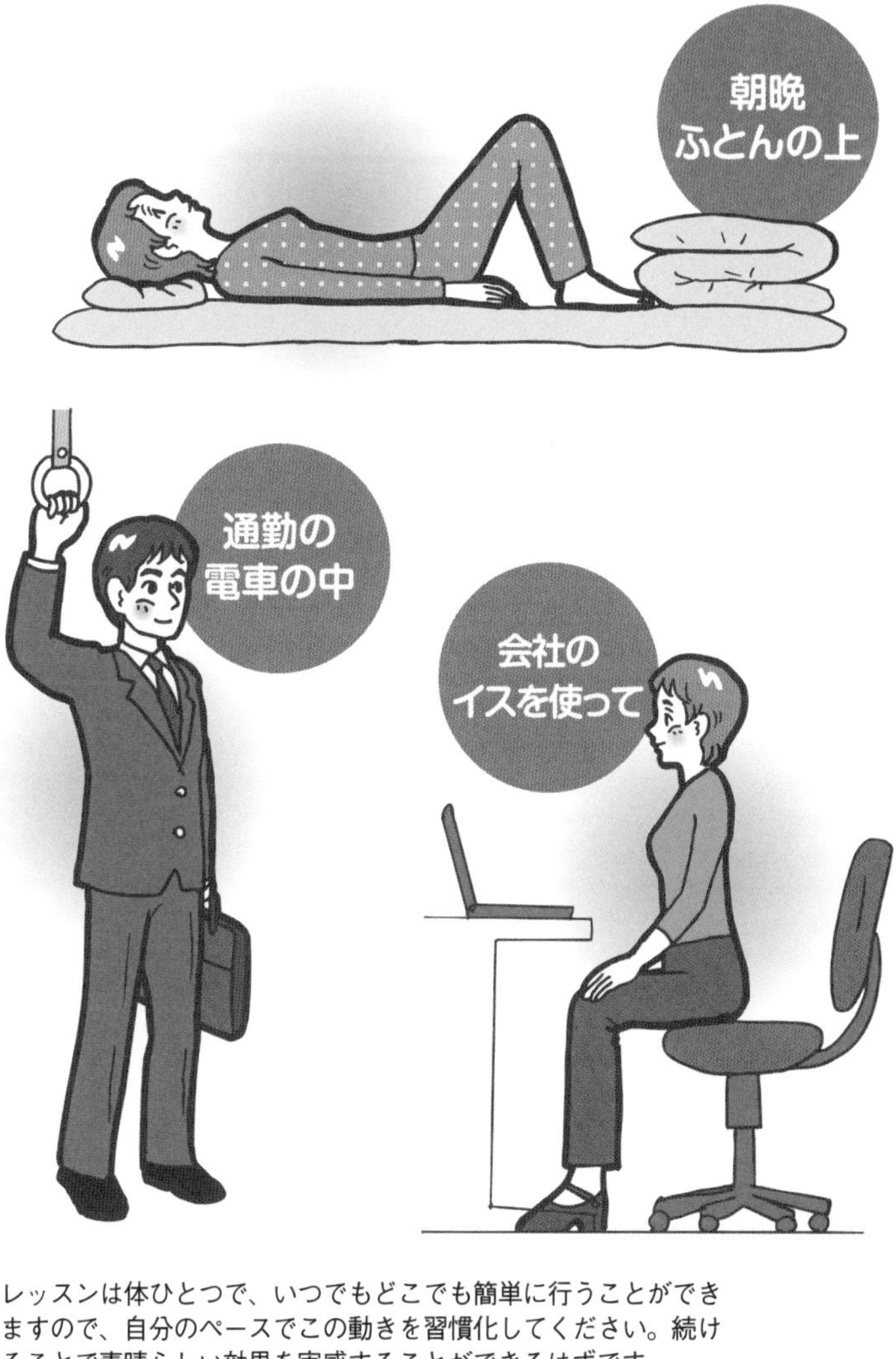
朝晩
ふとんの上
通勤の
電車の中
会社の
イスを使って

レッスンは体ひとつで、いつでもどこでも簡単に行うことができますので、自分のペースでこの動きを習慣化してください。続けることで素晴らしい効果を実感することができるはずです。

● 各レッスンのポイント ●

レッスンのポイントは肩関節、腰、両肩

ねこ背を治すレッスンのポイントは、次のとおりです。

●C型ねこ背を治すレッスンのポイント

頭が前に落ちてあごが出ている姿勢と、肩関節が前に出ている姿勢を治すレッスンがメインになります。

① 頭が前に落ちてあごが出て、頸椎《けいつい》（首を構成する骨）が後ろに反っているのを改善します。

② あごを引いて頭を脊柱《せきちゅう》の真上に乗せるように改善します。

●S型ねこ背を治すレッスンのポイント

C型ねこ背で改善する２点に加えて、腰が反っているのを治すレッスンがメインになります。

① 腰が後ろに反っているのを改善します。

② 骨盤をおなか側に回転させて反っている腰をフラットにできるように改善します。

●横ねこ背を治すレッスンのポイント

前方に出ている肩関節を後方に引けるように改善します。

第6章

レッスンをはじめましょう！

レッスンは①～⑥まで肩甲骨《けんこうこつ》に力が入る感覚を

レッスンは①～⑥まであります。

レッスン①から③まではピアノのバイエルの教本のようにだんだんと難しくなります。でも、必ずしもこの順序に従うことはありません。順序通りというのはつまらないかもしれませんし、飛び級でやってみるとできてしまったということもありますので、ぜひチャレンジしてみてください。レッスン④「背中に力を入れるレッスン」は肩甲骨の間に力が入る感覚が、わかりにくい人のもので2通りあります。「胸式呼吸でねこ背を治すレッスン」（164ページ）。「背中を反らしてねこ背を治すレッスン」（166ページ）。レッスン⑤「ガンコな横ねこ背を治すために」は両肩の引けない方のレッスンで、レッスン⑥の「ATM柔軟法」（204ページ）ではあぐらで座るとねこ背になってしまう人の股関節や筋肉の柔軟についてのレッスンと長年のねこ背で固まっている関節、筋肉の柔軟法のレッスンを紹介しています。

●肩甲骨［けんこうこつ］に注目しましょう

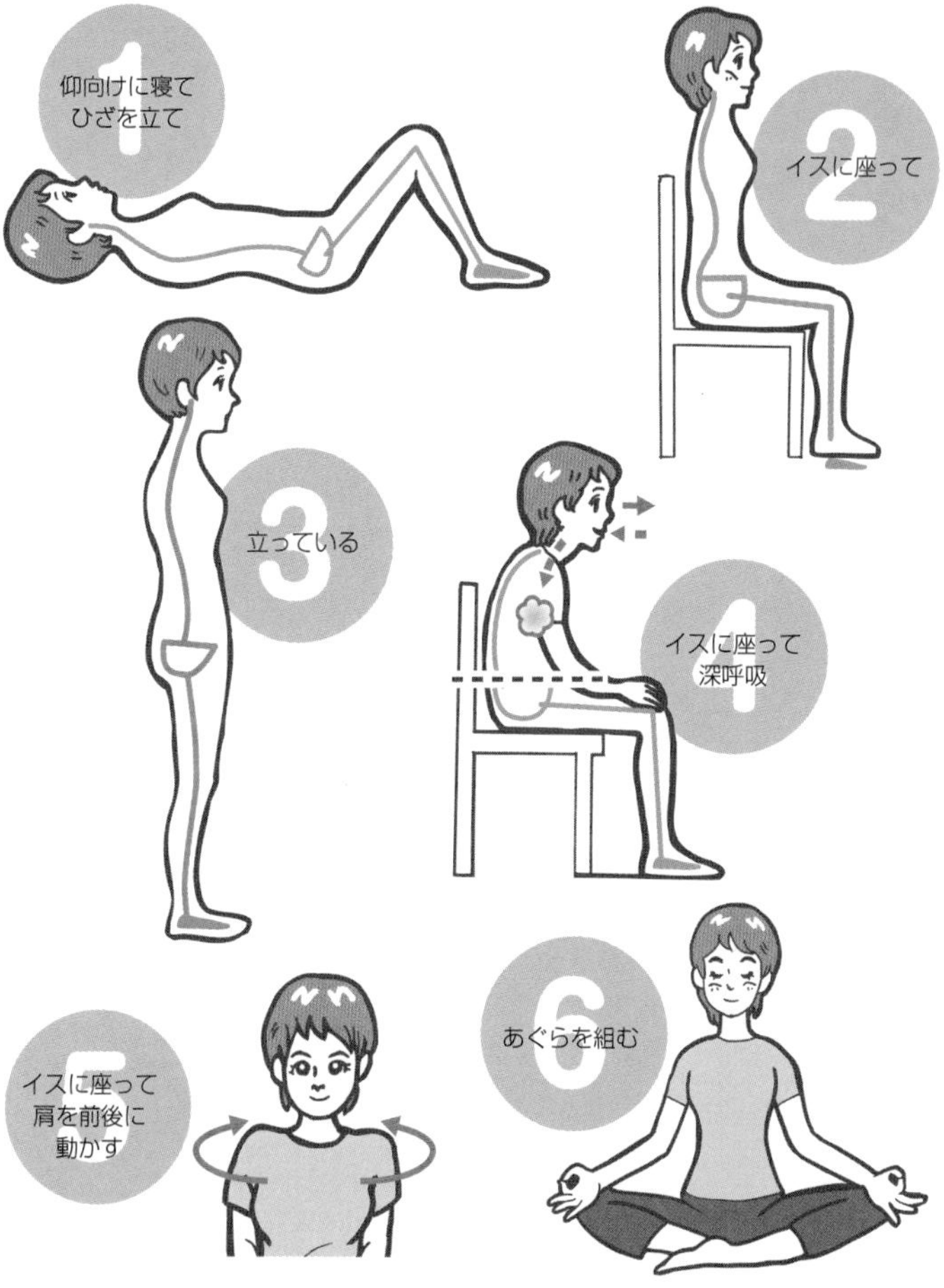
1
仰向けに寝て
ひざを立て
2
イスに座って
3
立っている
4
イスに座って
深呼吸
5
イスに座って
肩を前後に
動かす
6
あぐらを組む

ねこ背を治すには背中（胸椎）［きょうつい］を伸ばすことが重要です。実際に背筋が伸びていれば、肩甲骨の間に力が入った感覚があります。その感覚がない場合には腰を反らせてC型ねこ背をS型ねこ背にしてしまっています。レッスンによって肩甲骨の間に力が入った感覚をつかんでください。

レッスン①—1

仰向けでひざを立てて行うレッスン

まず仰向けに寝た姿勢でのレッスンからはじめましょう。

ここでは、恥骨《ちこつ》を腹筋で胸の方に引き寄せて、腰椎《ようつい》の反ったカーブを平らにします。そしてあごを引き背中、首を平らにして治します。

（1）仰向けに寝て、ひざを立ててください

ひざを立てるのは骨盤を回しやすいからです。

（2）腹筋に力を入れて、恥骨を胸に引き寄せるように骨盤を縦方向に回します

今まで浮いていた腰椎が床面に密着するようになります。そのままの状態であごを引いて頭を床面に押しつけると、首から腰までの背骨がまっすぐになります。

（3）両肩を下ろし、そのままの姿勢を維持してひざをゆっくり伸ばしましょう

（4）これでまっすぐになっていますので、全身の力を抜いてください。これで正常な背骨のカーブ（生理的弯曲《せいりてきわんきょく》）ができあがりました。レッスン①-1は、これだけで終了です。

●胸が開く感じをつかみましょう

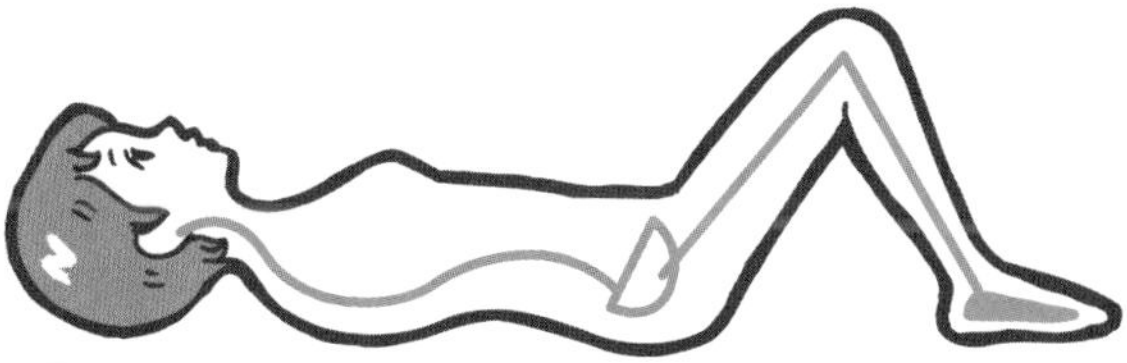

1 仰向けに寝て、ひざを立てる

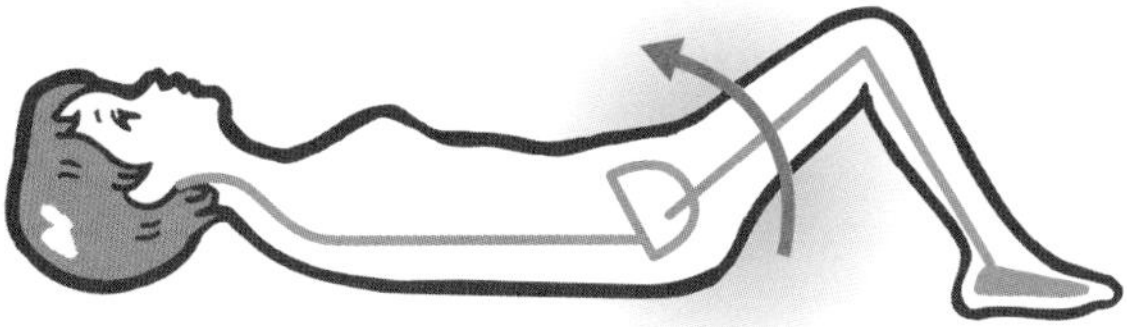

2 骨盤を縦方向に回す

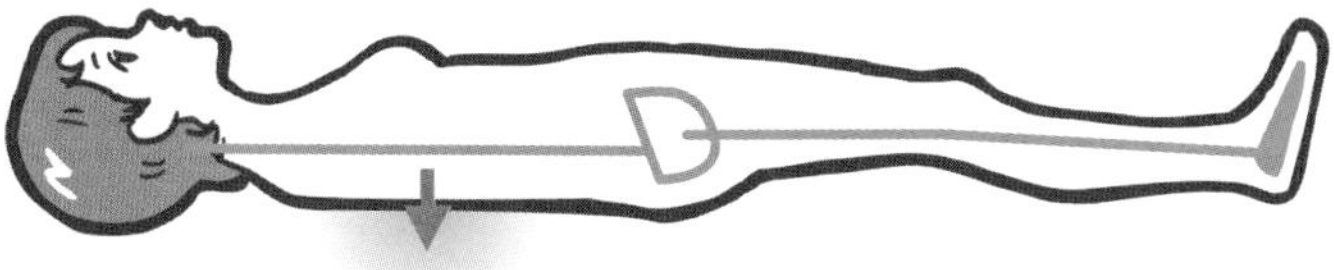

3 頭で床を押し、両肩を床面につけ、ひざを伸ばす

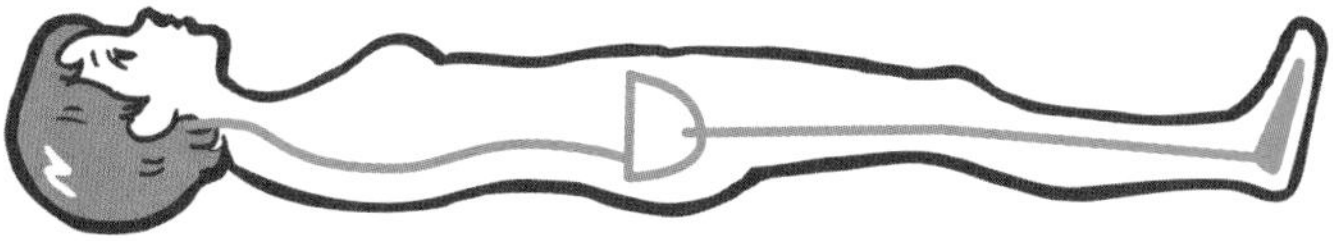

4 全身の力を抜く

仰向けになる場所は、畳の上でも床でもよいでしょう。ベッドでも、硬めであれば問題ありません。自然な背骨のカーブを作ったら、胸が開いたゆったりした気分を味わってください。

レッスン①―2

仰向けでひざを伸ばして行うレッスン

次のレッスンは、前のレッスンと同じものですが、今回は仰向けでひざを伸ばしたまま行うものです。

（1）ひざを伸ばしたまま仰向きに寝てください

（2）腹筋に力を入れて、恥骨を胸に引き寄せるように骨盤を回します

床面から浮いていた腰椎《ようつい》が密着します。そのままの状態であごを引くと、反って床面から浮いていた頸椎《けいつい》が床面に密着します。これで首から腰までの背骨がまっすぐになっていると思います。

（3）両肩を下ろして床面につけます

（4）肩を下に戻す姿勢が横ねこ背をも治してくれます。この状態で背骨から下肢《かし》までまっすぐになっていますので、そっと全身の力を抜きましょう。

これでレッスン①-2の終了です。

体のゆがみは背骨と骨盤から

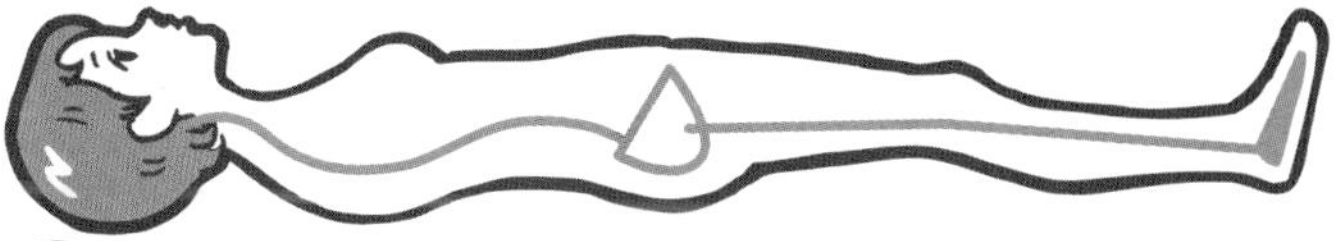

1　ひざを伸ばしたまま、仰向けに寝る

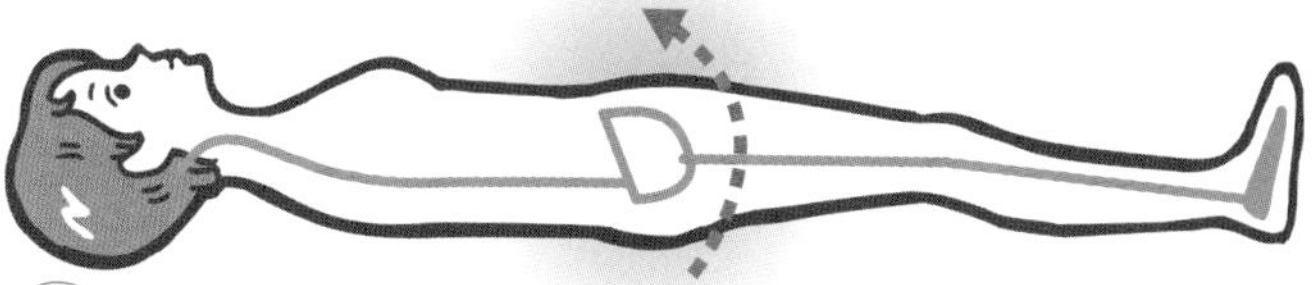

2　腹筋に力を入れて、恥骨を胸に引き寄せるように骨盤を回す

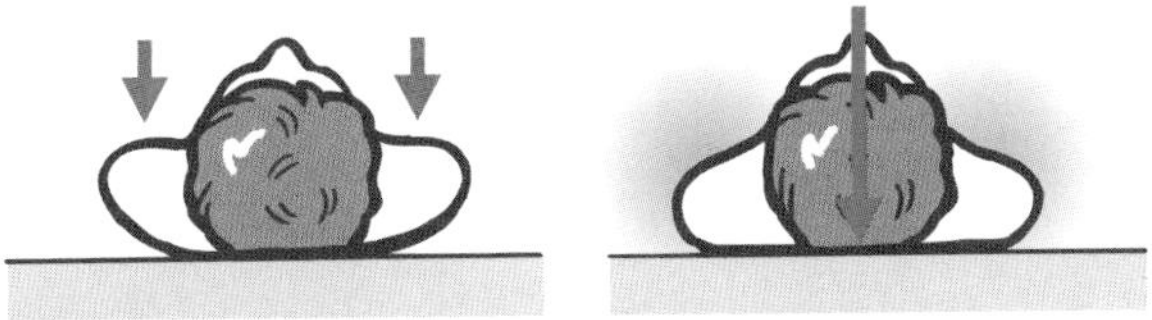

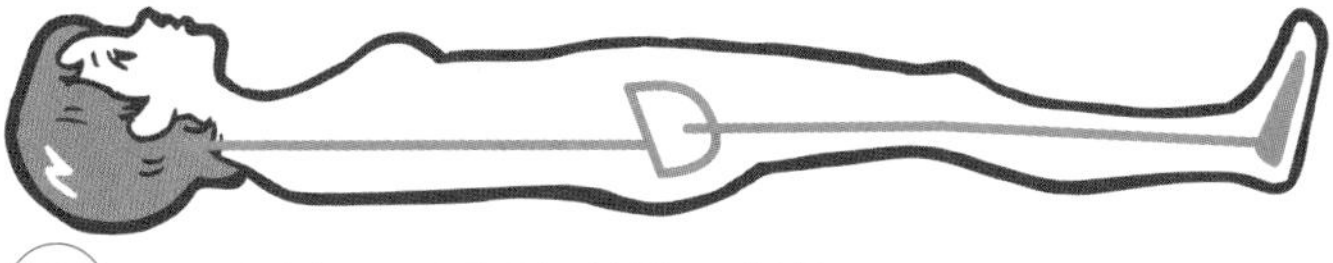

3　頭で床を押し、両肩を床面につける

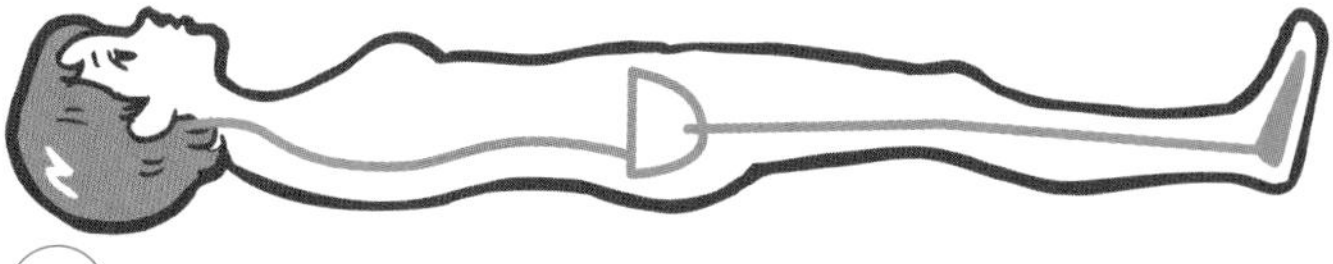

4　全身の力を抜く

体のゆがみを直すには、脊柱［せきちゅう］だけでなく骨盤［こつばん］にも注目しなければなりません。骨盤は、上体を支えているだけでなく、股関節とつながっていて、動くたびに最も強い負担がかかる部分なので、ここにゆがみができると姿勢が崩れてきます。

骨盤回しができないとき１
まずはイメージすることから

これまでのレッスンが思ったようにできなかった人もいると思います。恥骨《ちこつ》を胸に引き寄せるように骨盤を回すことができない人は、まずはそのイメージを作ることからはじめてみてください。

具体的には、骨盤の左右に車輪を取りつけて、この車輪を頭のほうに回転させるといったイメージを持つといいでしょう。

まず、腰に車輪をとりつけたところをイメージしてください。

お尻のももの近くにある坐骨《ざこつ》が床についています。車輪をグルグルと回転させると、今度は腰に近いところにある仙骨《せんこつ》が床に着いてきます。そうやって徐々に車輪を回転させると体がどうなっていくかをしっかりとイメージすることで、できるようになるはずです。

また、腰の下に手のひらを差し込んでやってみるのもよいでしょう。手のひらを押しつぶすように骨盤を回転させて腰椎《ようつい》のカーブを平らにします。

●骨盤回しのイメージをつかみましょう

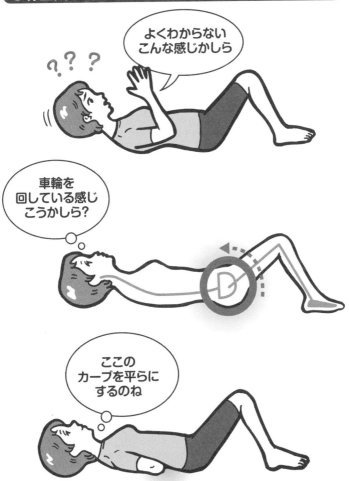

骨盤回しのイメージをつかむには、車輪を回すように骨盤［こつばん］を回転させるようにすると、腰の反ったカーブが平らになります。

骨盤回しができないとき２

壁を利用しましょう

それでもまだ、骨盤回しがイメージできないときには、壁を使うやり方がありますのでご安心ください。

（1）壁にお尻と足の裏をつけてください

こうすることで骨盤がおなか側に回転して、腰椎《ようつい》が平らになります。

（2）そのままの状態であごを引いてください

床面から浮いていた頸椎《けいつい》が床面に密着します。これで首から腰までの背骨がまっすぐになりました。

（3）両肩を下ろして床面につけ、全身の力を抜きます

背中の筋肉に力を入れるように集中しましょう。

これで背筋が伸びています。この感覚を忘れないようにしてください。これが感じられればねこ背は治っているはずです。

●壁を使ってイメージをつかみましょう

①

壁にお尻と足の裏をつける

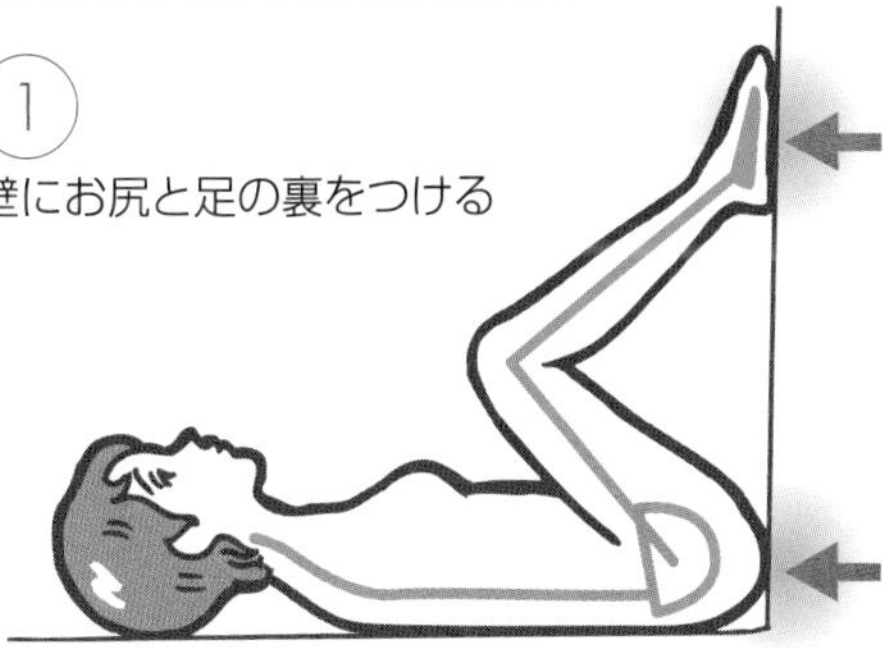

②

あごを引く

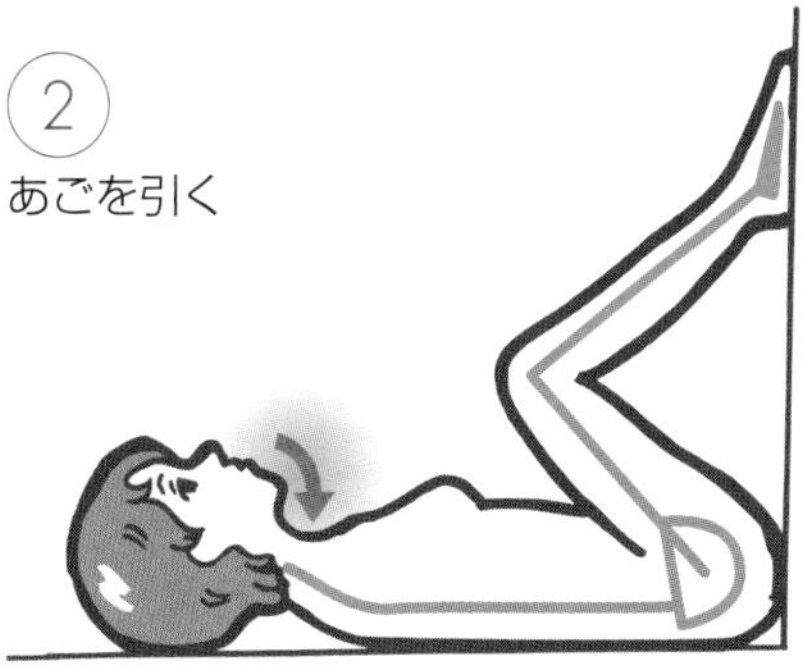

③

両肩を下ろして床面につける

全身の力を抜く

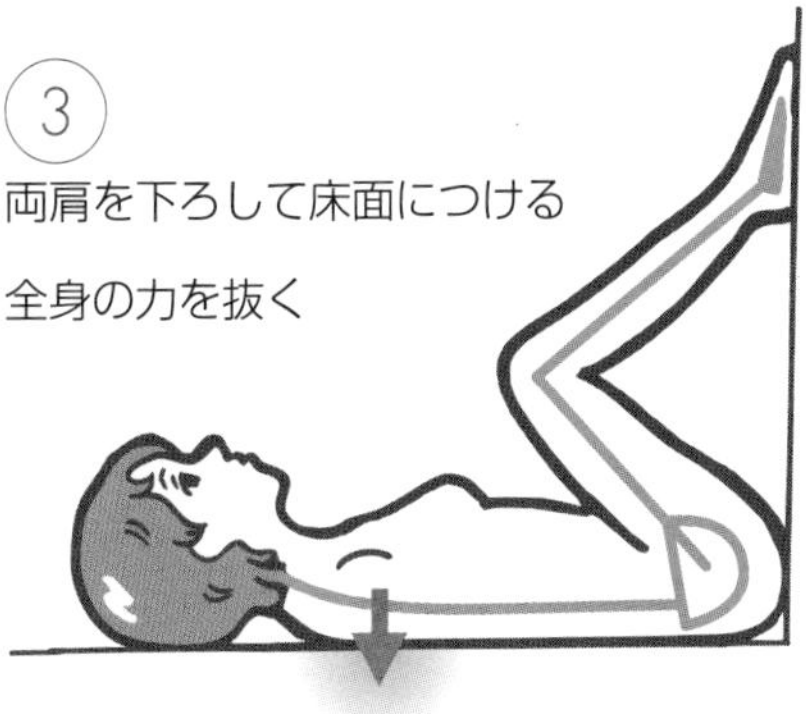

どうしても骨盤が回せない人は、長年のS型ねこ背のクセが腰椎［ようつい］の椎間関節［ついかんかんせつ］の動きを悪くしているため、曲げにくくなっています。腰の筋肉が縮んで伸びにくくなり、腹筋が伸びて力が入りにくくなっています。そんな方はレッスン⑥「ATMストレッチング」（180ページ～）へお進みください。

レッスン②―1

イスでのレッスン

レッスン②では、イスを使ったレッスンと正座、あぐらのレッスンを行います。

S型ねこ背は、骨盤《こつばん》を前に倒し腰を反らせてねこ背をごまかしてしまいます。またC型ねこ背の場合は骨盤を後ろに倒しています。

（1）イスに座ります

（2）骨盤を回転させて、垂直にすえるようにします

骨盤を回転させるためには、お尻とイスの座面の接点（●）を支点にして、S型ねこ背なら骨盤を後ろに倒し垂直にします。お尻の裏側の方、尾骨《びこつ》に近いところで座るようにします。また、C型ねこ背なら、骨盤を前に倒し、垂直にします。お尻の前側、恥骨《ちこつ》に近いところで座るようにします。

これで腰が垂直になりますので、腰や骨盤を動かさないように注意して、背筋《はいきん》を伸ばしていってください。

●腰と骨盤の正しい位置を知りましょう

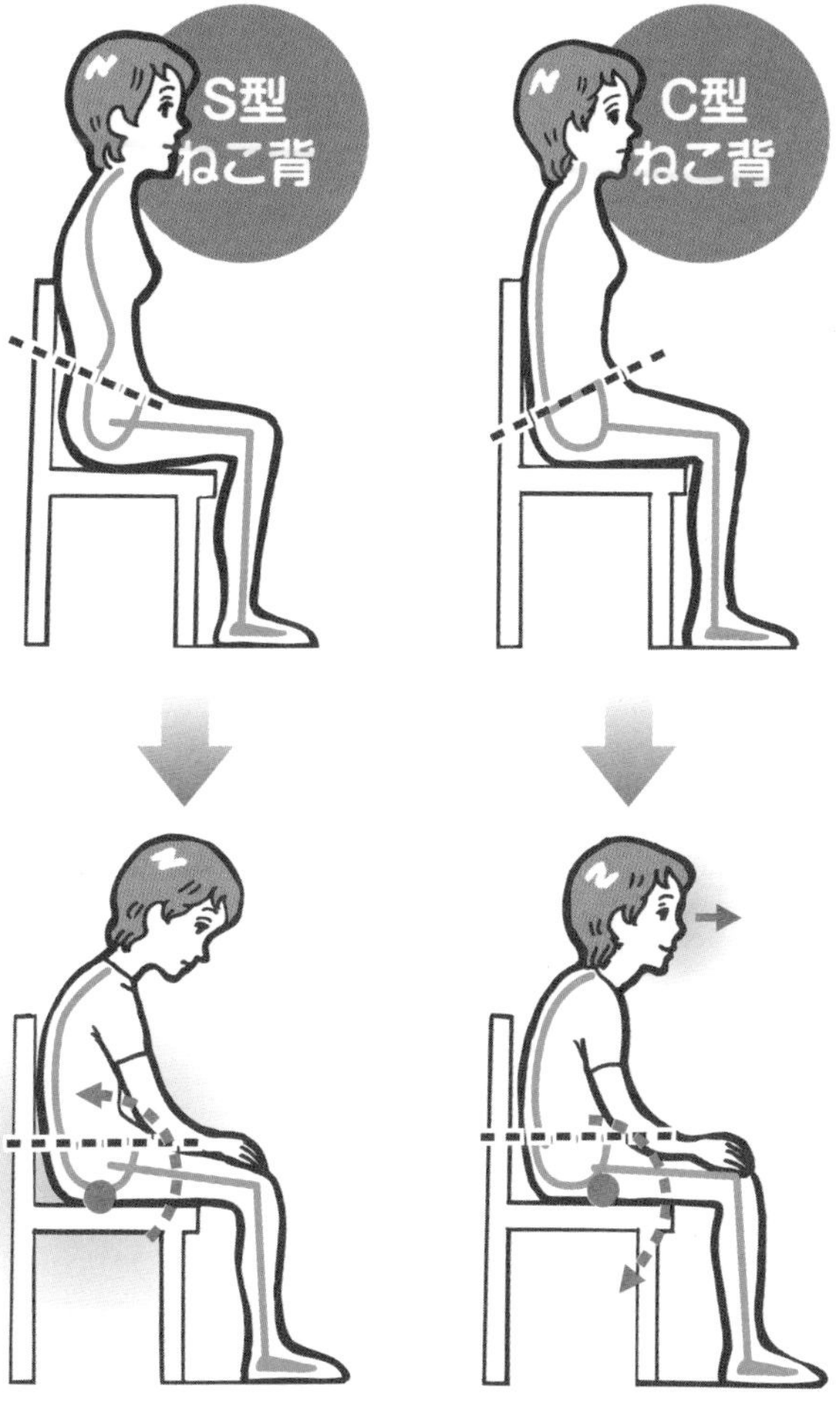

姿勢ができたら、ほんの少し両肩を後ろに引き、横のアーチ（横のねこ背）を直してください。頭の中心を釣り糸で吊った感じにして（スカイフック）、姿勢を崩さないように注意して、体の力を抜いていきましょう。むだな力が入らず、気持ちよい感じがすれば成功です。

レッスン②―2
イスに座り足台を使ったレッスン

次はイスと足台を使ったレッスンを行います。まず、イスと足台を用意してください。

(1) イスに座ってください

このとき、S型ねこ背の方は腰が反り、背中が曲がっている状態です。

(2) 足を台の上に乗せ、腰の反りをなくして垂直にします

(3) 次にあごを引き背中を反らせます

(4) 背骨のラインをまっすぐ垂直に立ててください

このとき、大切なのは、背中に力が入り、胸が開いたことを感じることです。それを意識するように行いましょう。

(5) 背骨のカーブをまっすぐにキープしたまま、台から足を降ろします

これが、正常な背骨のカーブとなります。

(6) そっと体の力を抜いてみます　今の状態を感覚で覚えるようにすることが重要です。

●背骨を伸ばす感覚をつかんでください

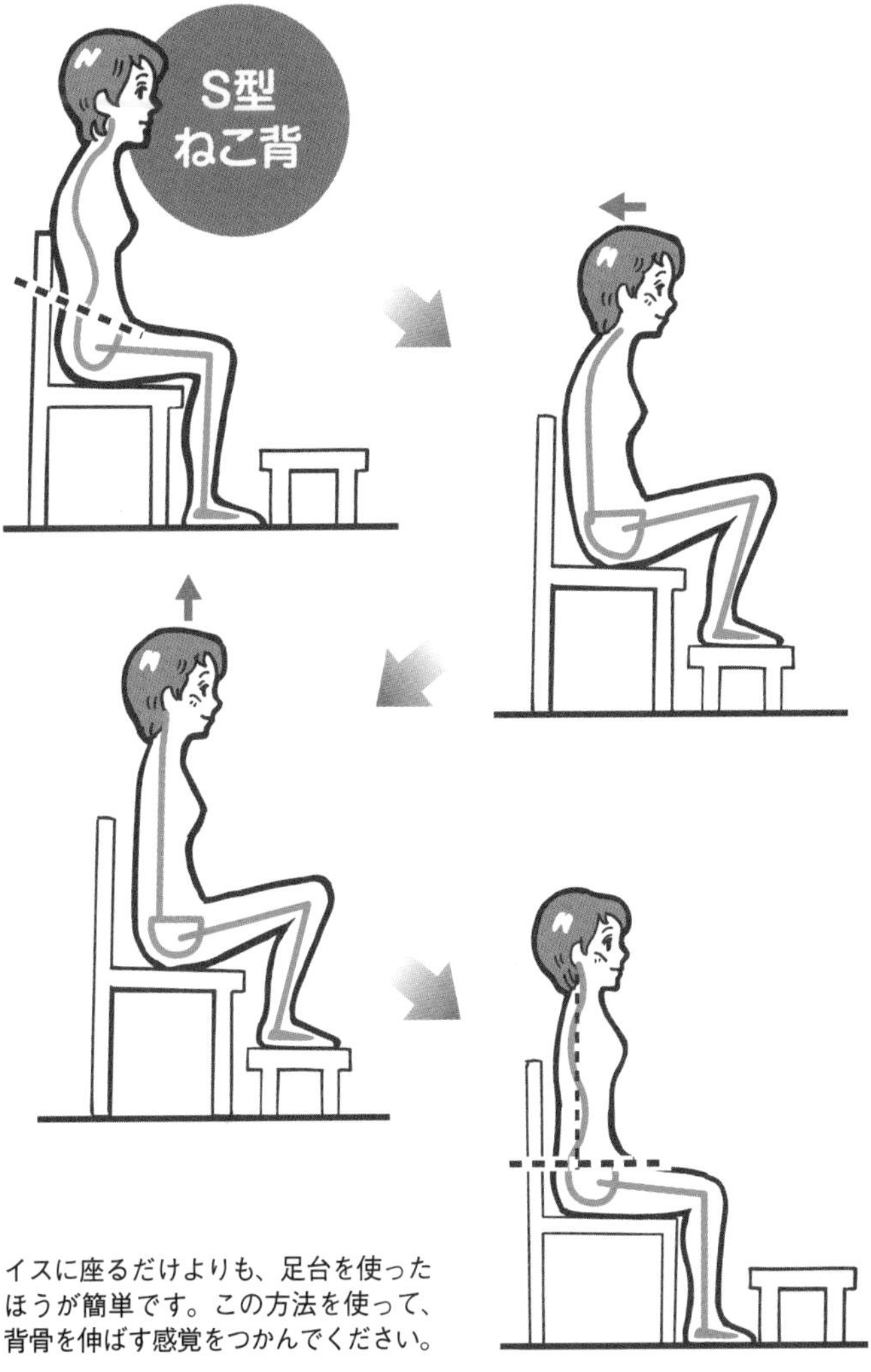

イスに座るだけよりも、足台を使ったほうが簡単です。この方法を使って、背骨を伸ばす感覚をつかんでください。

レッスン②―3

正座でのレッスン

今回はイスを使わずに正座の状態で行います。基本的にはイスに座って治す方法と、治し方は同じですので、イスが近くにないときもこの方法なら、体ひとつで行えますので便利です。また、イスよりも正座のほうが楽な人もいると思いますので、ぜひ、このレッスンをマスターしましょう。

（1）正座をします

（2）S型ねこ背の方は、体の重心をつま先のほうに乗せます
つまり、骨盤を後ろに倒すように行いましょう。

（3）C型ねこ背の人は、体の重心をひざのほうに乗せ、骨盤を前方に倒します

（4）イスに座ってねこ背を治すときと同じように、背すじを伸ばします

（5）両肩を後ろに引き、横ねこ背を治します
背中の感覚を覚えておくようにしてください。

●「意識すること」で変わります

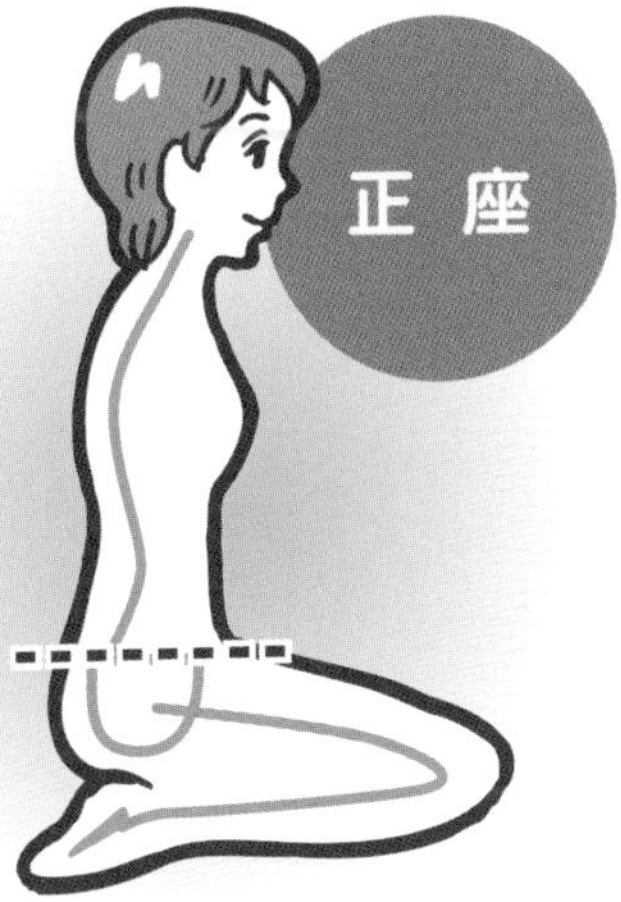

座るときは楽な姿勢ではなくて、正しい姿勢を常に意識することが大切です。座り方ひとつ気をつけるようにすることで、ねこ背は治ります。

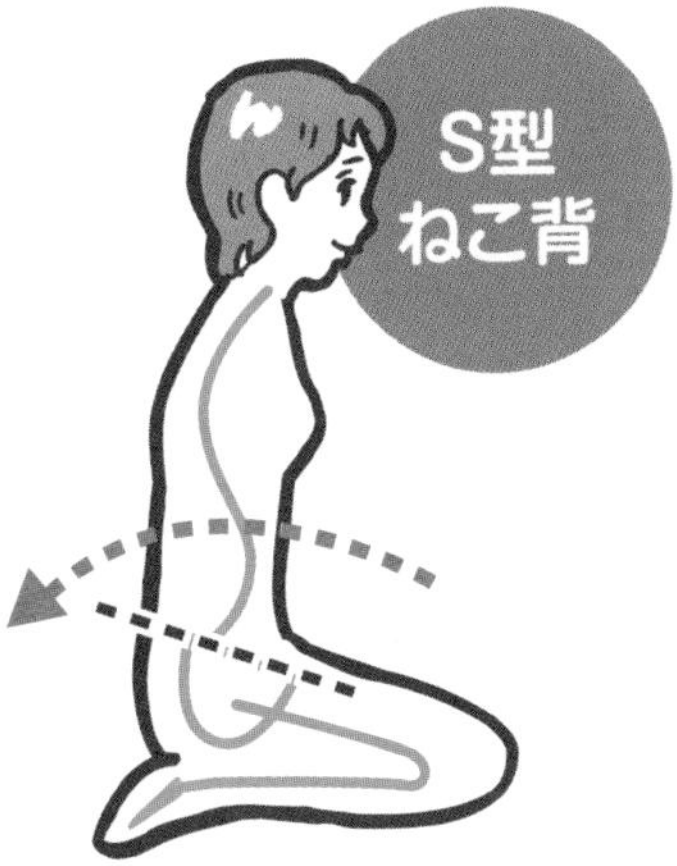

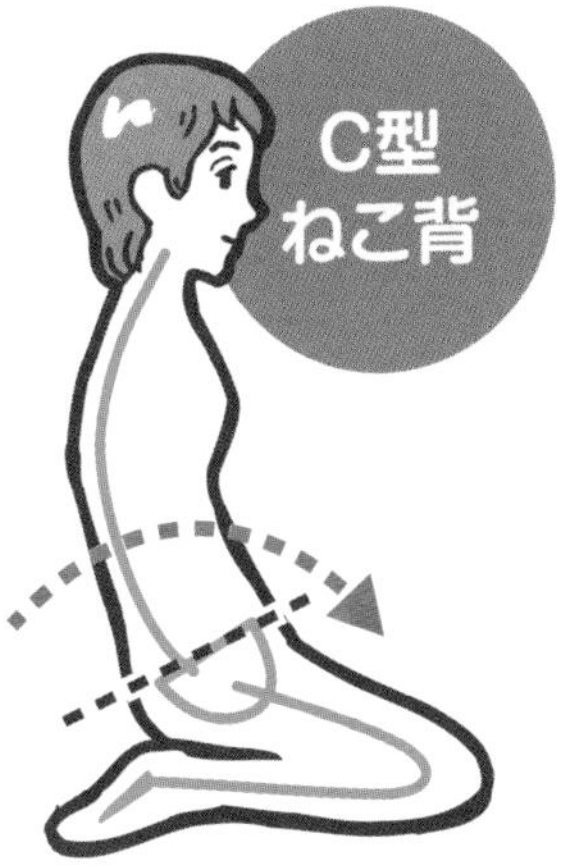

レッスン②―4
あぐらでのレッスン

次はあぐらでのレッスンを行います。

（1）あぐらで座ります
（2）骨盤の後面を垂直に立てます
（3）背筋を伸ばします
このとき、目線は水平をキープするようにしてください。
（4）あごを引いてください
（5）両肩を後方にほんの少し引きます

これで、横のアーチ（横ねこ背）を治します。

背すじに力が入った感じがあればねこ背は治っています。

もしも、足を重ねて組んで座ると骨盤が後ろに倒れ、ねこ背になってしまう方は、足を重ねないで座ってやってみましょう。

●ポイントをつかみましょう

あぐらで座れない方、足を重ねないで座っても骨盤が後ろに倒れ、ねこ背になってしまう方は、股関節（股のつけ根の関節）や臀部［でんぶ］、大腿部［だいたいぶ］の筋肉が硬いのが原因です。まず、レッスン⑥の「ＡＴＭ柔軟法」（178ページ）を行い、体を十分に柔らかくしてください。

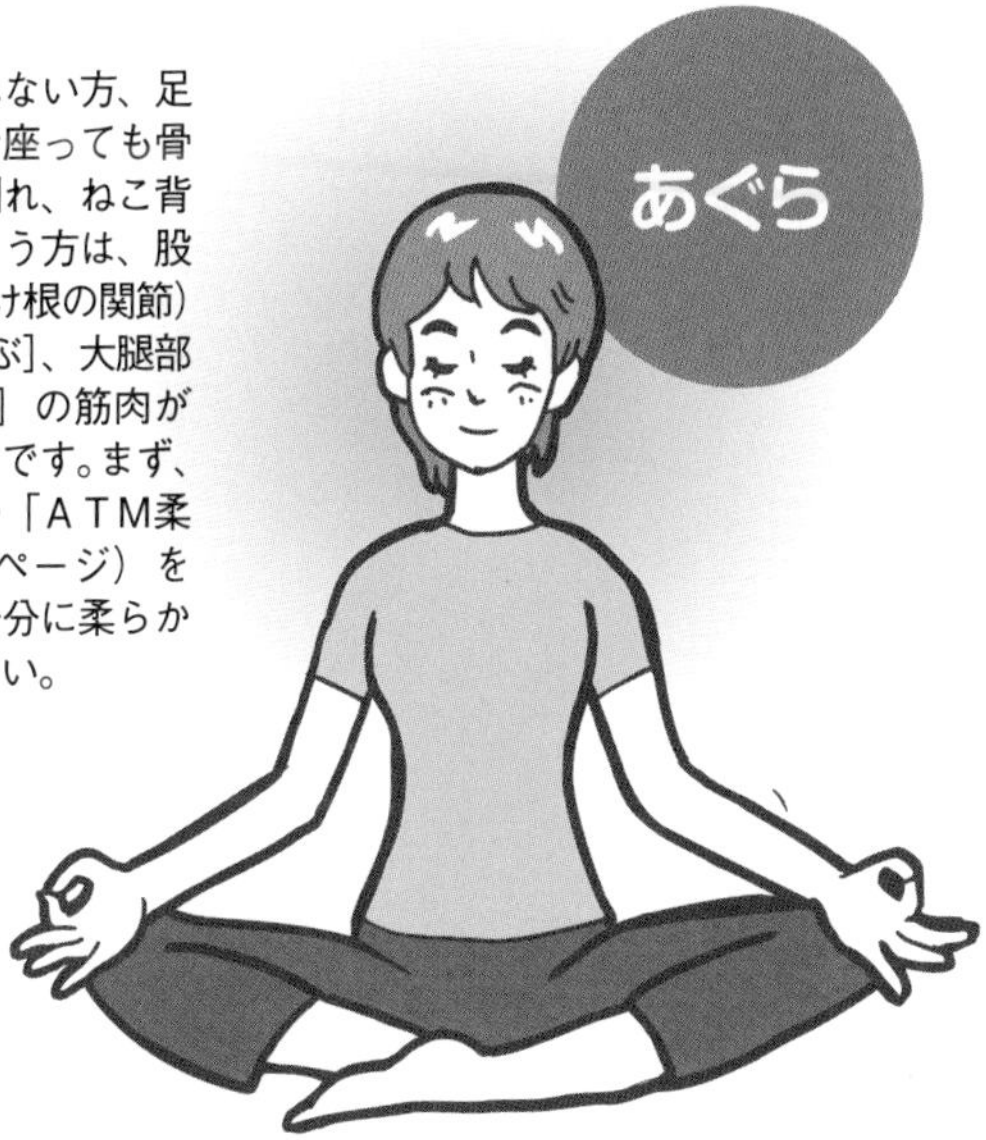

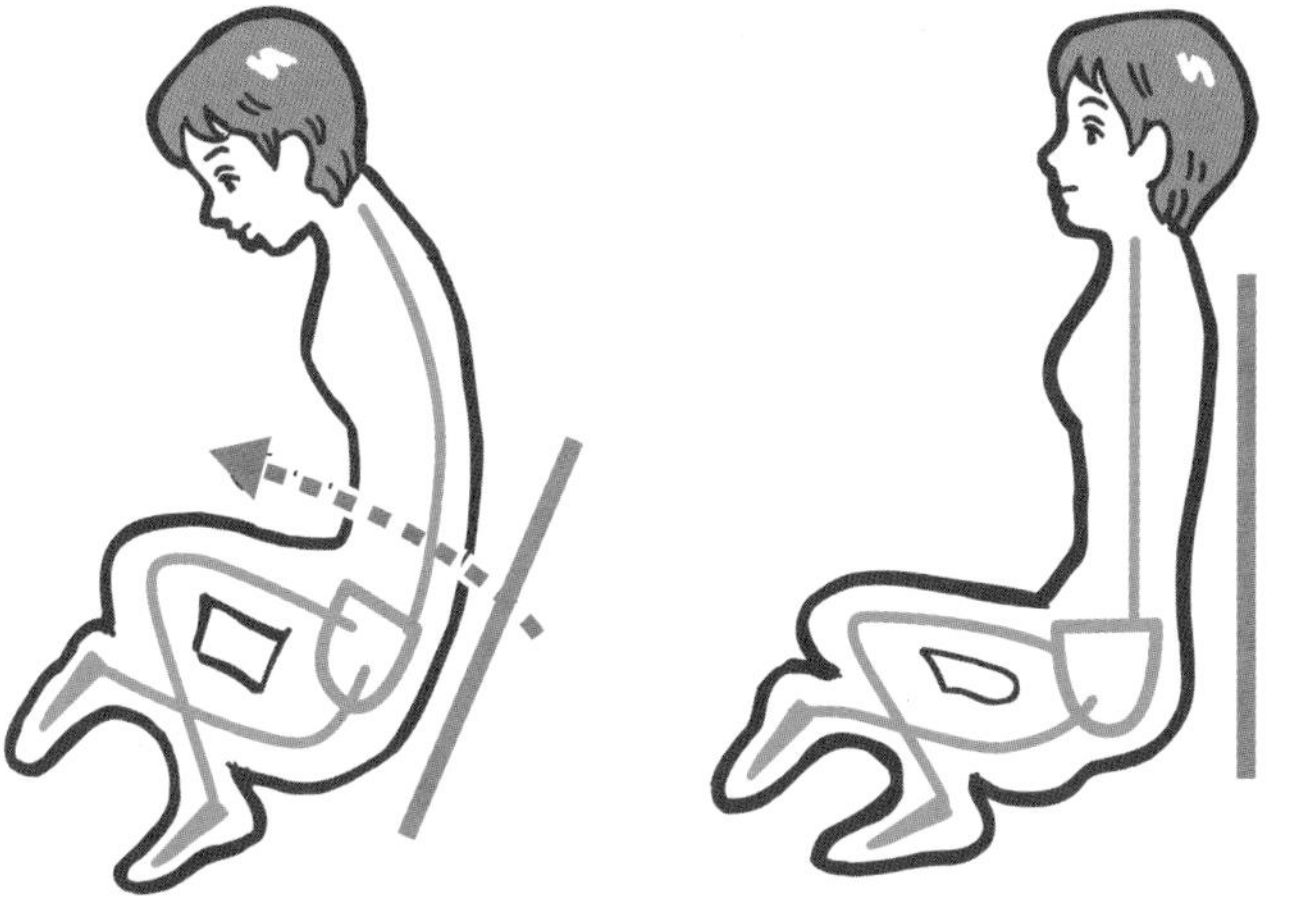

レッスン③の注意事項
レッスン②とは支点の位置が違います

次はレッスン③へと移ります。

レッスン②ではイス、正座、あぐらといった「座位でねこ背を治す」を行いました。これから行う、レッスン③では、骨盤を回転させるといった点では同じです。座る姿勢から立つ姿勢で行う点が違うだけです。C型ねこ背を治すには骨盤を前方に回し、S型ねこ背を治すには骨盤を後方に回す方法をとりました。方向は同じですが、しかし、支点の位置が違います。

「立位でのねこ背を治す」レッスンでは、骨盤の両側に車輪をつけたイメージで、車輪を巻き上げるような感覚で行います。

レッスン②「座位でねこ背を治す」では坐骨《ざこつ》が支点ですが、レッスン③「立位でねこ背を治す」では腰の下部（骨盤の上部）が支点となります。

ここでは、ねこ背治しの最終目標の立った姿勢のねこ背を治すレッスンをご紹介します。

支点を意識することが大切

支点をしっかりと意識しながら、体を動かすことが大事です。背中が伸びた感じをつかみましょう。

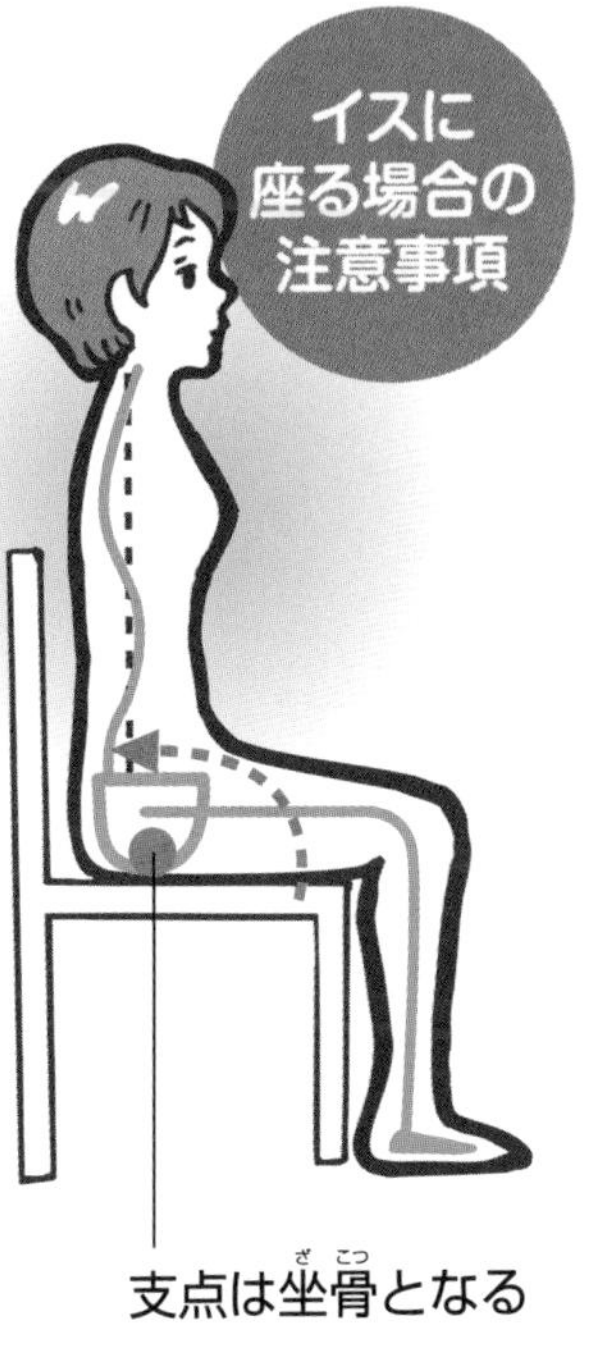
イスに
座る場合の
注意事項
支点は坐《ざ》骨《こつ》となる

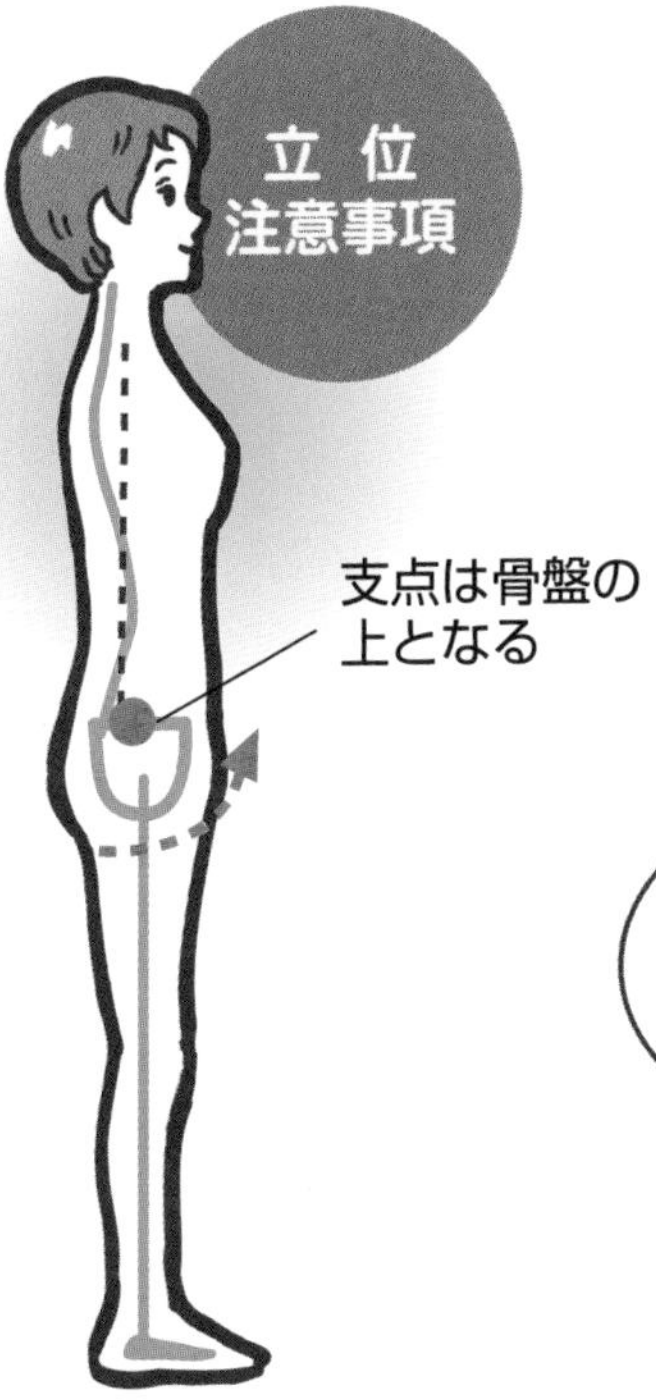
立 位
注意事項
支点は骨盤の
上となる

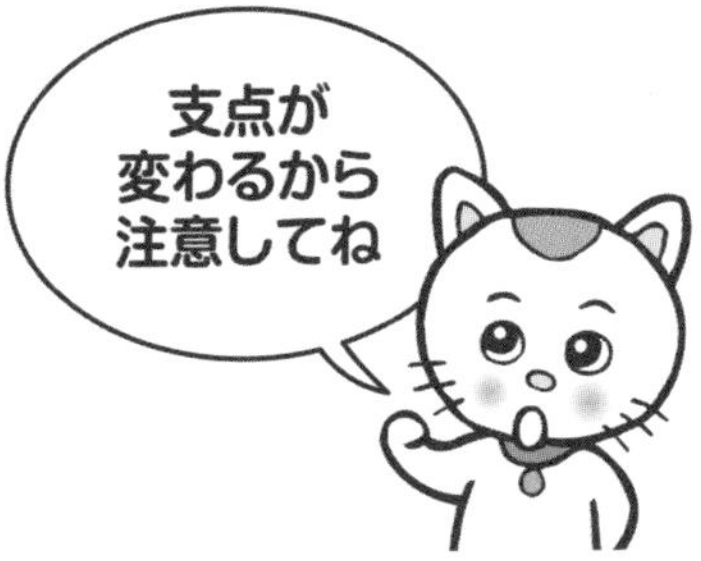
支点が
変わるから
注意してね

レッスン③―1

立位でねこ背を治すレッスン

ここでは立ち姿勢の美しくなるレッスンをご紹介します。自然な姿勢で立ったとき、S型ねこ背の方は骨盤《こつばん》を前傾させ、C型ねこ背の方は骨盤を後傾させています。これらを治すためには、骨盤を垂直にすえるようにしなければなりません。

(1) S型ねこ背の人は、前上方向にしゃくり上げて、C型ねこ背の人は、前下方向に向けて、骨盤を水平にします

(2) 目線を水平のまま、あごを引き、頭を後方へと移動させます

耳を肩の延長線上に置くようにイメージさせましょう。すると胸が張って背中が伸びます。背筋に力が入った感じがあればねこ背は治っています。実際には軽度のカーブがありますが、背骨全体が一直線になったイメージがあれば十分です。

(3) ほんの少し両肩を後方に引きます

これで横ねこ背も治りました。

●美しく見える立ちポーズ

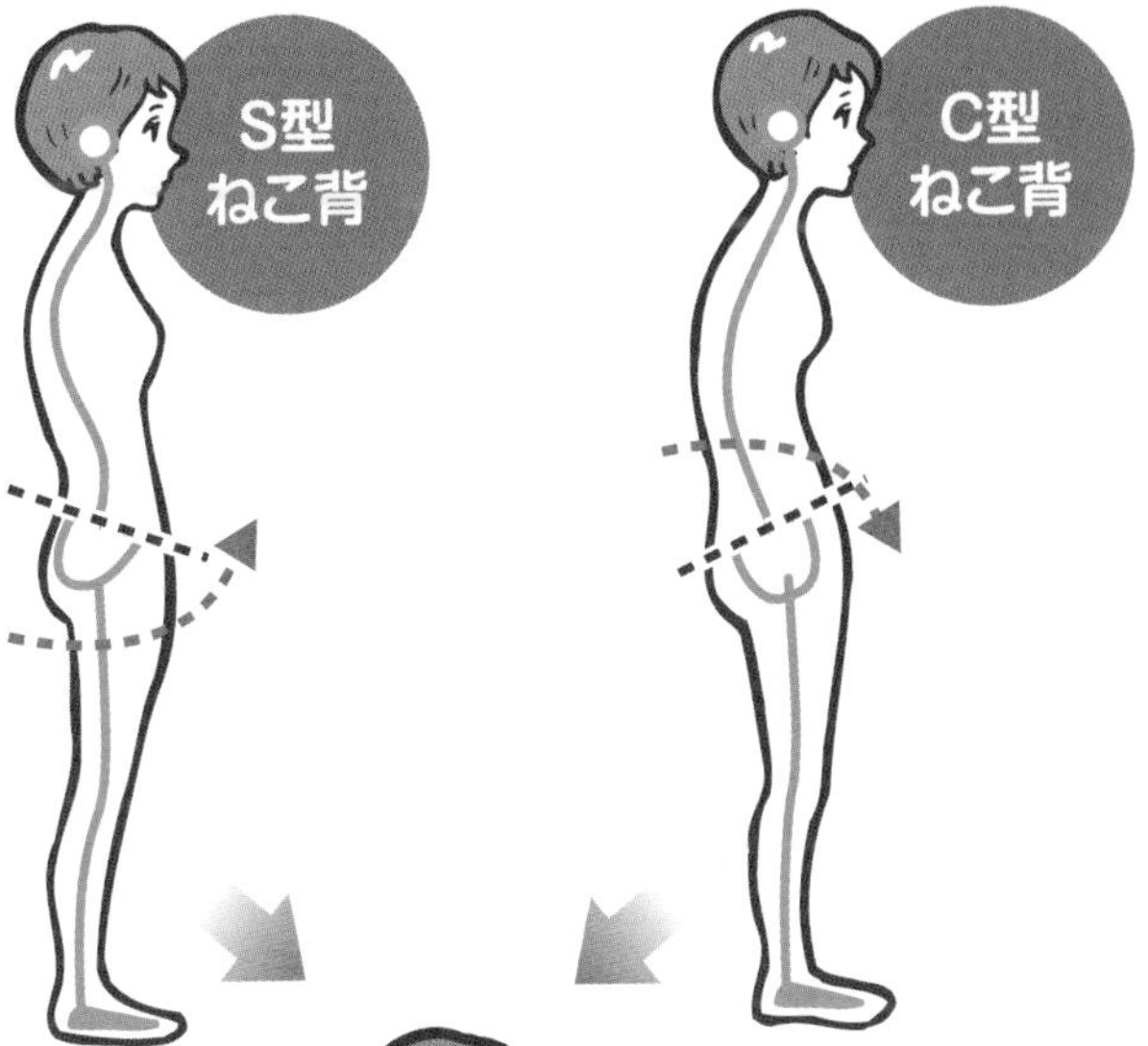

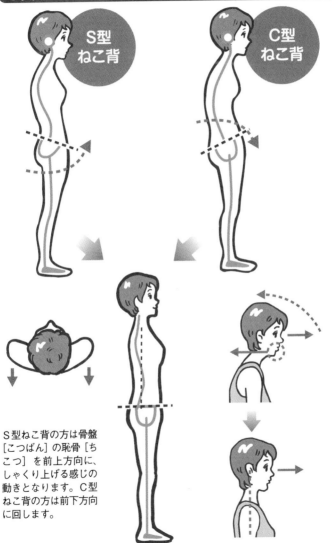

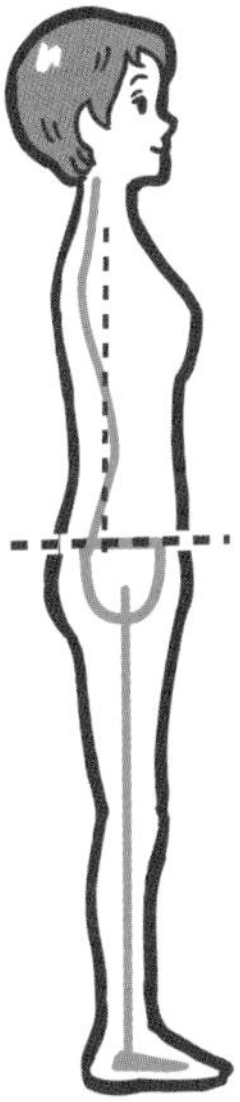

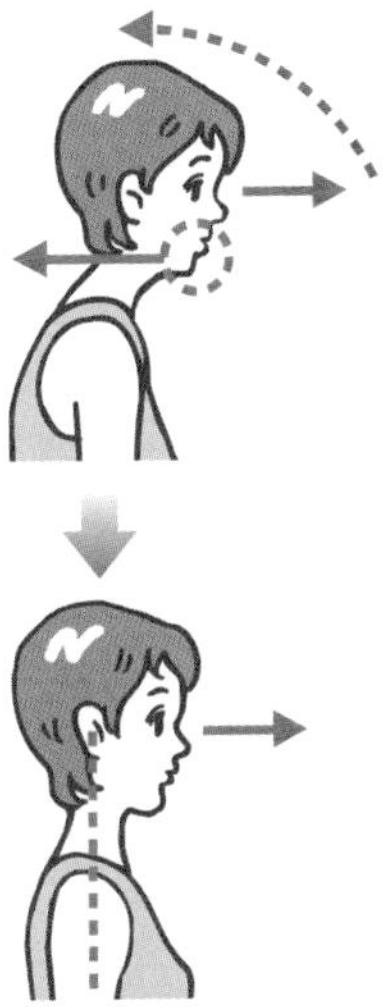

S型ねこ背の方は骨盤［こつばん］の恥骨［ちこつ］を前上方向に、しゃくり上げる感じの動きとなります。C型ねこ背の方は前下方向に回します。

レッスン③のポイント 耳穴が肩の延長にあるイメージで

前ページで学んだ立ち方は、大空のはるか上のほうから頭をスーッと吊り上げられたイメージです。または樹齢何百年の大木が大地に根を張り、天空を突き刺すようにスッと立っている感じです。

柔道の自然体はまさにこれですし、弓道で射るときの姿勢、社交ダンスの姿勢、モデルさんの立ち方にも共通するものです。

「野口体操の会」を主宰されている羽鳥操《はとりみさお》氏は「生卵は、つっかい棒をしなくても、接着剤を使わなくても、卵の重心が地球の中心方向・鉛直方向に一致したとき、それ自体の重さで立つことができます。人間が立つときも原理は同じです。いちばん楽な立ち方は、余分な力が抜けて体の重さがいきている状態を見つけられたときなのです。鉛直方向に体の主軸（長軸）が一致したときです」と述べられています。ねこ背を治すとこのような自然の立ち方ができます。

●本来の自然な立ち方

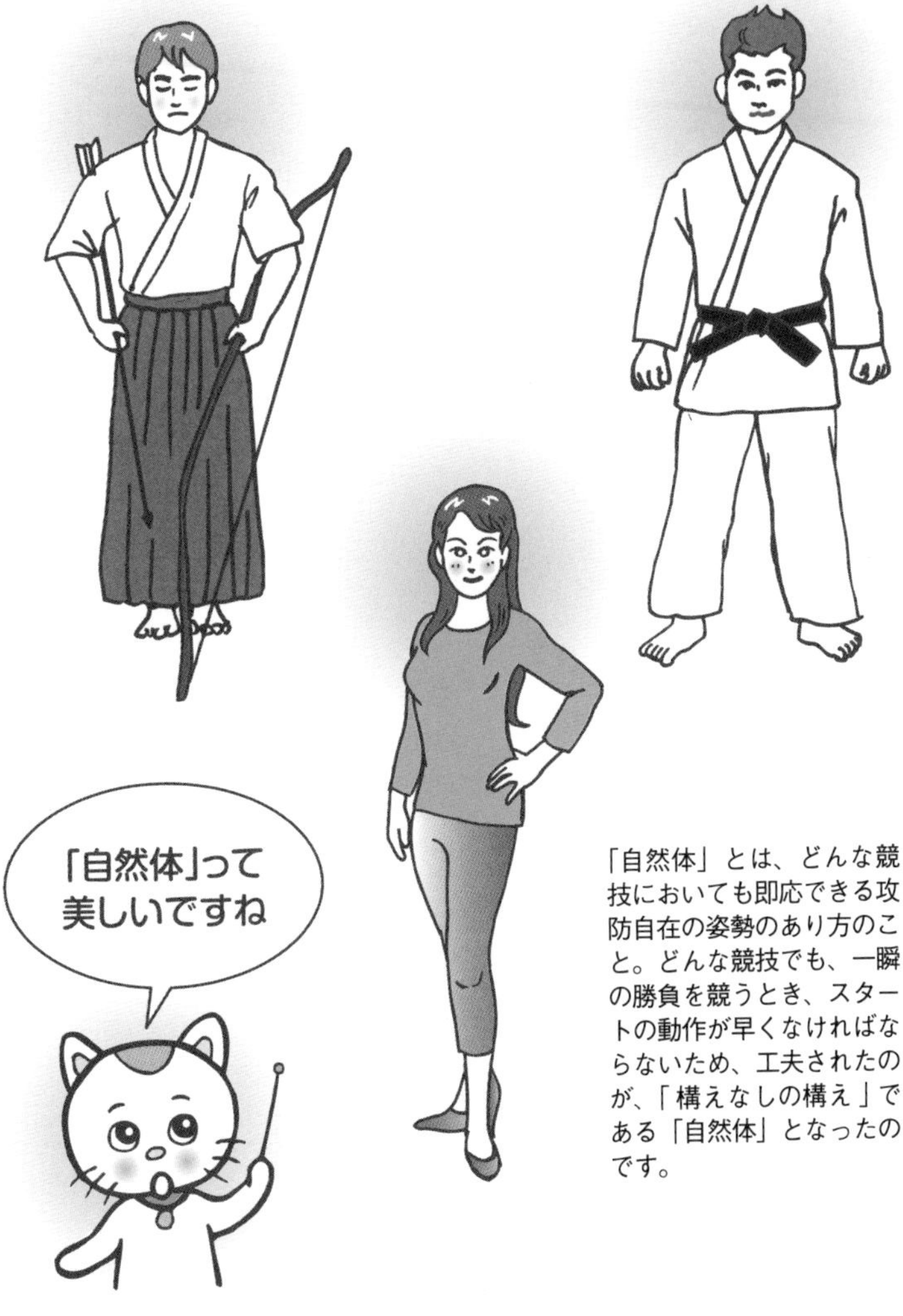

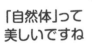

「自然体」とは、どんな競技においても即応できる攻防自在の姿勢のあり方のこと。どんな競技でも、一瞬の勝負を競うとき、スタートの動作が早くなければならないため、工夫されたのが、「構えなしの構え」である「自然体」となったのです。

レッスン③ ―2

へっぴり腰でねこ背を治すレッスン

（1）自然な形で立ってください

（2）ひざを曲げます

（3）へその少し下あたりで腰を曲げてへっぴり腰にします

こうすることで、自然と腹筋に力が入ります。これで腰の反り返りが直ります。

（4）腰を曲げたままで、背筋《はいきん》を伸ばします

もし、うまく背筋が伸びないときはおなかを引っ込めて（腹式呼吸で息を吐いた状態）、胸いっぱいに空気を吸い込みます（胸式呼吸）。

（5）目線を水平にした状態であごを後方に引いてください

背筋に力が入った感覚があれば、背中はしっかりと伸びてねこ背が治っています。

（6）背筋と腹筋に力を入れたまま、ひざを伸ばします

（7）体全体の力を抜くと、背骨が自然なカーブになります

クセを直せばねこ背も治ります

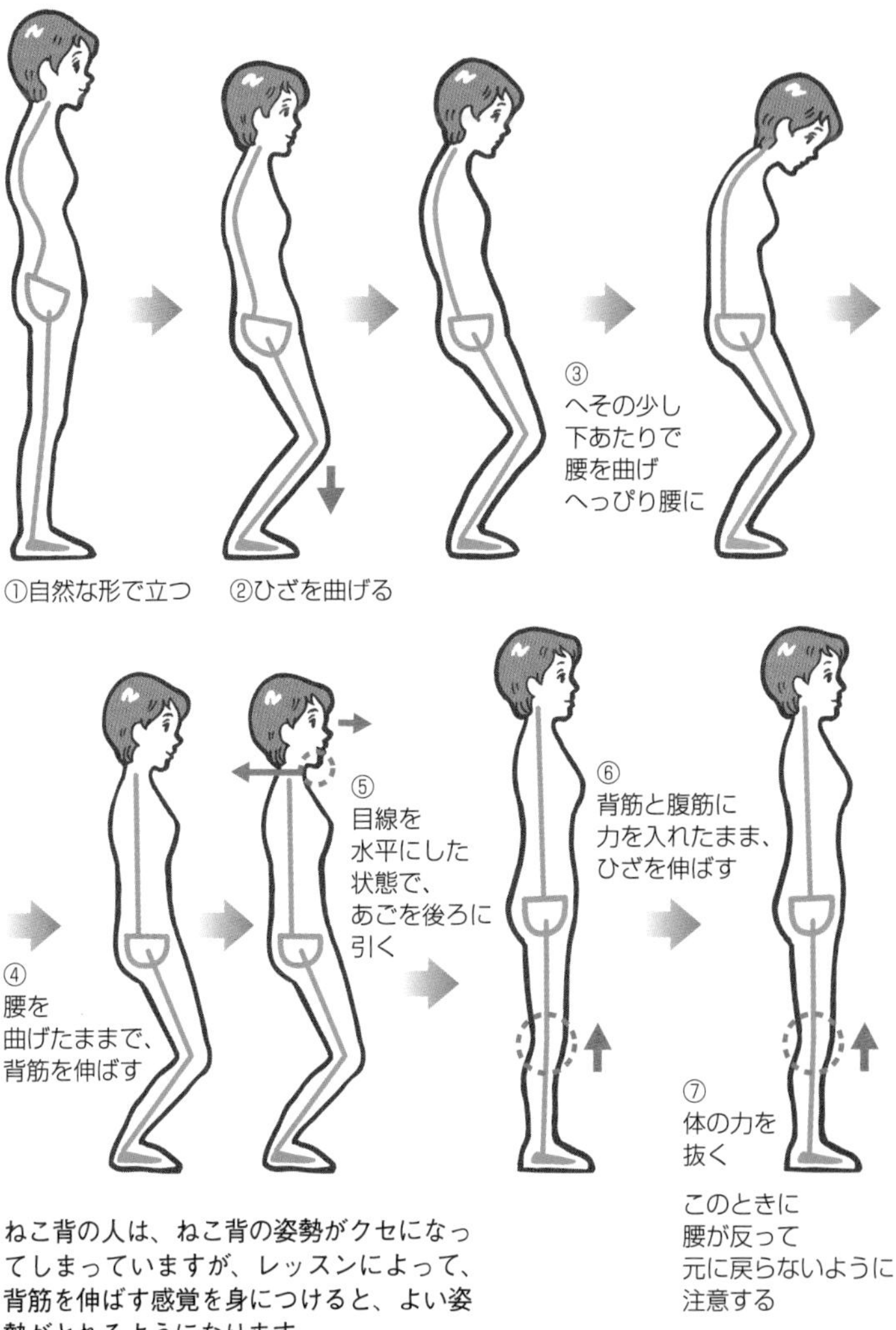
①自然な形で立つ
②ひざを曲げる
③
へその少し
下あたりで
腰を曲げ
へっぴり腰に
④
腰を
曲げたままで、
背筋を伸ばす
⑤
目線を
水平にした
状態で、
あごを後ろに
引く
⑥
背筋と腹筋に
力を入れたまま、
ひざを伸ばす
⑦
体の力を
抜く
このときに
腰が反って
元に戻らないように
注意する

ねこ背の人は、ねこ背の姿勢がクセになってしまっていますが、レッスンによって、背筋を伸ばす感覚を身につけると、よい姿勢がとれるようになります。

骨盤回しができないとき

ハワイアンダンスを学ぶイメージで

ハワイアンダンスやタヒチアンダンスの腰の動き、マイケル・ジャクソンやジョン・トラボルタがセクシーに腰を振るあの動きこそがねこ背を治す腰の動きなのです。イメージは浮かんできても、実際にやるとなかなか難しいものです。そんなときには、こんな練習をしてみてはいかがでしょうか。(A)、(B) 2種類の方法を提案します。

(A)尾骨《びこつ》の先端に長いしっぽをつけたイメージをします。そのしっぽを股の間から前に振り出すように腰を振ります。

(B)壁から10㎝ほどかかとを離して壁に寄りかかります。壁に背中、頭を密着させたまま、臀部《でんぶ》を壁につけ、尾骨の先端で壁を上下にこするように動かします。

腰を回すときは、足の裏が床から離れないように、しっかりと立ちましょう。また、ひざを曲げてしまうと、効果はなくなってしまいます。骨盤だけを回すイメージを常に忘れないようにしてください。

重心移動で効果があらわれます

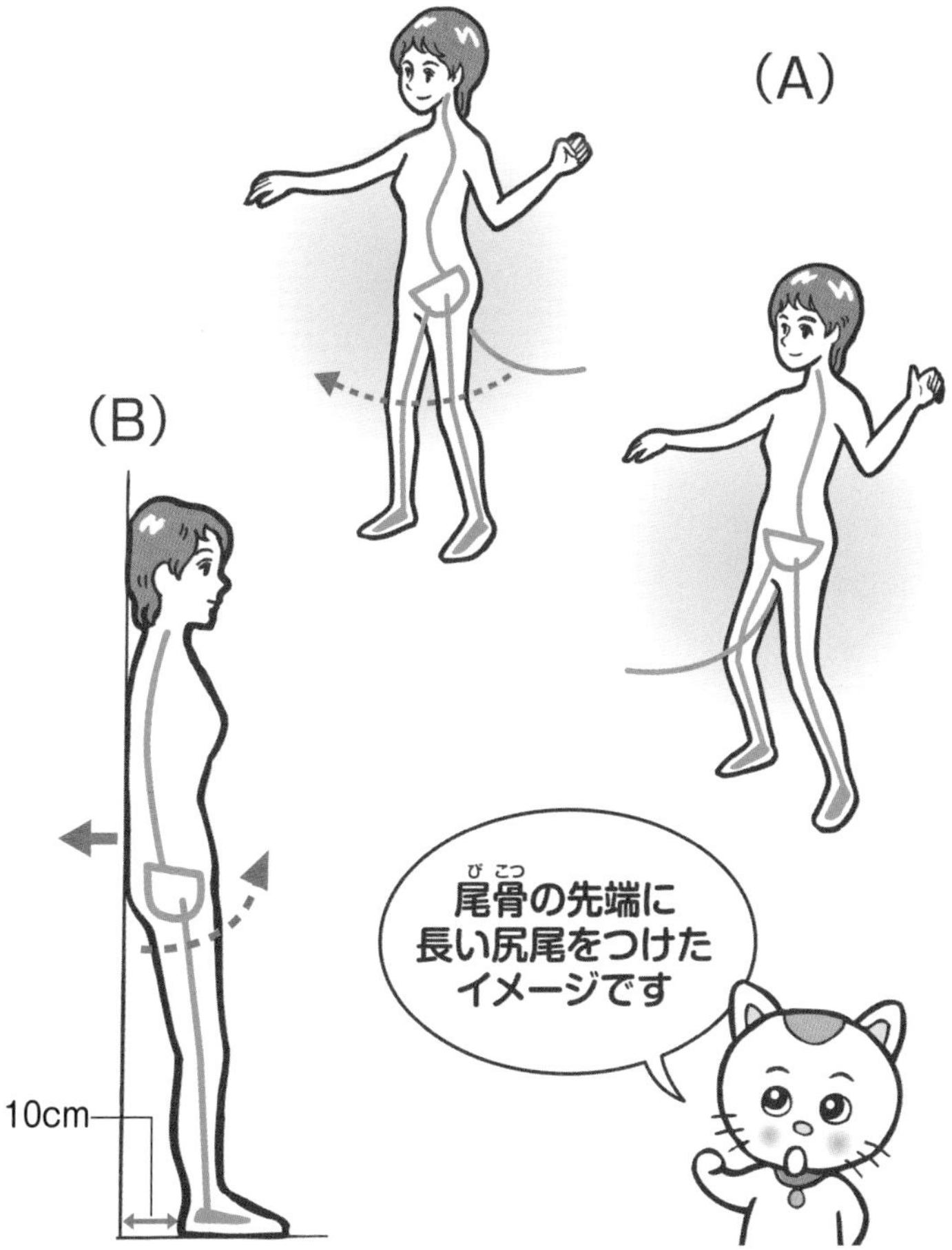
(A)
(B)
10cm
尾骨《びこつ》の先端に
長い尻尾をつけた
イメージです

リラックスした状態で姿勢よく行うことが大切です。体の重心の移動によって、効果的に鍛えられますので、動くことによって体の軸がどこにあるのかを自覚し、その軸がぶれないようにすることが重要になってきます。ゆっくりで構いませんので、姿勢に気をつけ、体の軸を意識しながら行いましょう。

レッスン③―3
壁に寄りかかるレッスン

立った姿勢のレッスンはなかなか難しいようなので、壁に寄りかかって行うレッスンを紹介します。

（1）足は壁から少し離して、壁に寄りかかります
（2）このときに骨盤前部（恥骨《ちこつ》）を前上方に回転させ、腰を壁に押しつけます
（3）腹筋に力が入るので、力を抜かずに頭を壁に押しつけます
（4）背中に力が入り背筋が伸びる感覚をつかんでください
これが感じられれば背骨が垂直になっている証拠です。
（5）腹筋と背筋の力を抜かないで肘《ひじ》で壁を押して、体を壁から離します
壁から体を離そうとするときに、ねこ背の姿勢に戻ってしまう人がいます。どうしても戻ってしまうようなときは手伝ってもらい、背中を支えて立たせてもらってください。
（6）腹筋と背筋の力をそっと抜きます

●壁に助けてもらって背筋を伸ばしましょう

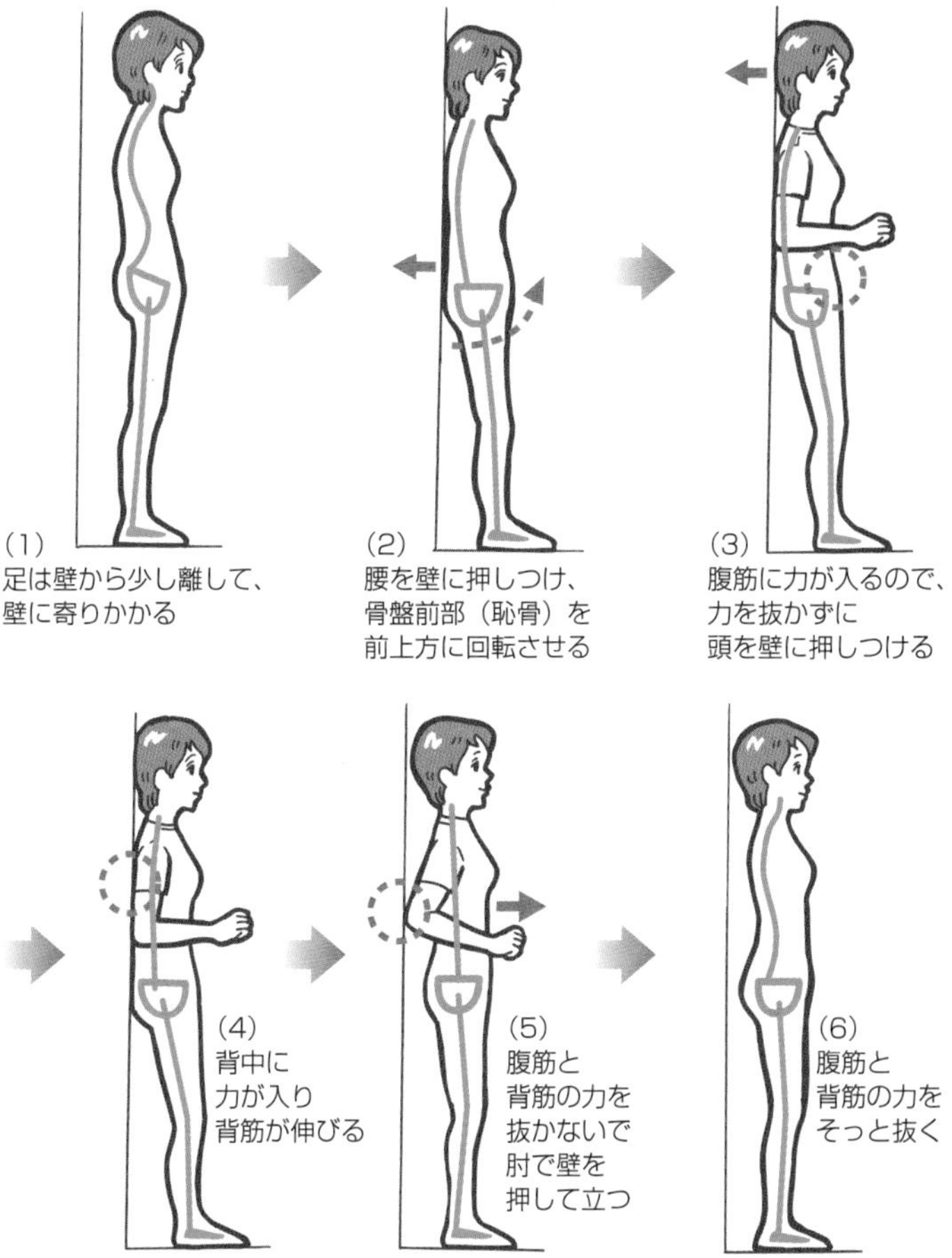
(1)
足は壁から少し離して、
壁に寄りかかる
(2)
腰を壁に押しつけ、
骨盤前部（恥骨）を
前上方に回転させる
(3)
腹筋に力が入るので、
力を抜かずに
頭を壁に押しつける
(4)
背中に
力が入り
背筋が伸びる
(5)
腹筋と
背筋の力を
抜かないで
肘で壁を
押して立つ
(6)
腹筋と
背筋の力を
そっと抜く

S型ねこ背の習慣がついてしまった人は、関節が硬くなり腰を曲げる動きができなくなっている人もいます。立った状態から体を前に曲げる（立位体前屈）テストをしてみてください。前屈したときの腰の部分を見てください。反っているか平らなら、腰が曲げられなくなっています。動かないところを動かす具体的な方法をお教えしますので、レッスン⑥「ＡＴＭ柔軟法」をご覧ください。

レッスン④のポイント 背すじが伸びるイメージです

前述したとおり、ねこ背が治っていれば、背すじが本当に伸びて肩甲骨《けんこうこつ》の間に力が入った感じがつかめます。

これがねこ背を治す極意《ごくい》となります。そのため、この感覚がつかめないと、ねこ背が治ったかどうかを確認することができません。

しかし、中にはこの感覚をつかむのが難しいという人がいます。

レッスン④では、そういう人たちのためのレッスンをご紹介しましょう。

①胸式呼吸でねこ背を治すレッスン
②背中を反らしてねこ背を治すレッスン
③合掌《がっしょう》のポーズをとるレッスン

これらのレッスンを行い、肩甲骨《けんこうこつ》の間に力が入る感覚をつかんでください。それが感じられれば必ずねこ背は治ります。

●イメージすることが治す第一歩

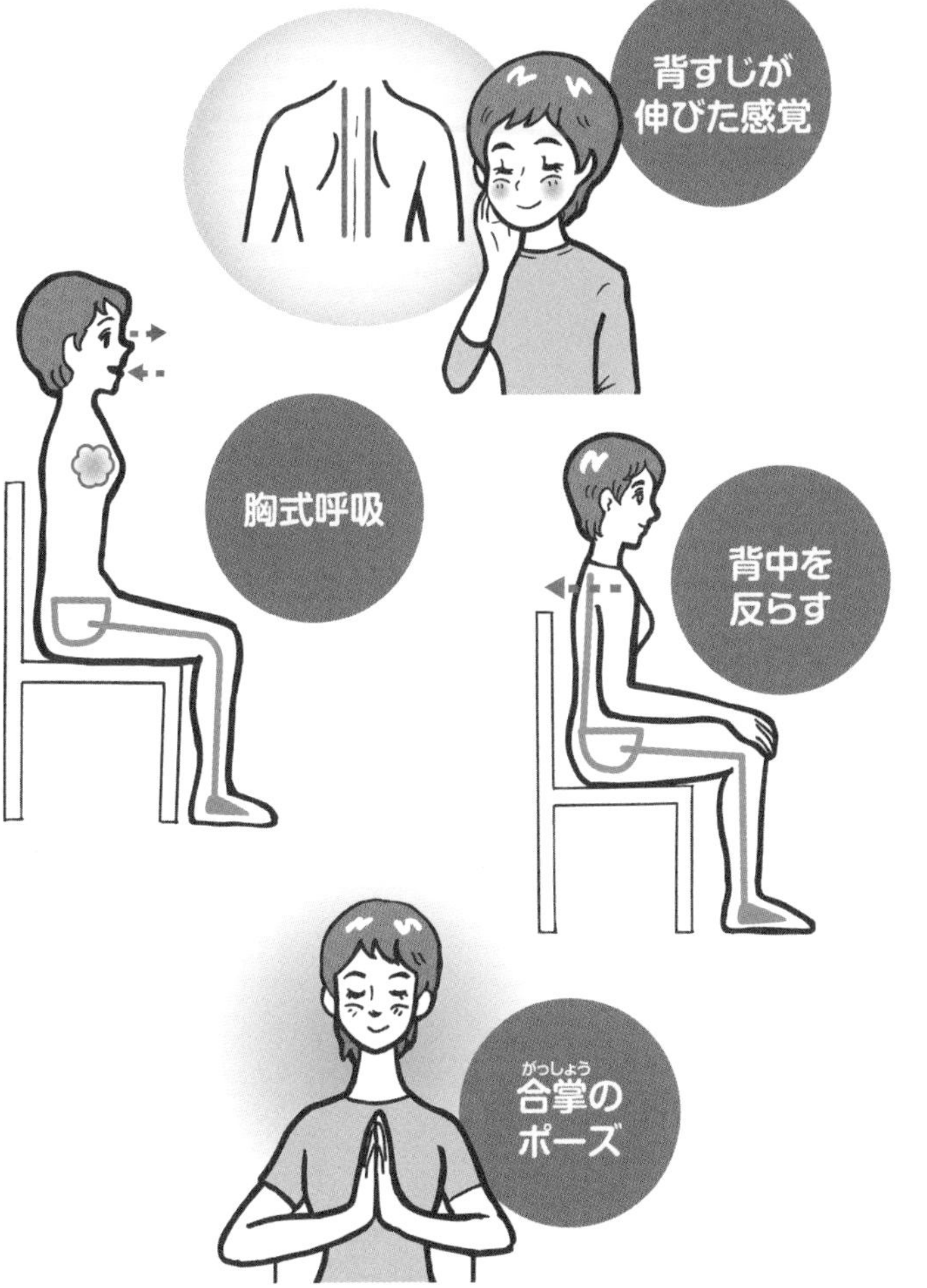

背中が丸まっているのを直したいからといって、無理に背すじを伸ばしただけではダメです。意識していないと元に戻ってしまいます。ねこ背を治したいのであれば、気持ちの問題だけではなくコツをつかむことが重要です。

レッスン④―1
胸式呼吸でねこ背を治すレッスン

腹式呼吸ではなく、胸を膨《ふく》らませる呼吸法を使ってねこ背を治します。

（1）イスに座って骨盤を垂直にします
これはレッスン②-1（142ページ）と同じです。

（2）目線は水平にします

（3）胸に空気をいっぱい入れながら、骨盤を動かさずに、背を伸ばします。こうすることで自然に背筋《はいきん》に力が入り、背すじが伸びてきます

（4）もしも、1回でねこ背が治らないようでしたら、半分ほど空気を吐いて、また力いっぱい空気を吸い込みます。空気の圧力で背筋が伸びてきます。このとき、男性ならボディビルダーになって胸板が厚くなったイメージ、女性なら胸が大きくなったイメージを持つといいと思います。肩甲骨《けんこうこつ》の間の背筋に力が入った感じがわかりましたでしょうか。
背筋が伸びたら、その状態を維持して体の力を抜きます。

●肋骨[ろっこつ]を開いて空気をとり込みましょう

ねこ背の人は頭が前に下がっていますから、目線は水平にしてあごを引きながら、頭を後方に引いていきます。背筋[はいきん]に力が入ります。背筋が伸びれば、気持ちよく胸が開いた感じがして、目線の位置が高くなり、胸も大きくなります。

目線は水平
胸を使って
大きく呼吸

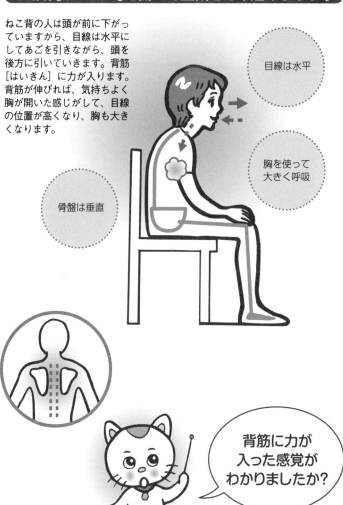

骨盤は垂直

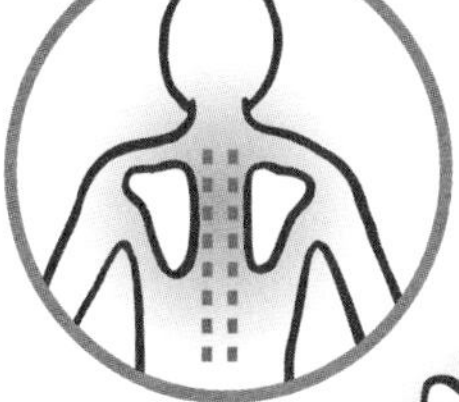

背筋に力が
入った感覚が
わかりましたか?

レッスン④—2
背中を反らしてねこ背を治すレッスン

このレッスンもイスに座って行います。

（1）イスに座って、ひざに手をつきます

（2）骨盤《こつばん》を前に倒しながら、あごを引き、首、背中、腰を反らせます

このときに腰、背筋《はいきん》、首の筋に緊張感を感じるでしょうか。特に肩甲骨《けんこうこつ》の間の背筋の緊張する感じがなければなりません。

（3）骨盤の後ろと腰を垂直にします

背中の緊張感を維持しておきます。背中、首を反らしたまま（胸を突き出したまま）、あごを引き、背中、頭を水平に移動してください。骨盤の後ろ面と腰が垂直になるようにしましょう。

（4）両肩を少し後方に引きます

これで横のアーチ（横ねこ背）を治します。

●背骨を反らしましょう

① イスに座って、ひざに手をつく

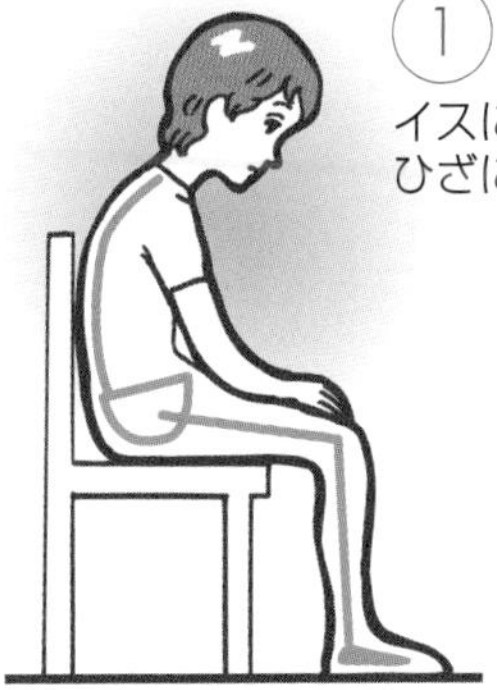

② 骨盤を前に倒しながら体全体を反らせる

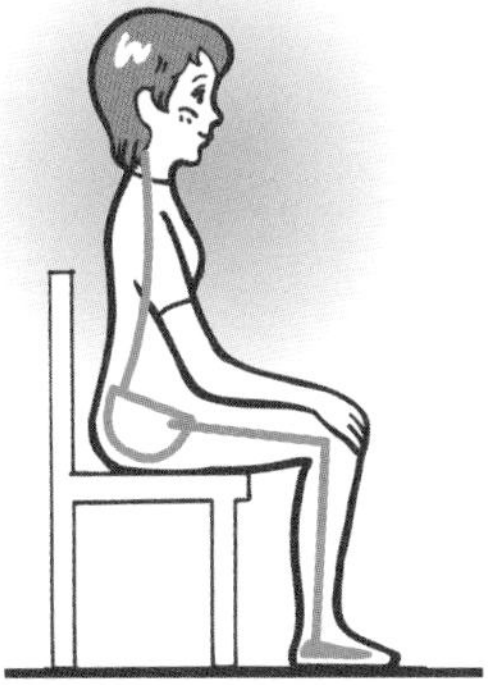

③ 骨盤の後ろと腰を垂直にする

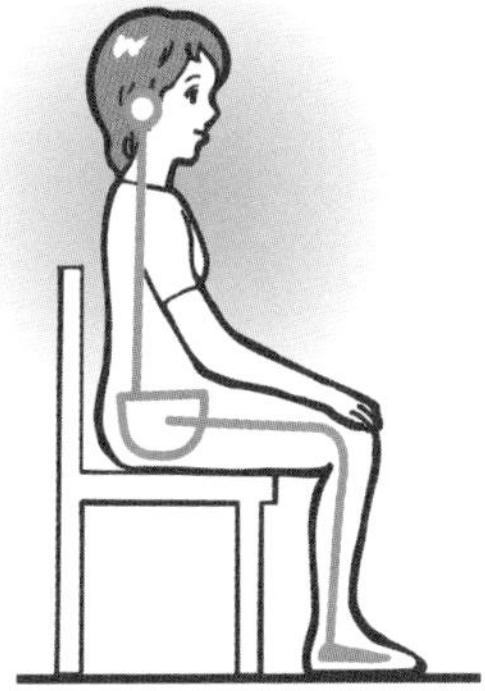

④ 両肩を少し後方に引く

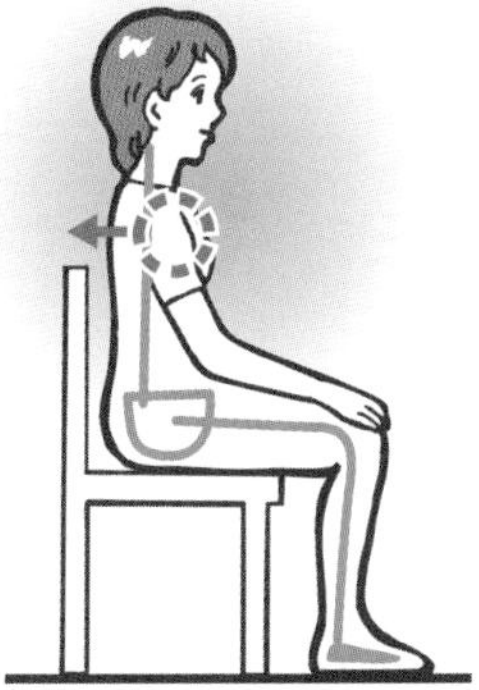

イスがない場合は正座でも行えます。ももに手をつき、骨盤を前傾させたまま、首、背中、腰を反らします。胸を突き出し、背筋に力を入れたまま骨盤を後方に戻し垂直にします。あとは全身の力をそっと抜いてください。

レッスン④—3
合掌《がっしょう》ポーズをとるレッスン

このレッスンもイスに座って行います。

(1) イスに座って骨盤を後方に倒します

(2) 胸の前で手を合掌し、合掌した手を背中に回します

このとき注意したいのは、腰を反らさないことです。合掌した手と頭を一緒に後方に持っていってください。こうすることで背筋が伸びてきます。

これらのレッスンで背中を伸ばすイメージがつかめなかった人もいると思います。これは長い間、背中を伸ばさなかったために、背骨の関節（胸椎《きょうつい》の椎間《ついかん》関節）の動きが硬くなってしまっているばかりでなく肋骨《ろっこつ》、鎖骨《さこつ》の動きも悪くなっていて伸ばせなくなっているからです。そのため、まず、関節の柔軟性が必要な人もいます。

動かないところを動かすのはなかなか難しいものですが、「ＡＴＭ柔軟法」というレッスンがありますので、あせらずに練習しましょう。

胸を開くことで背骨が伸びます

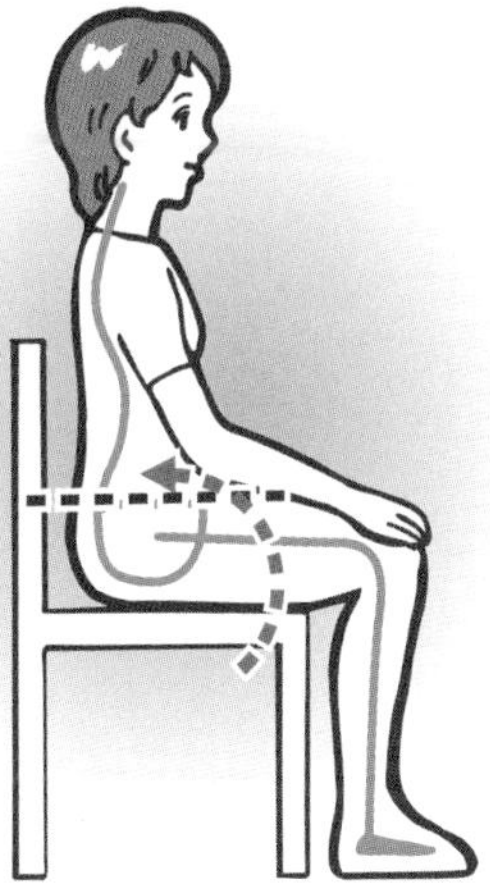

腕を背中に回し、胸を開くことで背筋を伸ばす効果が得られます。

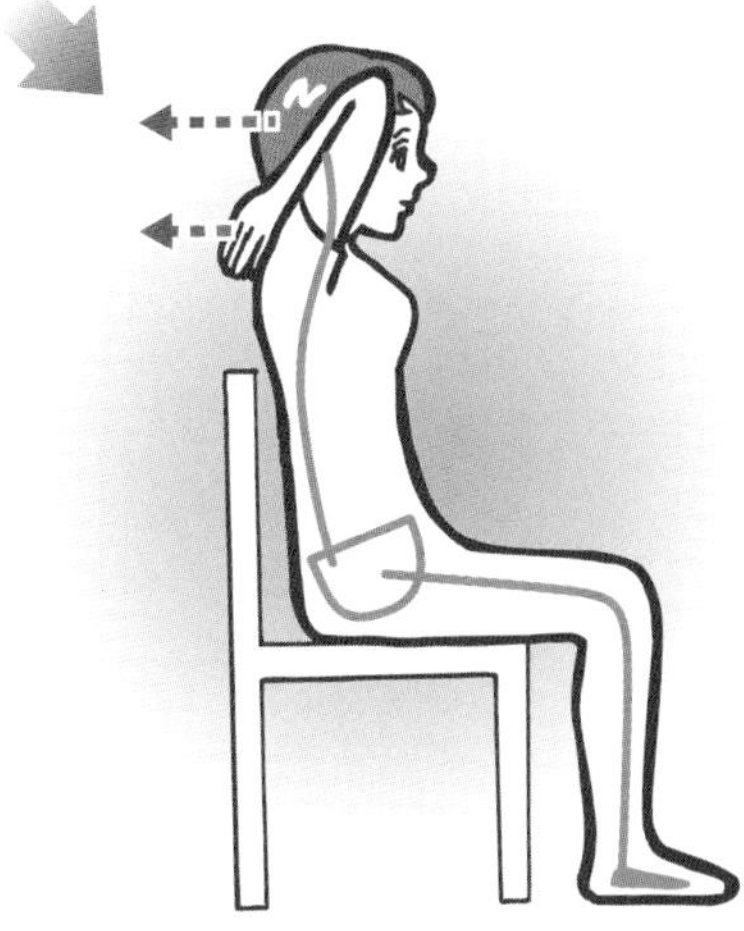

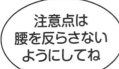

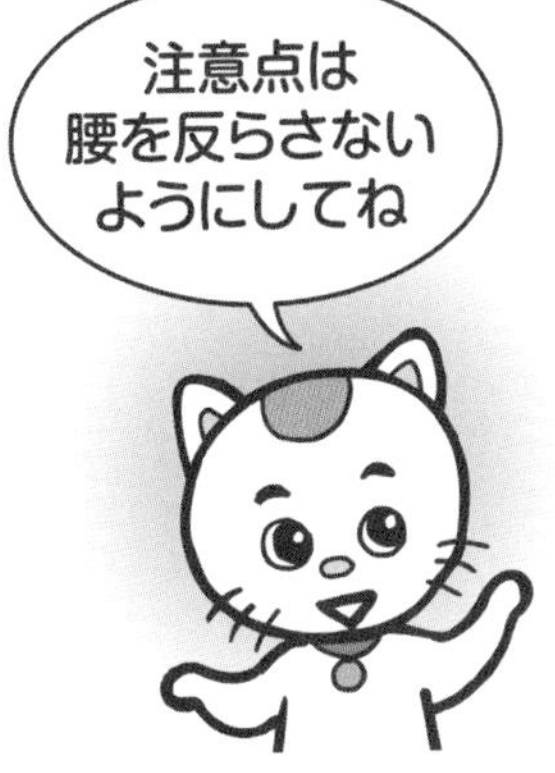

レッスン⑤のポイント
ガンコな横ねこ背を治すために

レッスン①〜④で、イスを使ったり、立ったままなどさまざまなレッスンを行ってきました。両肩を後ろに引く方法で、横ねこ背を治す方法も紹介しました。

しかし、中には、両肩を後ろに引くことができない人もいらっしゃるのではないでしょうか。

そこで、レッスン⑤では、そのような特にガンコな横ねこ背にお悩みの方のためのレッスンをご紹介していきます。

レッスン⑤では、まず「両肩で羽ばたくレッスン」をご紹介します。

これができない人は、次の「『前にならえ』の姿勢でレッスン」にトライしてください。

しかし、それも難しい方は「ドアを利用するレッスン」にトライしましょう。結果はすぐに出ないかもしれませんが、なかなか治らないからといってもあせらずじっくりレッスンを行うことが大事です。

あせらずレッスンを行いましょう

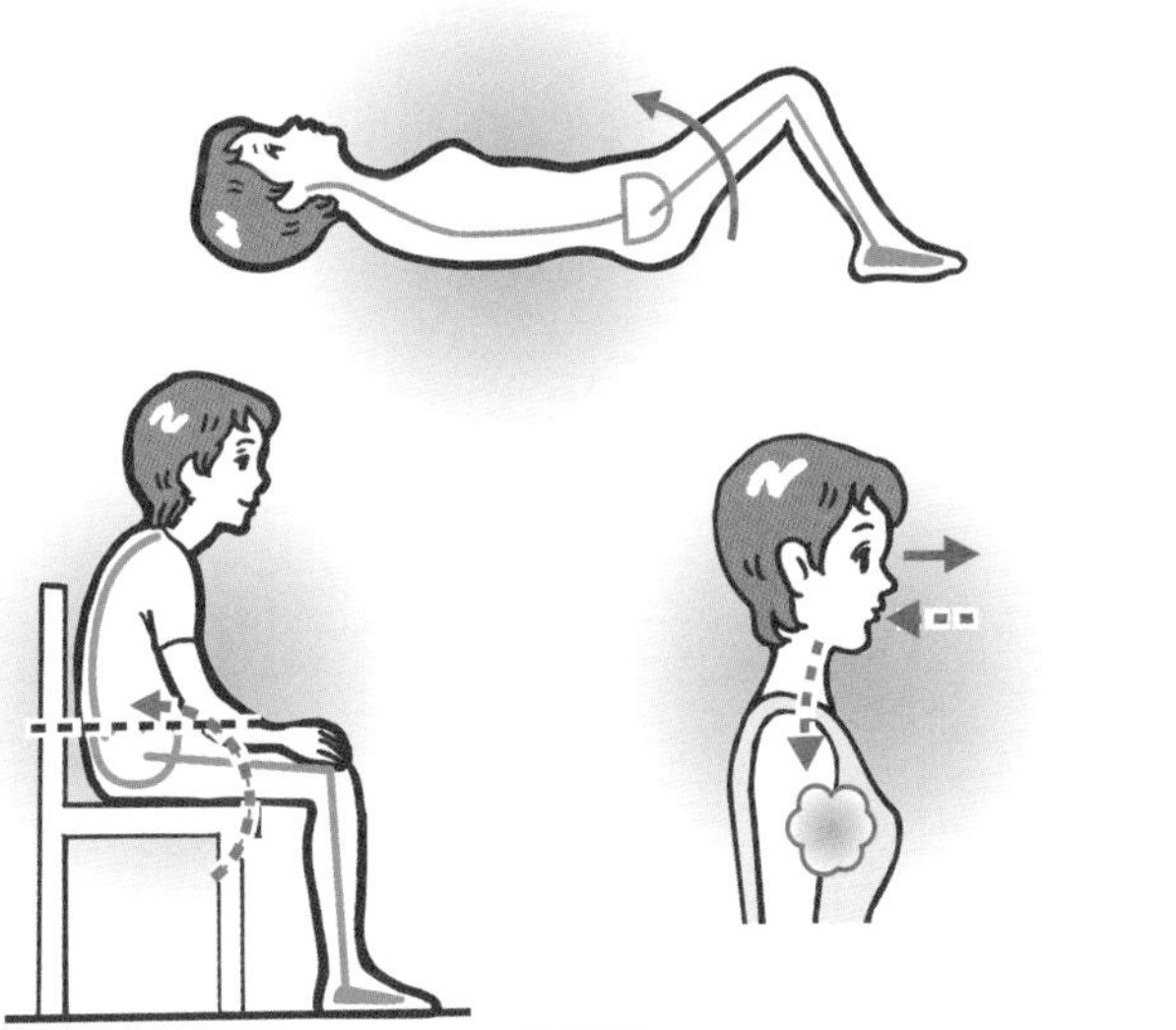

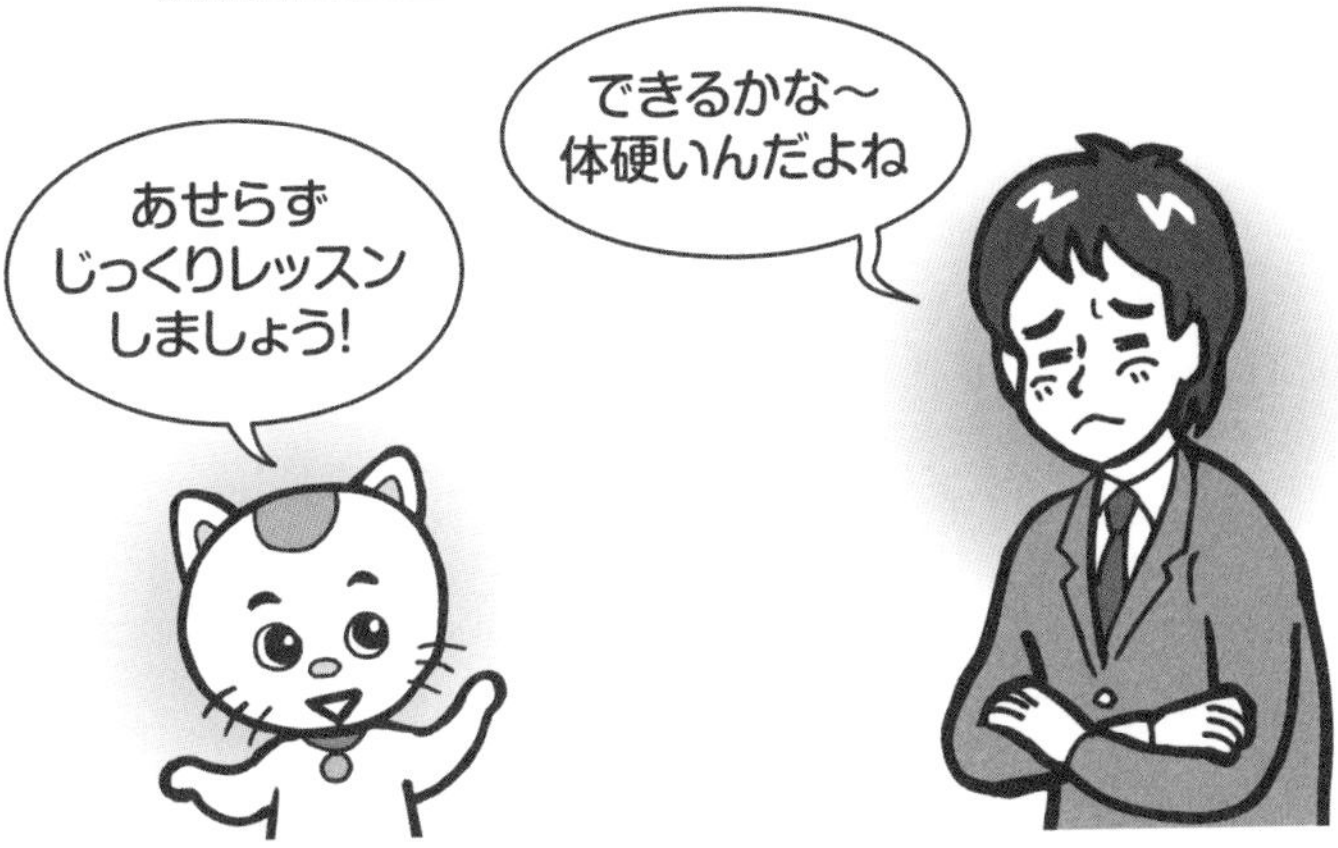
あせらず
じっくりレッスン
しましょう!
できるかな～
体硬いんだよね

ねこ背になる原因には背中の筋肉も関係していると考えられています。治すためにはしっかりと背筋を鍛えることも重要なことなのです。背骨が伸びている状態をきちんと覚え、そしてそれを維持するためには背筋の力が必要となるのです。

レッスン⑤—1
両肩で羽ばたくレッスン

両肩を後方に引けない人や、肩甲骨《けんこうこつ》を背中の中心に寄せられない人のためのレッスンです。両肩が前方に出ているのを改善します。

（1）両肩を前に出します
（2）次に後ろに引きます

（1）と（2）を繰り返すことで、両肩と肩甲骨を翼のようにしてばさばさと羽ばたくイメージとなります。ちょうど両肩の少し後ろ上方に大きな天使の翼をつけているような感じを持ってみましょう。または、観音開《かんのんびら》きのドアを開け閉めする動きのイメージを持ってみてもいいでしょう。

ただし、このレッスンを行うときには腕の力を入れないようにしてください。また、腕を無理に後方に持っていったり、肘《ひじ》を曲げて後方に引いたりしてはいけません。このレッスンができなかった人は、次のレッスンにとり組みましょう。

●肩甲骨［けんこうこつ］を動かしましょう

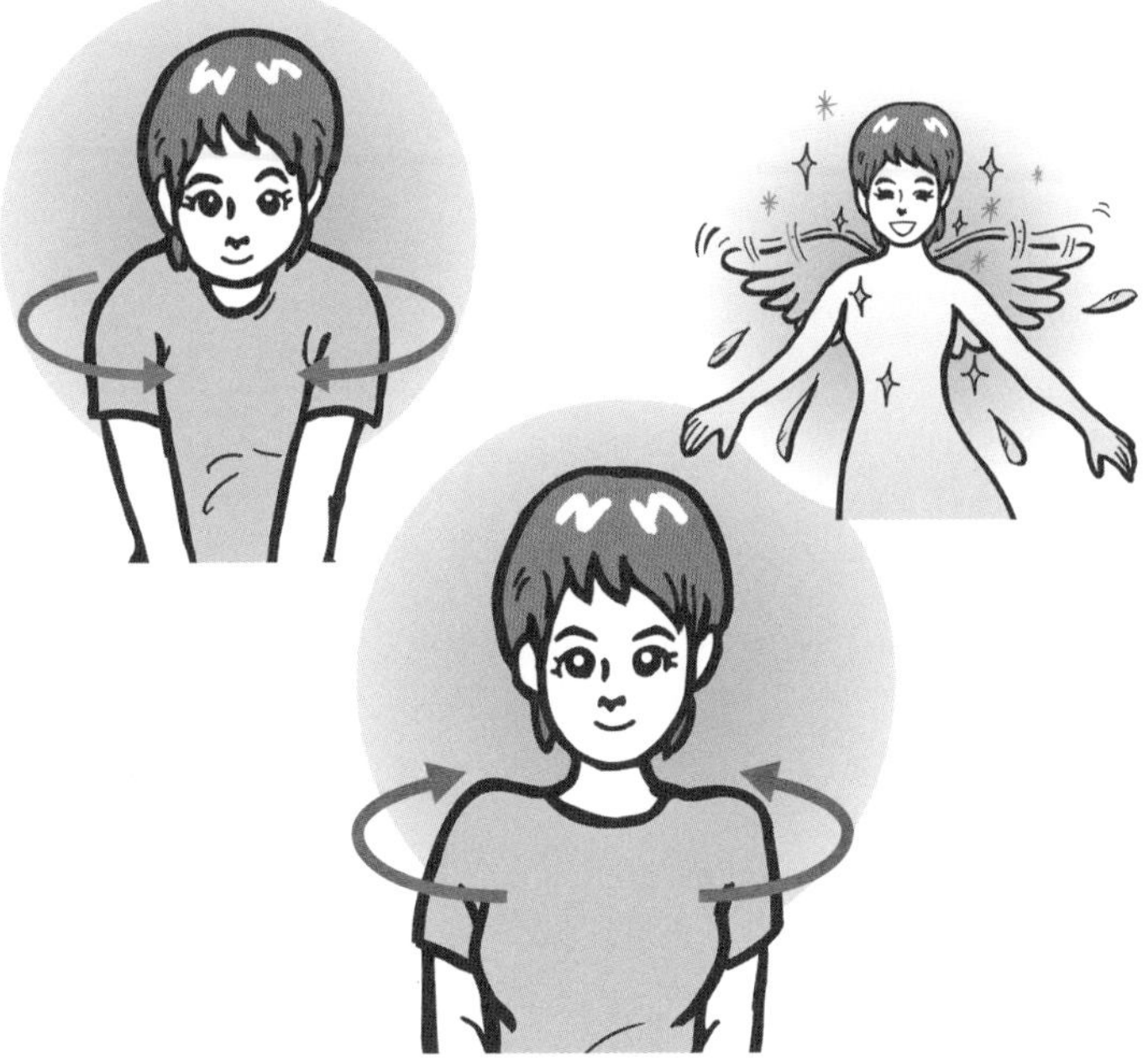

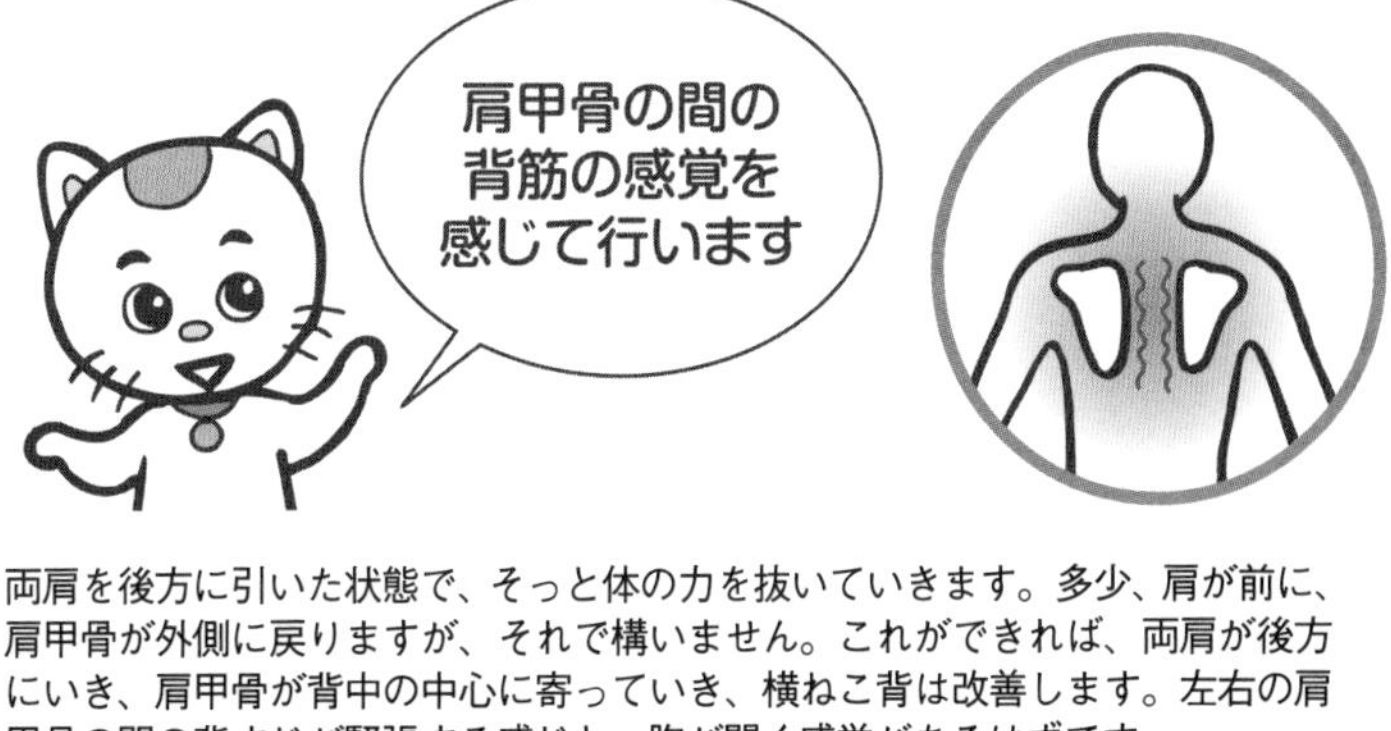

両肩を後方に引いた状態で、そっと体の力を抜いていきます。多少、肩が前に、肩甲骨が外側に戻りますが、それで構いません。これができれば、両肩が後方にいき、肩甲骨が背中の中心に寄っていき、横ねこ背は改善します。左右の肩甲骨の間の背すじが緊張する感じと、胸が開く感覚があるはずです。

両肩で羽ばたけないとき１
「前にならえ」の姿勢でレッスン

両肩で羽ばたくことができなかった人のためのレッスンです。
次の方法を試してみましょう。

（１）両手を前方に出して「前にならえ」をします
このとき、肘《ひじ》の位置が肩の高さになるようにして、まっすぐ前方に両腕を伸ばしましょう。両腕は平行でまっすぐにしてください。

（２）腕を水平に開きます
左右の肩甲骨《けんこうこつ》が背中の中央に寄るのがわかると思います。

（３）そのままできる限り後方に手を持っていってください

（４）胸が開いた状態のまま腕を下げます
これで横のアーチは改善されています。肩の動きがよくなっています。バンザイすると、前より腕の上がりがよくなっているはずです。確認してみましょう。

●肩を動かして胸を開いてください

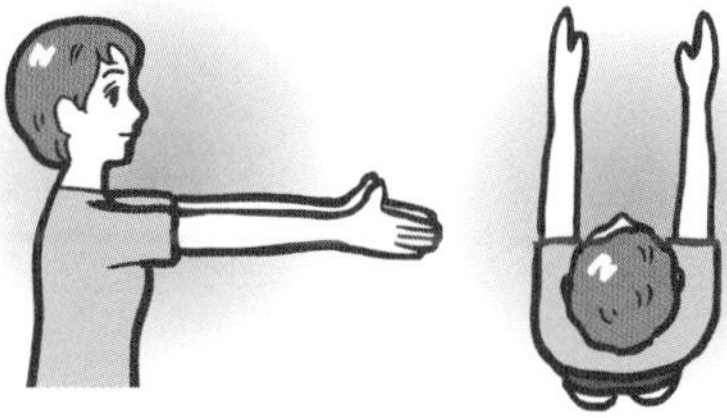

両手を
前方に出して
「前にならえ」
をする

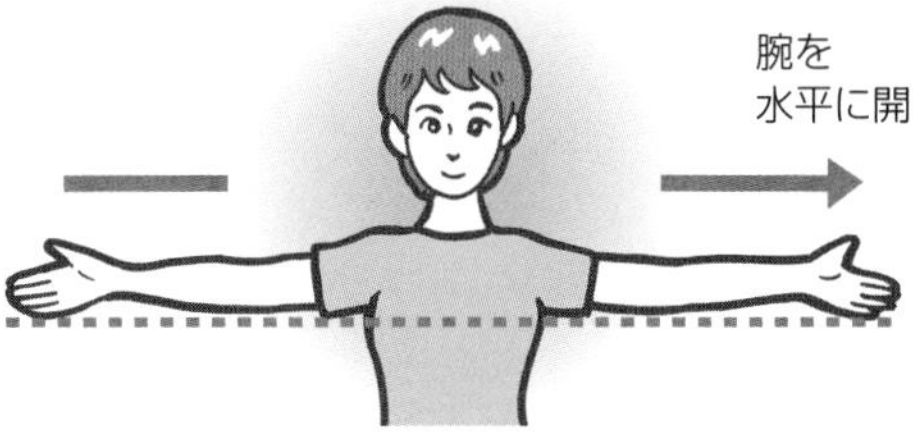

腕を
水平に開く

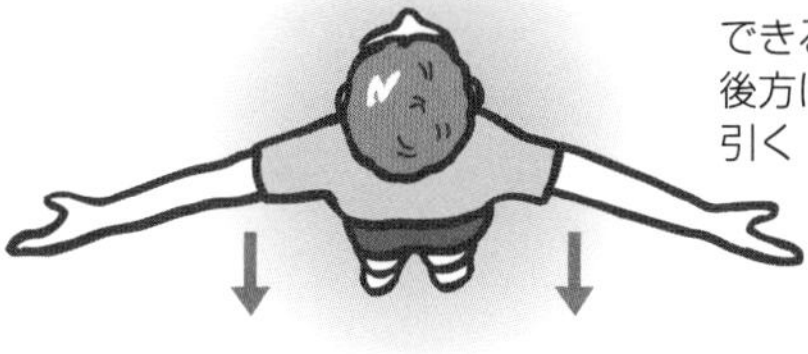

できる限り
後方に腕を
引く

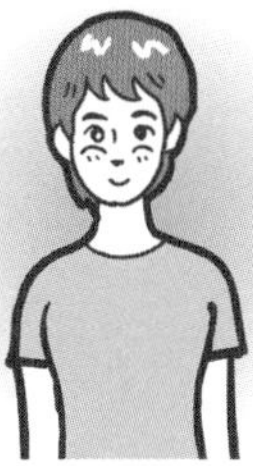

胸が
開いた状態のまま
腕を下げる

このレッスンができたら手をブランと下げた状態で、できなかった「両肩で羽ばたくレッスン」に再挑戦してみましょう。このときに腕を後方に持っていったり、肘［ひじ］を曲げて後方に引いたりしてはいけません。

両肩で羽ばたけないとき２
ドアを利用するレッスン

両肩で羽ばたくことができなかった、「前にならえ」の姿勢も難しかったという方は、次の方法にとり組んでみましょう。

このような人は、胸の筋肉（小胸筋《しょうきょうきん》、大胸筋《だいきょうきん》、前鋸筋《ぜんきょきん》）が、長年のねこ背のために縮んでいて、胸が開かない状態になっています。これらの筋肉をドアを利用したストレッチングでほぐしていきましょう。
（1）ドアを開けて、両側の柱・壁に手を広げてつかまります
これはドアから出て行きたいのですが、腕が邪魔して出られない状態です。
（2）ドアの外に体を押し出すようにします
こうすると、胸が開き、肩が後方に行きます。

これで胸の筋肉がストレッチされ、肩関節《かたかんせつ》が後方に押され、肩甲骨《けんこうこつ》が背中の中央に寄ります。また、手の位置を高くしてやると、違う筋肉が伸ばされることになります。

ドアを使って楽々レッスン

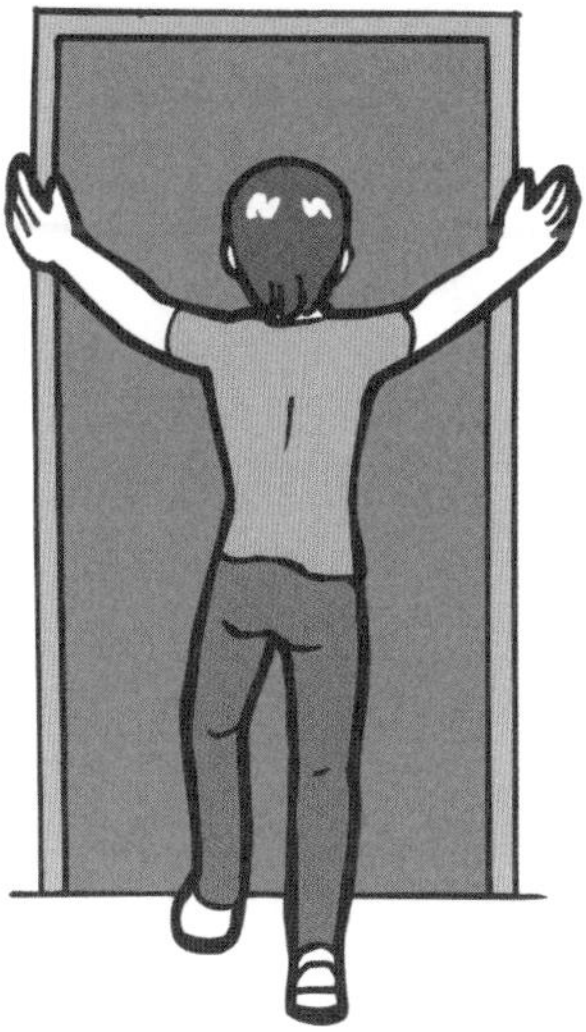

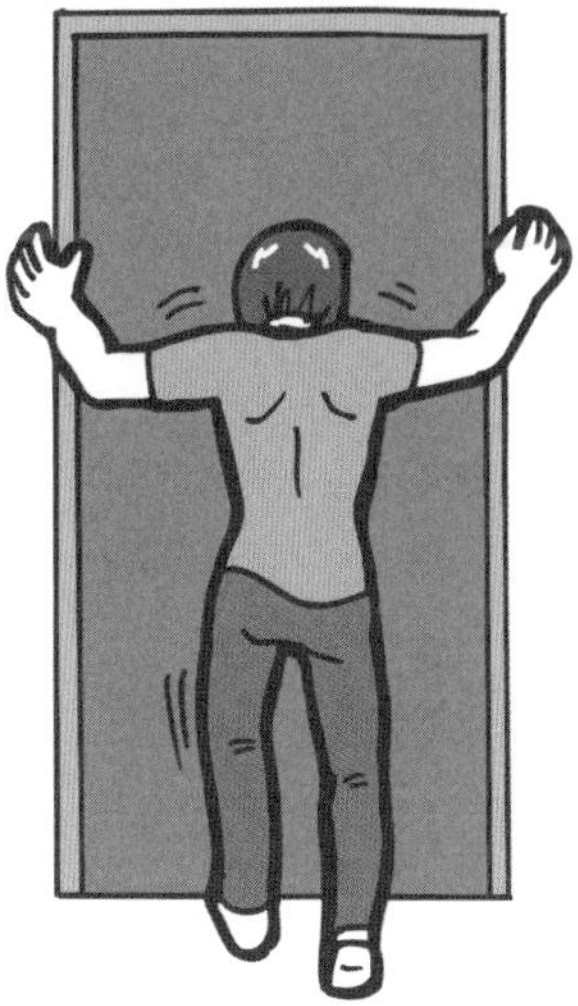

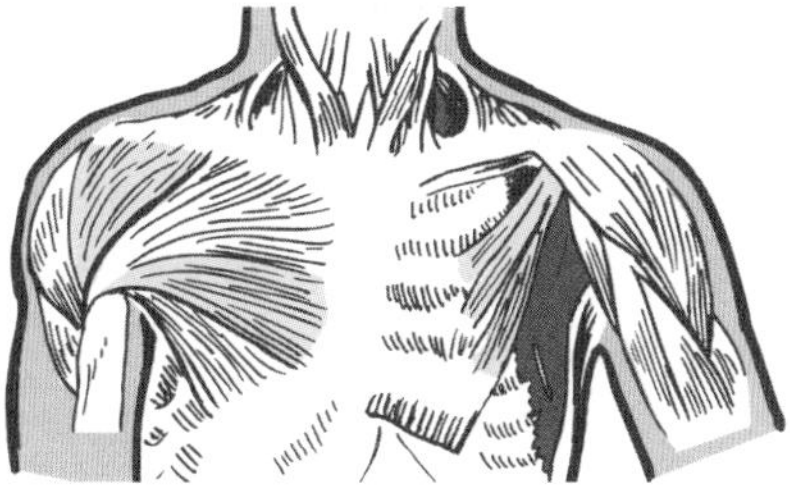

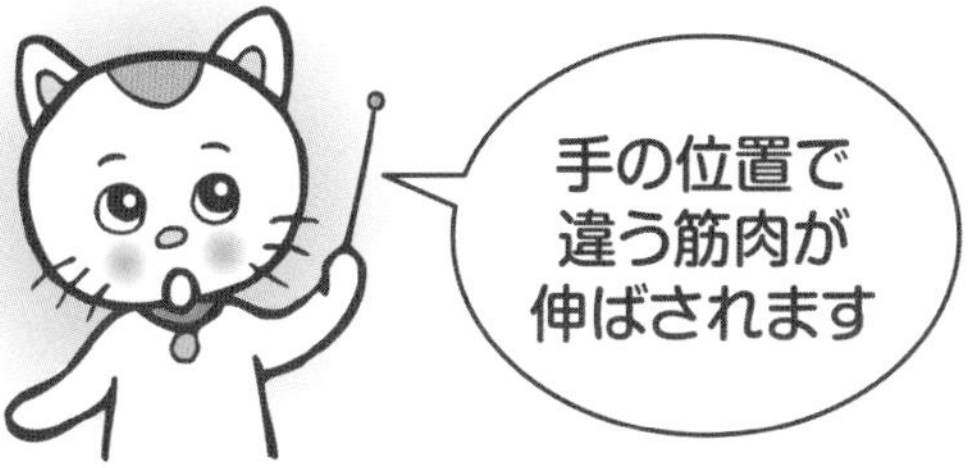

繰り返しレッスンして、肩が後方に引かれる感覚が身についたら、前2つのレッスンにチャレンジしてみてください。

レッスン⑥のポイント1
ATM柔軟法とは?

ねこ背がなかなか治せない方の中には、長年のねこ背の習慣で、筋肉や筋膜《きんまく》が柔軟性や弾力性を失い、関節も動かなくなってしまっている人もいると思います。

このようなガンコなねこ背の方は、まず硬く動きにくくなった関節や筋肉をほぐさなくてはなりません。ねこ背の人の多くが体の硬い人なので、一般的に行われている柔軟法では柔らかくしたい場所にほぐす力がかかりません。体の硬い方には別な方法が必要です。それがATM柔軟法(Anti Trick Motion Flexible ＝抗代償動作柔軟法《こうだいしょうどうさじゅうなんほう》)です(筋肉をほぐす方法ATMストレッチングと関節をほぐす方法ATM関節柔軟法があります)。

ほぐそうとした目的の場所に力がおよばずに、ほかの部位に力が逃げる動作(代償動作《だいしょうどうさ》)を起こさない柔軟の方法です。体の硬い人がストレッチングや柔軟動作を行うときに、柔らかくしたい部位に力が加わらずに、柔軟性のある部位に力がかかってしまうのを防止し、目的の部位をほぐす方法です。

動かなくてもだいじょうぶです

硬く動きにくくなった関節や筋肉をほぐすには、その場所に正しくほぐす力がかかる方法で柔軟動作を行わなければなりません。

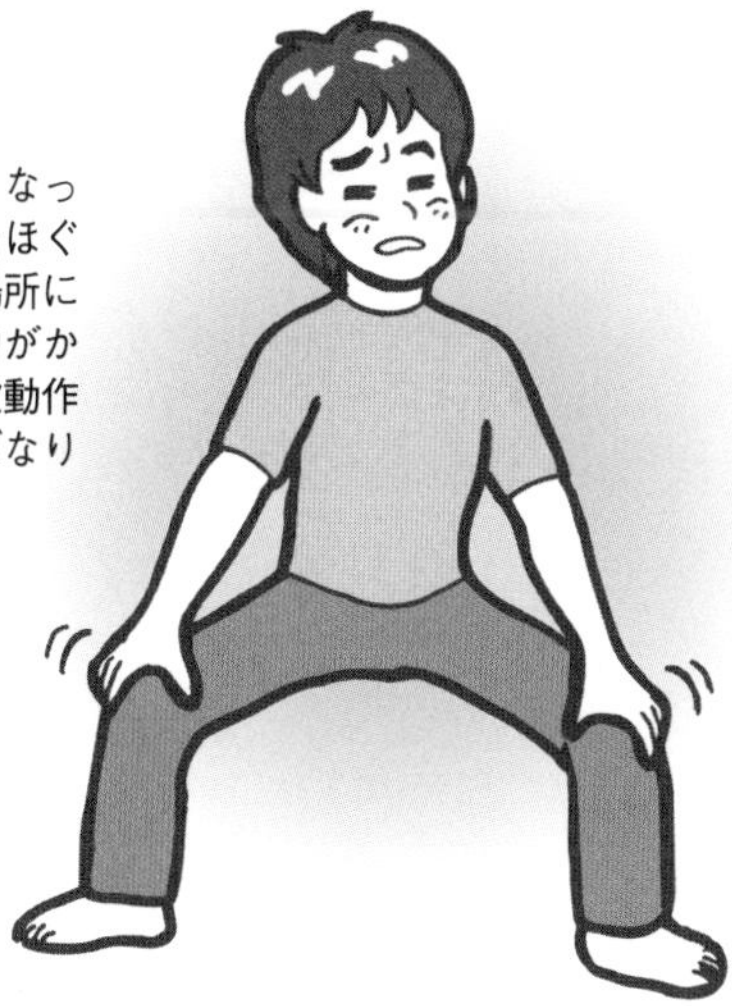

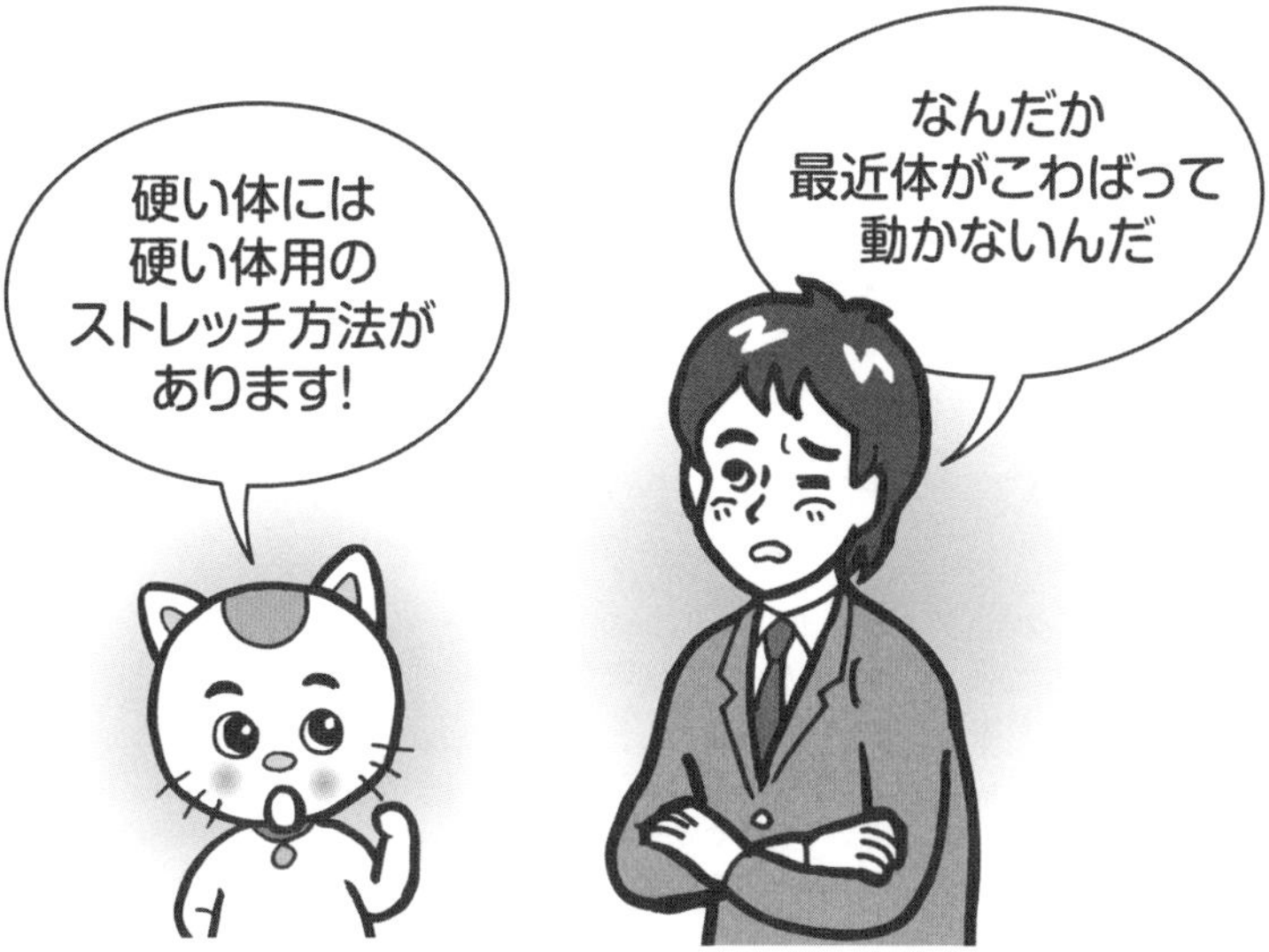
なんだか
最近体がこわばって
動かないんだ
硬い体には
硬い体用の
ストレッチ方法が
あります!

レッスン⑥のポイント2
ATMストレッチング

今までのストレッチングの方法では、筋肉をピンと張った状態にしておいてからストレッチ動作をはじめます。この方法で柔らかい人はうまく伸ばすことができるのですが、硬い方は、目的の筋に伸ばされる力がかかりにくく、ほかの部分を伸ばす、代償動作《だいしょうどうさ》（トリックモーション）が起こってしまいます。ATMストレッチングではこのトリックモーションが起こりません。

たとえば、ハムストリング（ももの後方の筋肉）のストレッチは、一般的には体を前屈してストレッチングします。しかし、体の硬い方はこの方法ではハムストリングが効果的にストレッチされずに、腰に負担がかかってしまいます。

ATMストレッチングでは、ももの筋肉をゆるめた状態からスタートする（クラウチングスタート）姿勢からお尻を持ち上げていきます。こうするとハムストリングが的確にストレッチされ、腰に負担がかかりません。

硬くなった関節や筋肉をほぐしましょう

一般的なストレッチ

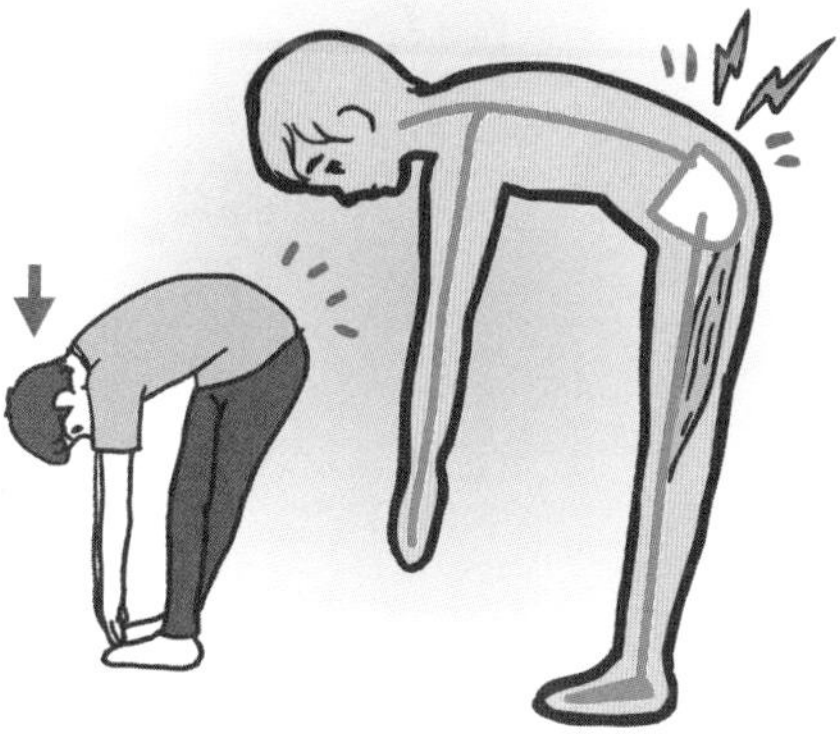

筋肉をピンと張った
状態からスタート

↓

腰に負担がかかる

ATMストレッチ

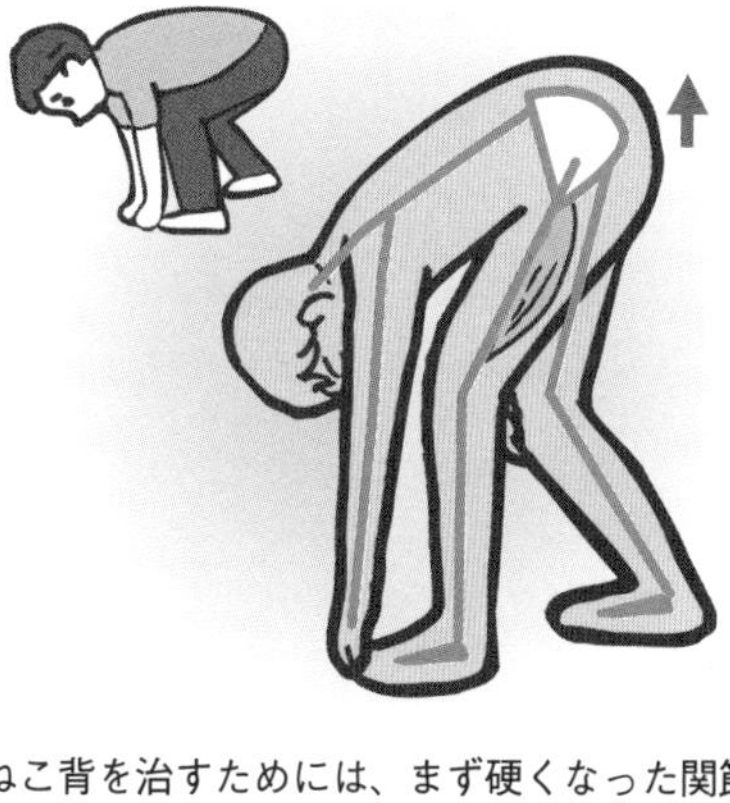

クラウチングスタート・
ストレッチ＝ももの筋肉
をゆるめた状態から
スタート

↓

腰に負担がかからない

ねこ背を治すためには、まず硬くなった関節や筋肉をATM柔軟法でほぐしましょう。関節の柔軟も同じです。柔らかくしたい関節に力が加わるように、トリックモーションを起こさない方法（ATM関節柔軟法）でやる必要があります。

レッスン⑥のポイント3
ATM柔軟法の7原則

ATM柔軟法を行うには、7つのポイントがあります。

(1) 10～30秒程度、状態をキープします
(2) はずみをつけずにゆっくりと行います
(3) 呼吸を止めず、リラックスして行います
(4) 強さは痛すぎず、ゆるすぎず、目安は気持ちよい程度
(5) 目的の部位を意識しましょう
(6) 何回か繰り返して行いましょう
(7) 自分に合った方法で行いましょう

まずは、この「ATM柔軟法の7原則」に従って、さまざまなATM柔軟法にトライしてみてください。

そして、トライするうちに、きっとあなたに合った柔軟法が見つかるはずです。

●ＡＴＭ柔軟法の７原則

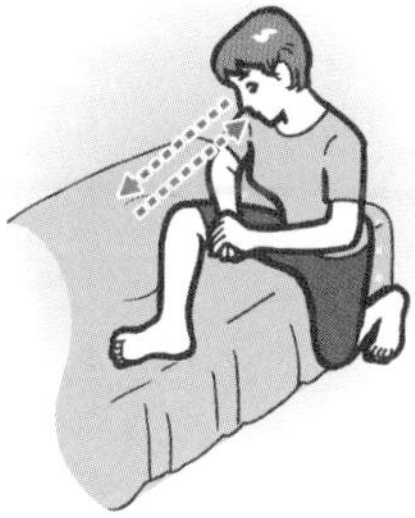

（1）10～30秒程度、
状態をキープする

（2）はずみをつけずに
ゆっくりと行う

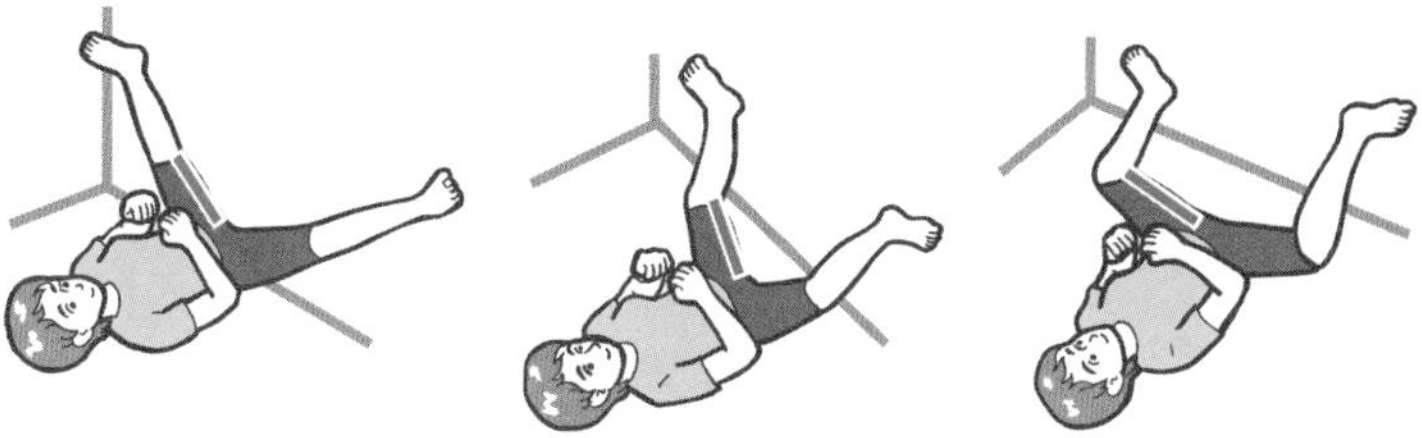

（3）呼吸を止めず、リラックスして行う

（4）強さは痛すぎず、ゆるすぎず、目安は気持ちよい程度

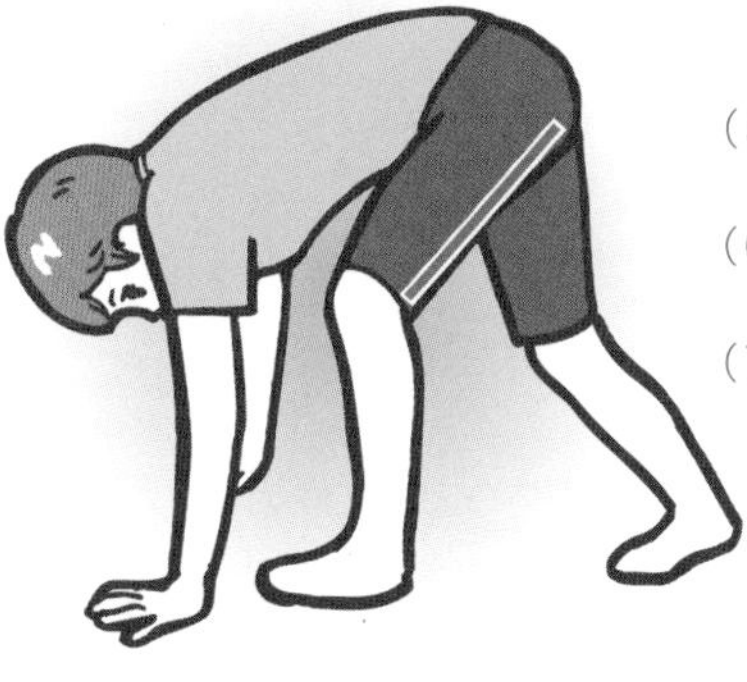

（5）目的の部位を
意識する

（6）何回か繰り返して
行う

（7）自分に合った方法で
行う

昨日よかった方法が今日よいかというと、そうではありません。体は一日一日、刻々と変化しています。だからといって、決してあせる必要はありません。体の要求を素直に受け止めて、今のあなたに合った柔軟法を探しましょう。

レッスン⑥—1ポイント
あぐらねこ背チェック

あぐらをかくと、背中の中心あたりが丸くなる、いわゆるねこ背になる人は体が硬い人です。そこで、まずレッスンに入る前に、あぐらで正しく座れるか、つまりあぐらをかいたとき、ねこ背になるかどうかをチェックしてみましょう。

（1）あぐらをかいて、骨盤の後ろ面を垂直に立てます

（2）その骨盤の上に、腰を垂直に立てます

（3）そして背すじを伸ばし、目線は水平にしてあごを引きます

（4）ほんの少し両肩を後方に引き、横のアーチ（横ねこ背）を治します

胸が開き、背すじに力が入った感じがあれば、ねこ背ではありません。足を重ねて組んで座ると、骨盤が後ろに倒れ、ねこ背になってしまう人、足を重ねずに座っても骨盤が後ろに倒れ、ねこ背になってしまう人は、股関節《こかんせつ》や臀部《でんぶ》、大腿部《だいたいぶ》の筋肉が硬いので、それらも柔らかくしましょう。

●股関節、お尻、ももの筋肉の硬さは?

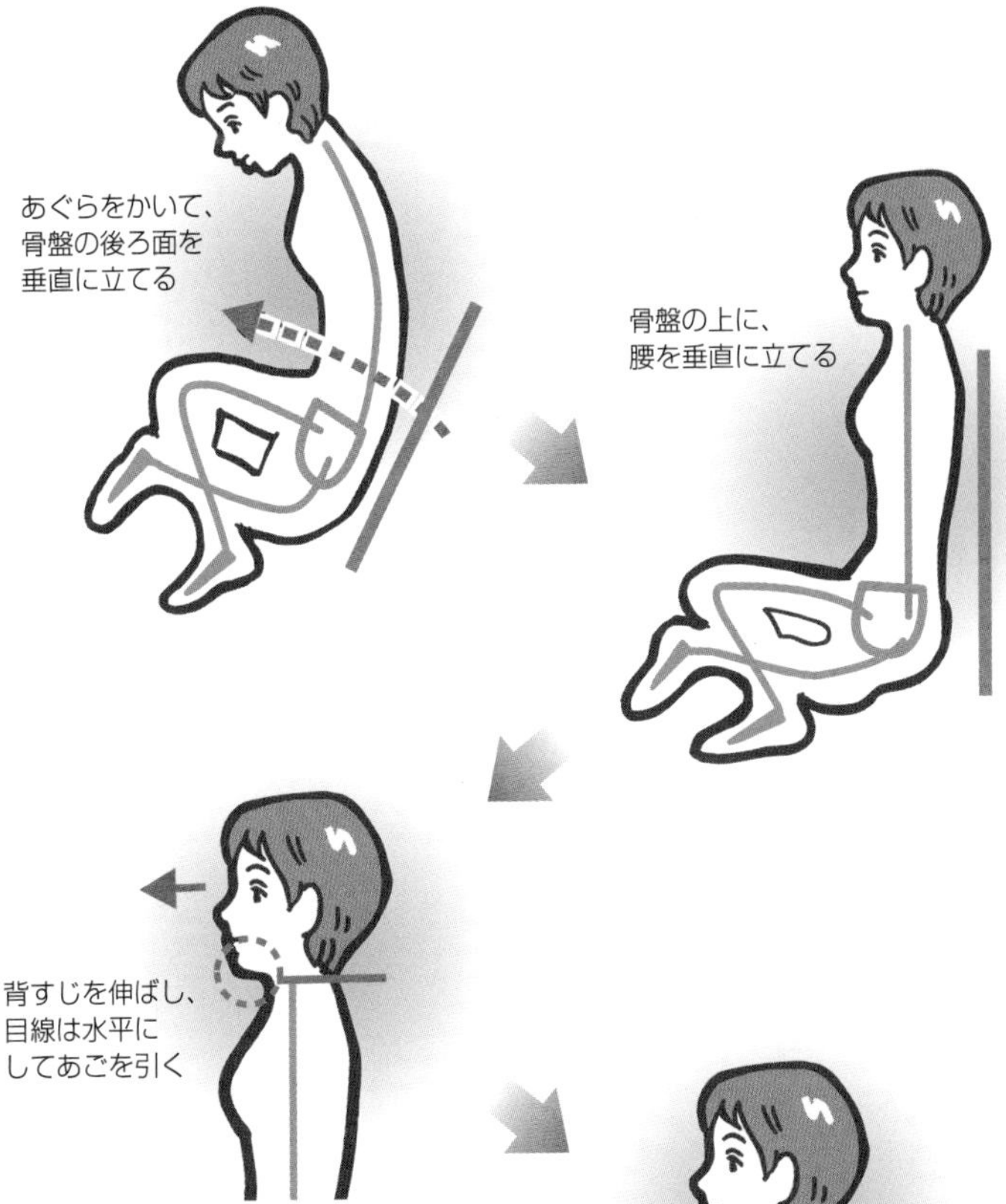

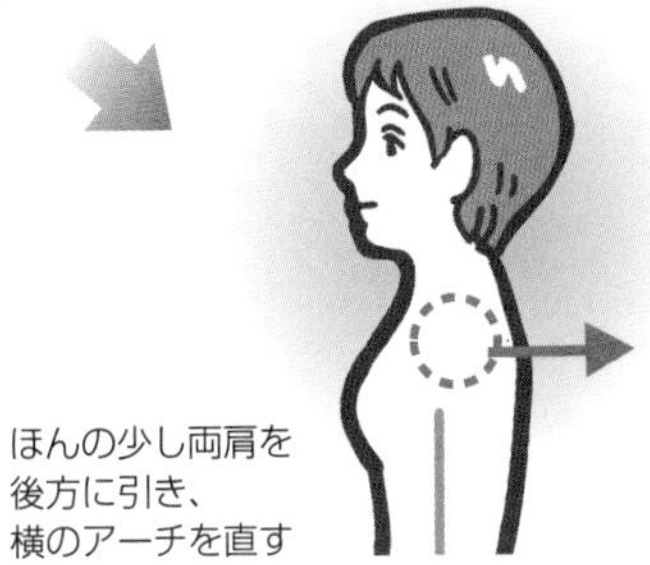

あぐらをかくとねこ背になる方は、特に股関節やお尻、ももの筋肉が硬くなっています。硬くなった筋肉をほぐすレッスンで柔らかくしましょう。

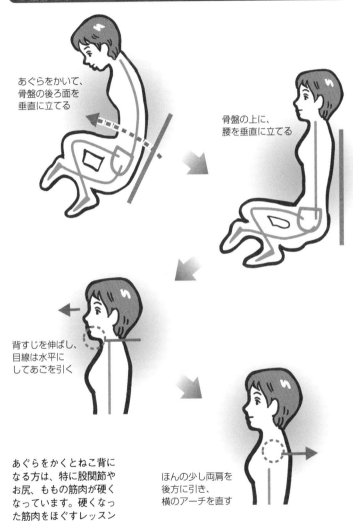

レッスン⑥―1 あぐらねこ背を治すレッスン

前のページであぐらをかくとねこ背になってしまう方には、硬くなった筋肉をほぐすレッスンをご紹介します。

ねこ背になってしまう原因は、股関節《こかんせつ》が硬く柔軟性がないからです。そのため、股関節の曲がりや開きが悪くなり、骨盤が後方に倒れ、背骨が曲がってしまうのです。

また、こういう方は、ももの後方の筋肉（ハムストリング）や、ももの内側の筋肉（内《ない》転筋《てんきん》）、尻の筋肉（中臀筋《ちゅうでんきん》）も硬くなっていますので、それらを柔らかくします。

一般に行われている座位で体を前屈して行う柔軟法では、体の硬い人は、股関節や周囲の筋肉をゆるめられないだけでなく、腰を痛める危険性があります。

しかし、ＡＴＭの原理にのっとった方法で行えば目的の部位が効果的にゆるみ、腰に無理な力がかかりません。

さっそく股関節や尻、ももの筋肉をほぐすＡＴＭ柔軟法にトライしましょう。

●硬くなった筋肉をほぐしましょう

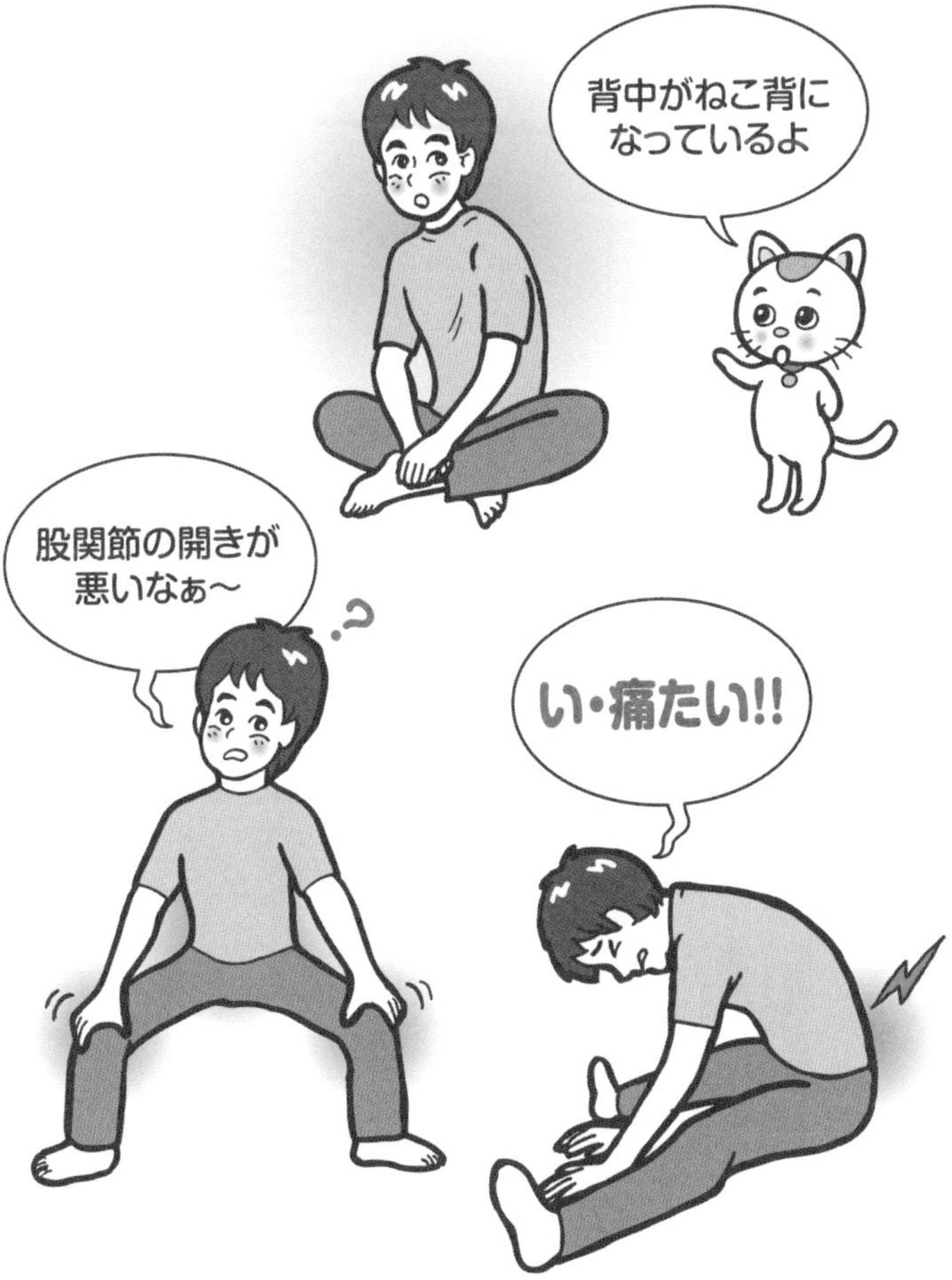
背中がねこ背に
なっているよ
股関節の開きが
悪いなぁ～
い・痛たい!!

「あぐらをかくと、ねこ背になる」のを治す柔軟法として、①壁を使う柔軟法　②開脚柔軟法　③閉脚柔軟法　④四つんばい柔軟法　⑤お尻柔軟法　⑥カエル足柔軟法の６つをご紹介します。

レッスン⑥—2ポイント
壁を使った柔軟法レッスン

あぐらをかくとねこ背になる人は、股関節《こかんせつ》やその周りの筋肉が硬いので、柔らかくする必要があります。

ここでは壁に下肢《かし》（両足）を立てかけて、下肢の筋肉や股関節の柔軟のレッスンを行いましょう。

常に腰が床についているので、腰のトリックモーション（代償動作《だいしょうどうさ》）を防止し、目的の部位の柔軟を効果的に行うことができます。腰は床面についたままなので、腰を痛めることもありません。

また、足の重さを利用するので動作が楽にできる利点があります。

壁を使う柔軟法には、3種類の「開脚柔軟法《かいきゃくじゅうなんほう》」と2種類の「閉脚柔軟法《へいきゃくじゅうなんほう》」、そして「股《こ》関節屈曲柔軟法《かんせつくっきょくじゅうなんほう》」の6種類があります。

ひとつずつトライして、股関節の動きをよくしましょう。

●股関節を動かしましょう

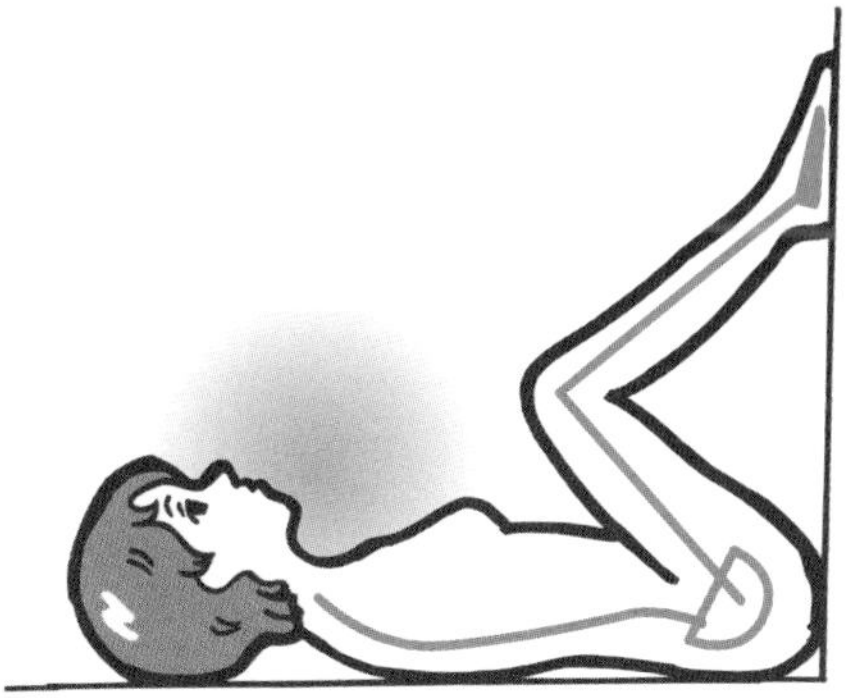

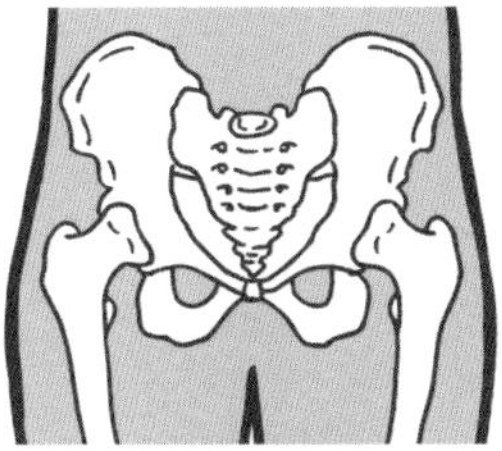

股関節

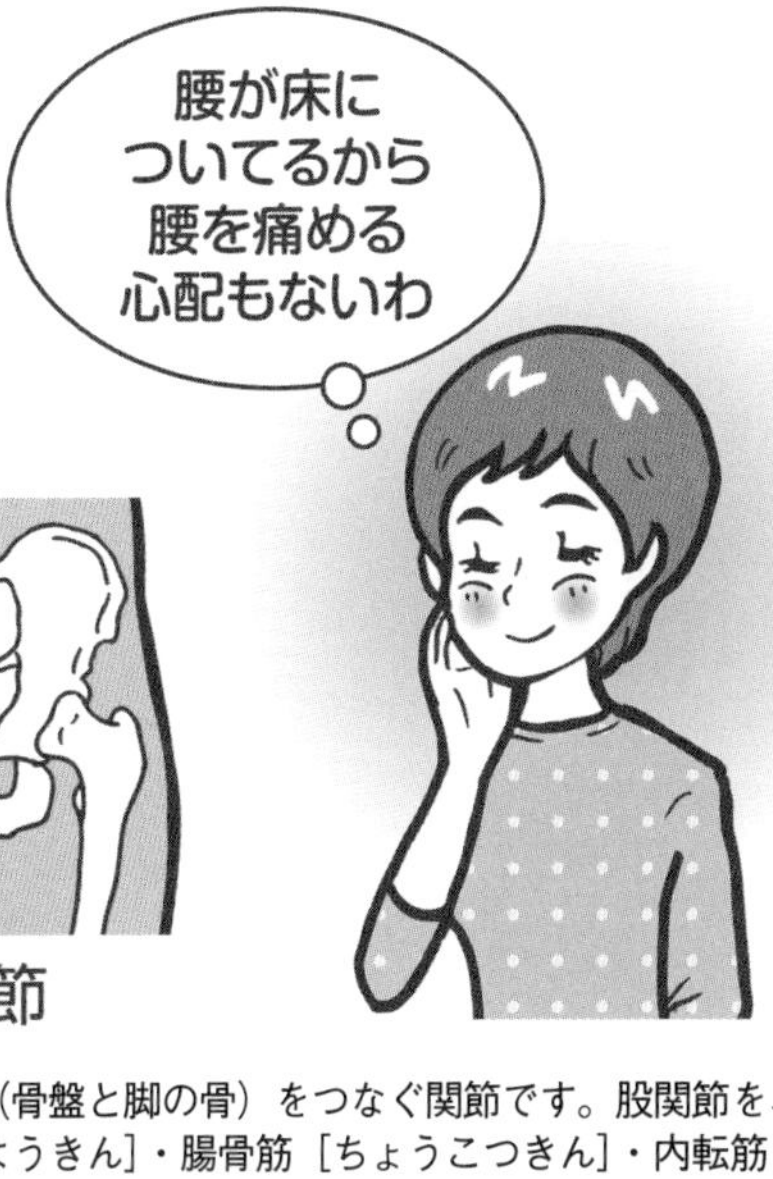
腰が床に
ついてるから
腰を痛める
心配もないわ

股関節はお尻と足（骨盤と脚の骨）をつなぐ関節です。股関節をおおう筋肉には、大腰筋［だいようきん］・腸骨筋［ちょうこつきん］・内転筋［ないてんきん］などがあり、股関節を柔らかくすれば、すんなりとお尻と足が動くようになり、背中もそれにともなって正しい位置へと導かれていきます。その上、血液・リンパの流れもよくなり下半身のむくみがとれ美脚も期待できます。

レッスン⑥―2 開脚柔軟法《かいきゃくじゅうなんほう》

まずは、内転筋《ないてんきん》（ももの内側の筋）のストレッチから行っていきましょう。足の重さを利用するので動作が楽に行えると思います。

（1）開脚柔軟法1
壁に下肢を立てかけて、ひざを伸ばして足を開きます。ももの内側の筋肉や後ろ側の筋肉をほぐします。

（2）開脚柔軟法2
壁に下肢を立てかけて、ひざを曲げて足を開きます。ももの内側の筋肉の柔軟法です。体が特に硬いという人にお勧めの方法です。

（3）開脚柔軟法3
壁から体を離し、ひざを曲げて足を開きます。ももの内側の筋肉や股関節を開く柔軟法です。これも、体が特に硬い人にお勧めの方法です。

開脚柔軟法でストレッチ

開脚柔軟法1

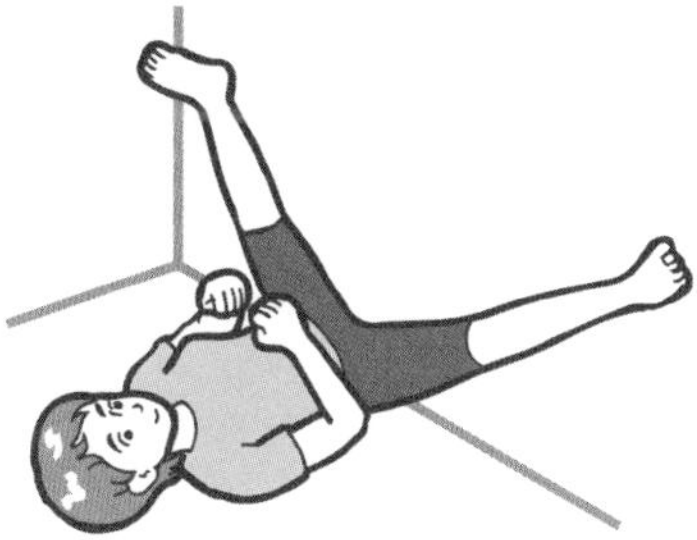

両足を同時に行うのがつらい人は、片側のひざを少し曲げて行うとよいでしょう。また、壁から離れて足を立てかけると、その分楽に柔軟法を行うことができます

開脚柔軟法2

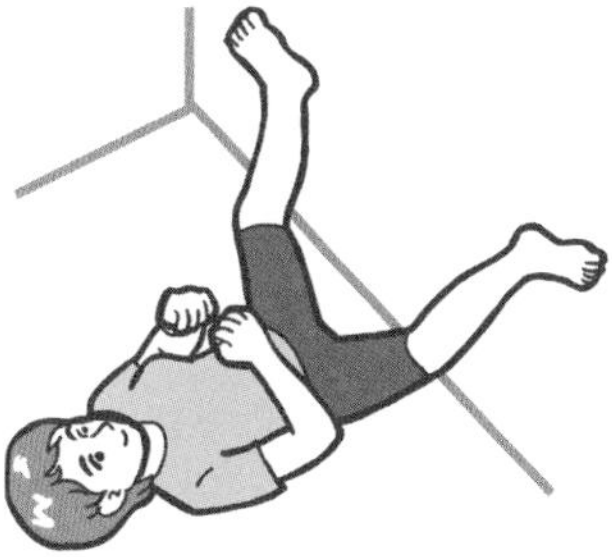

両足のひざを同じように曲げなくても構いません

開脚柔軟法3

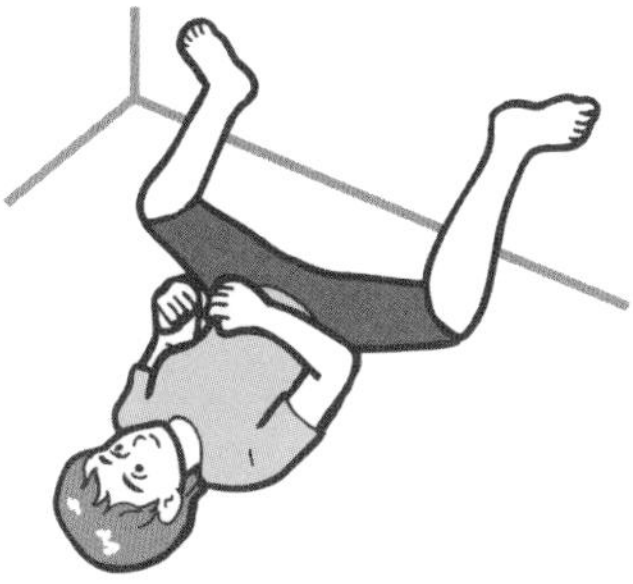

股関節が開かない人のための柔軟法です

レッスン⑥—3
閉脚柔軟法《へいきゃくじゅうなんほう》

体が硬い人のためのハムストリング（ももの裏の筋肉）のストレッチ3種類です。

（1）閉脚柔軟法1

お尻を壁につけて、ひざを伸ばします。ももの裏の筋肉の柔軟法です。両ひざをひもでしばると効果が上がります。

（2）閉脚柔軟法2

壁からお尻を離し、ひざを軽く曲げて足を閉じて行います。こちらも、ももの裏の筋肉の柔軟法です。体が特に硬い人にお勧めの方法です。これも、両ひざをひもでしばると効果が上がります。

（3）股関節屈曲柔軟法《こかんせつくっきょくじゅうなんほう》

壁にお尻と足の裏をつけ、両ひざを手で胸に引き寄せます。ひざを胸につけるのがつらい人のための柔軟法です。股関節のつけ根が柔らかくなるようにします。

閉脚柔軟法でハムストリングを伸ばします

閉《へい》脚《きゃく》柔《じゅう》軟《なん》法《ほう》1

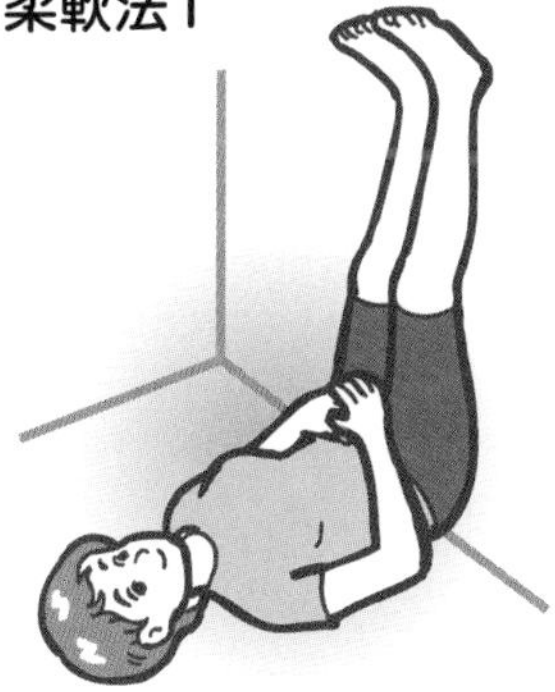

閉脚柔軟法2

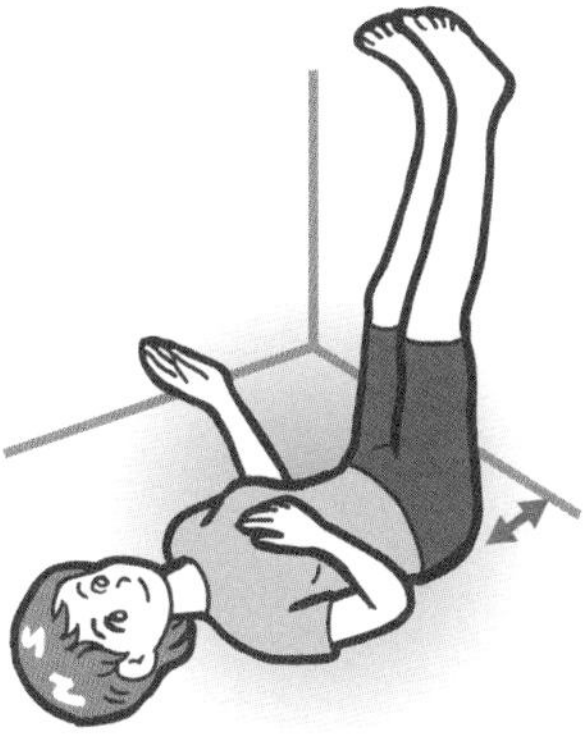

股《こ》関《かん》節《せつ》屈《くっ》曲《きょく》柔《じゅう》軟《なん》法《ほう》

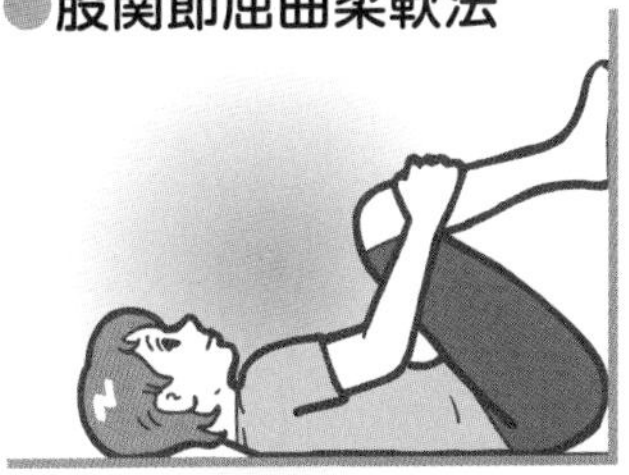

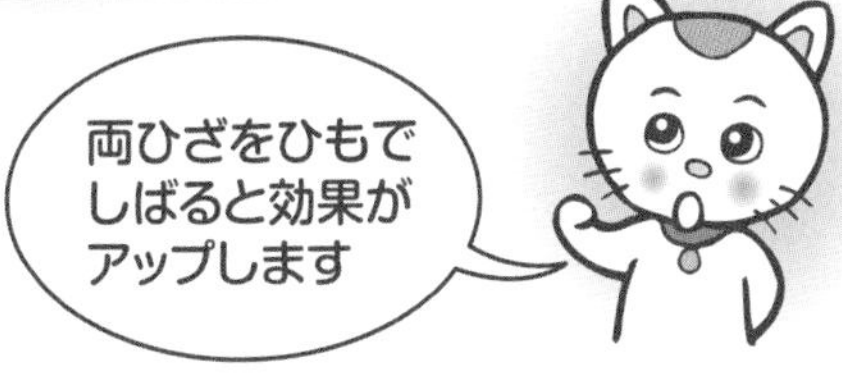
両ひざをひもで
しばると効果が
アップします

ハムストリング（hamstring）は大腿二頭筋［だいたいにとうきん］、半膜様筋［はんまくようきん］、半腱様筋［はんけんようきん］、3つの筋肉の総称のことです。股関節の伸展（太ももを後方に引く動き）とひざ関節の屈曲に使用します。人間の行動は前方に移動することが多く、その際にハムストリングはひざに対して急激な動きを制御するブレーキの役割をしています。

レッスン⑥—4
四つんばい柔軟法レッスン

もも内側筋肉の柔軟法です。

（1）四つんばいになります

（2）ゆっくりとお尻を下のほうに下げていきます

息を吐きながら上体を落とし、内ももが伸びたらこの姿勢を10～30秒間キープしましょう。もし、内転筋《ないてんきん》がストレッチされていないと感じたら、もっと足を広げてやりましょう。太ももの内側をイタ気持ちいいくらいのところまで伸ばしてください。

ももの内側の筋肉（内転筋）は、名前から想像できるように足を内側に閉じる筋肉で、骨盤を正しい位置に保つ役割もします。この内転筋には、ふくらはぎの筋肉とともに足に流れる血液やリンパを上体に押し上げるポンプのような働きがあります。ここが硬くなると、このポンプの働きが衰《おとろ》えてしまい、血液やリンパがうまく流れなくなり、むくみも生じてきます。この筋肉は過度なストレッチを行うと傷めることがあるので注意しましょう。

ももの内側を伸ばしましょう

四つんばい柔軟法

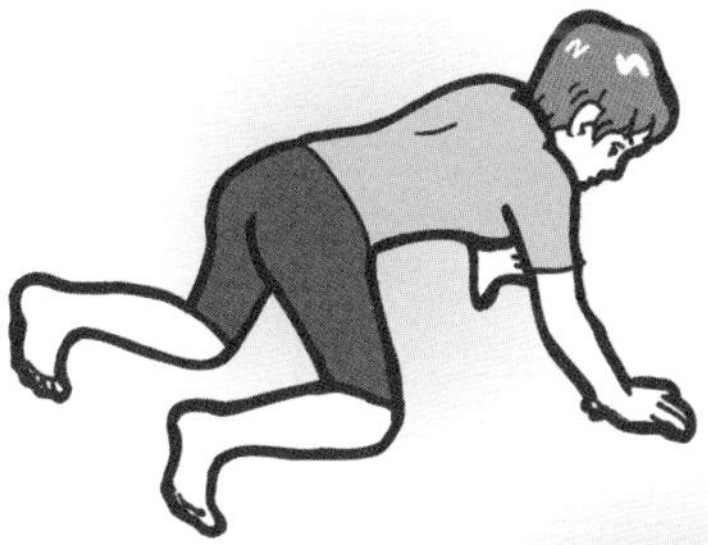
四つんばいに
なる

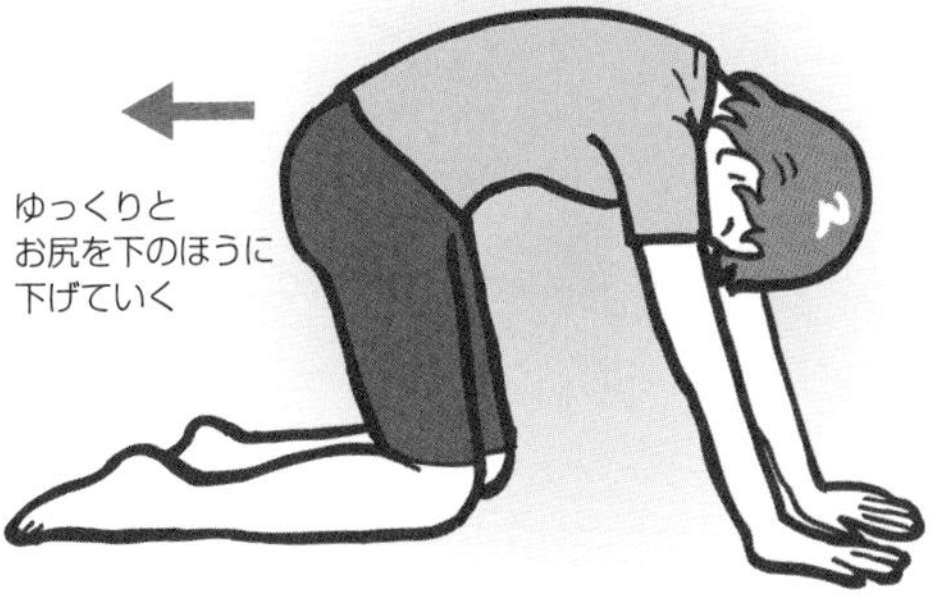
ゆっくりと
お尻を下のほうに
下げていく

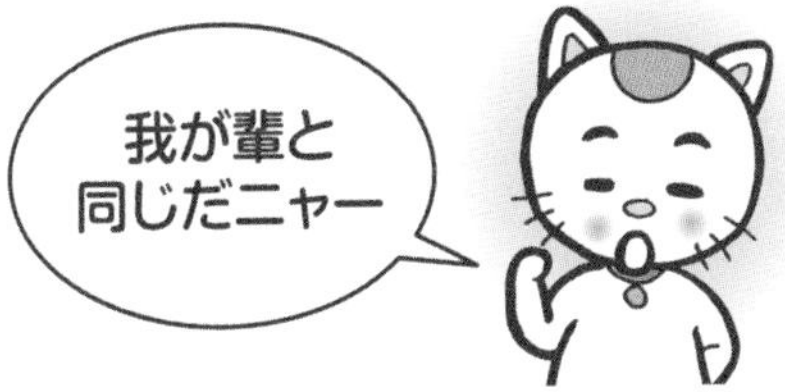
我が輩と
同じだニャー

内転筋［ないてんきん］は、骨盤［こつばん］の恥骨［ちこつ］付近に付着しますので、骨盤のゆがみに影響を与える筋肉です。日常の動作では、ほかの筋肉に比べあまり使われることがないので、硬くなりがちで、意識してストレッチしないと内ももに脂肪がつきやすくなります。ここをストレッチングすることで、内ももが引きしまり細くなるだけでなく、血行がよくなり下半身のむくみも解消するでしょう。

レッスン⑥ー5
お尻柔軟法レッスン

このレッスンは股関節《こかんせつ》、中臀筋《ちゅうでんきん》の柔軟法となります。ベッドなどが必要になります。次ページのやり方を説明します。お尻が引っ張られる感じが感じられればＯＫです。

（1）左足は下げた状態で、ベッドに腰かけます
（2）右ひざを曲げてあぐらの形にします
（3）左のももをなるべく後ろに引き、骨盤を前に倒します（これは腰を曲げないようにするためです）
（4）腰を曲げずにおなかを突き出します
（5）骨盤が前に倒れるように、体をゆっくりと前に倒します

上半身を倒す角度で伸び具合が違ってきますので、正面以外にも左右斜め前方に倒してみてください。そうすると効くポイントを見つけることができます。また、ひざを曲げるのがつらい人は無理はしないでください。反対側も同じように行いましょう。

●股関節を柔らかくして血行促進

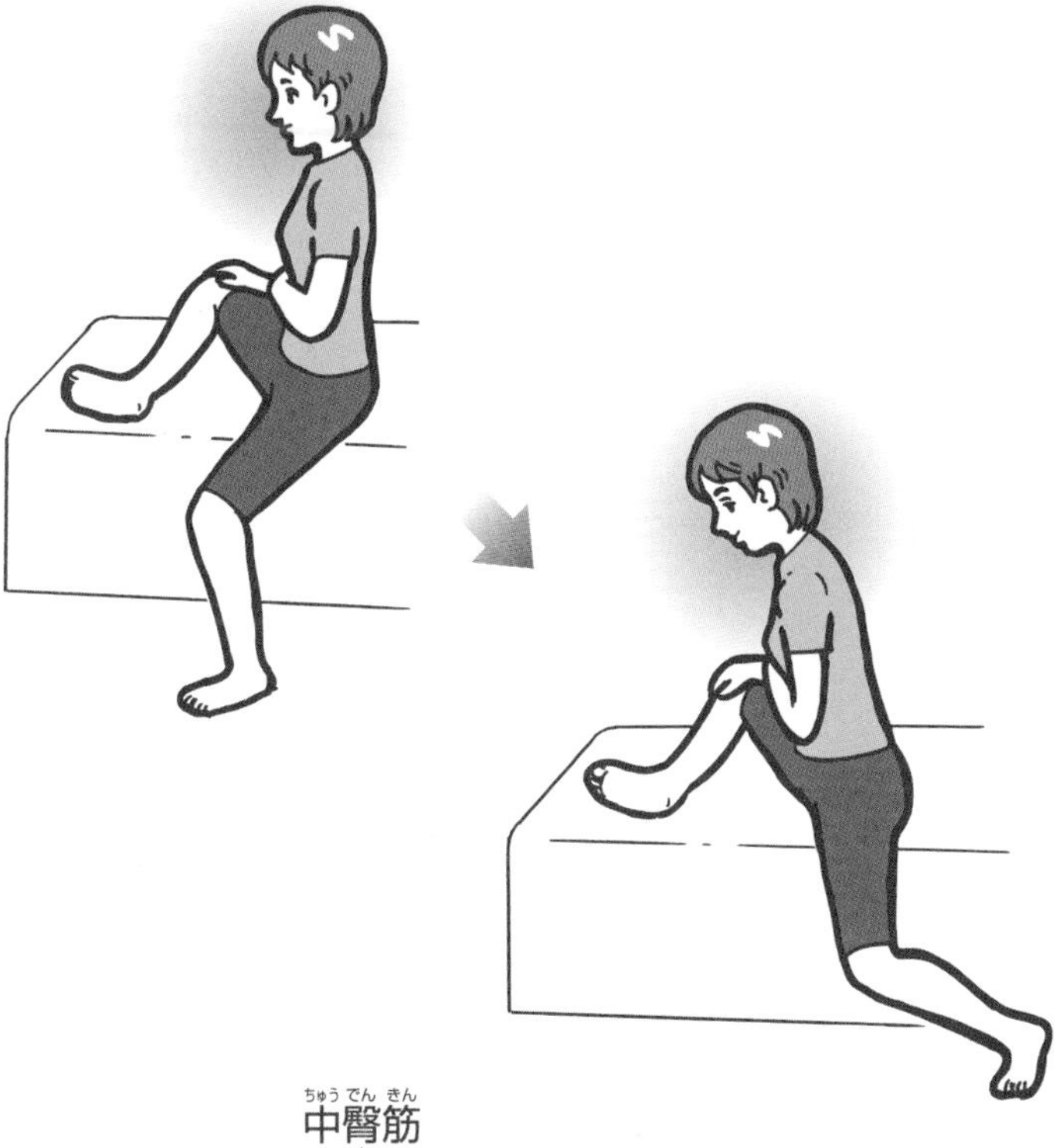

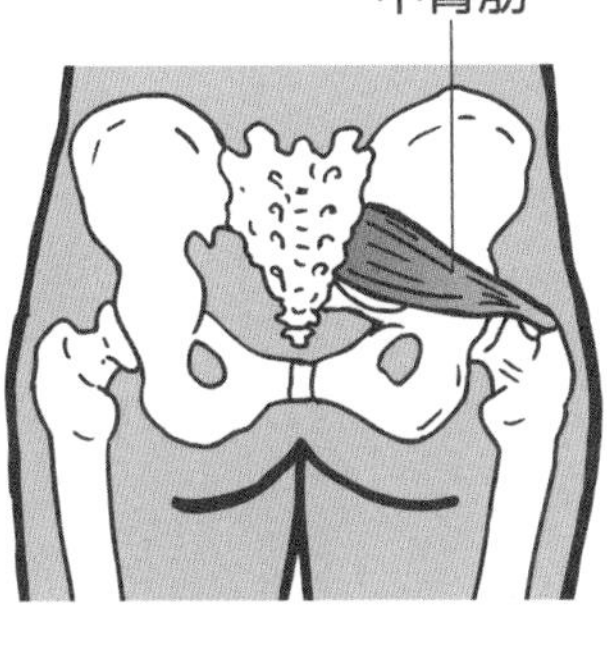

股関節を柔らかくすると、血行が促進され、リンパやホルモンの流れがよくなります。すると体内の老廃物が外に出ていきやすくなるのでむくみの解消にもなります。

レッスン⑥—6
カエル足柔軟法レッスン

仰向けに寝て、カエルのような足にして股関節が広がるようにする方法です。人により開きにくい角度は異なります。ひざを曲げる角度を少しずつ変えて、開きにくいひざの角度を探し出して、トライしてみましょう。ただし、無理をしないようにしてください。

（1）仰向けに寝ます
（2）カエルの足のようにして股関節を広げます
（3）足をお尻近くまで引き寄せます
（4）お尻から少しずつ離していってください
（5）ひざを曲げる角度を変えて行います
（6）下肢を内側や外側にねじって行います
リラックスしたままで行うようにしてください。

無理せずマイペースで行いましょう

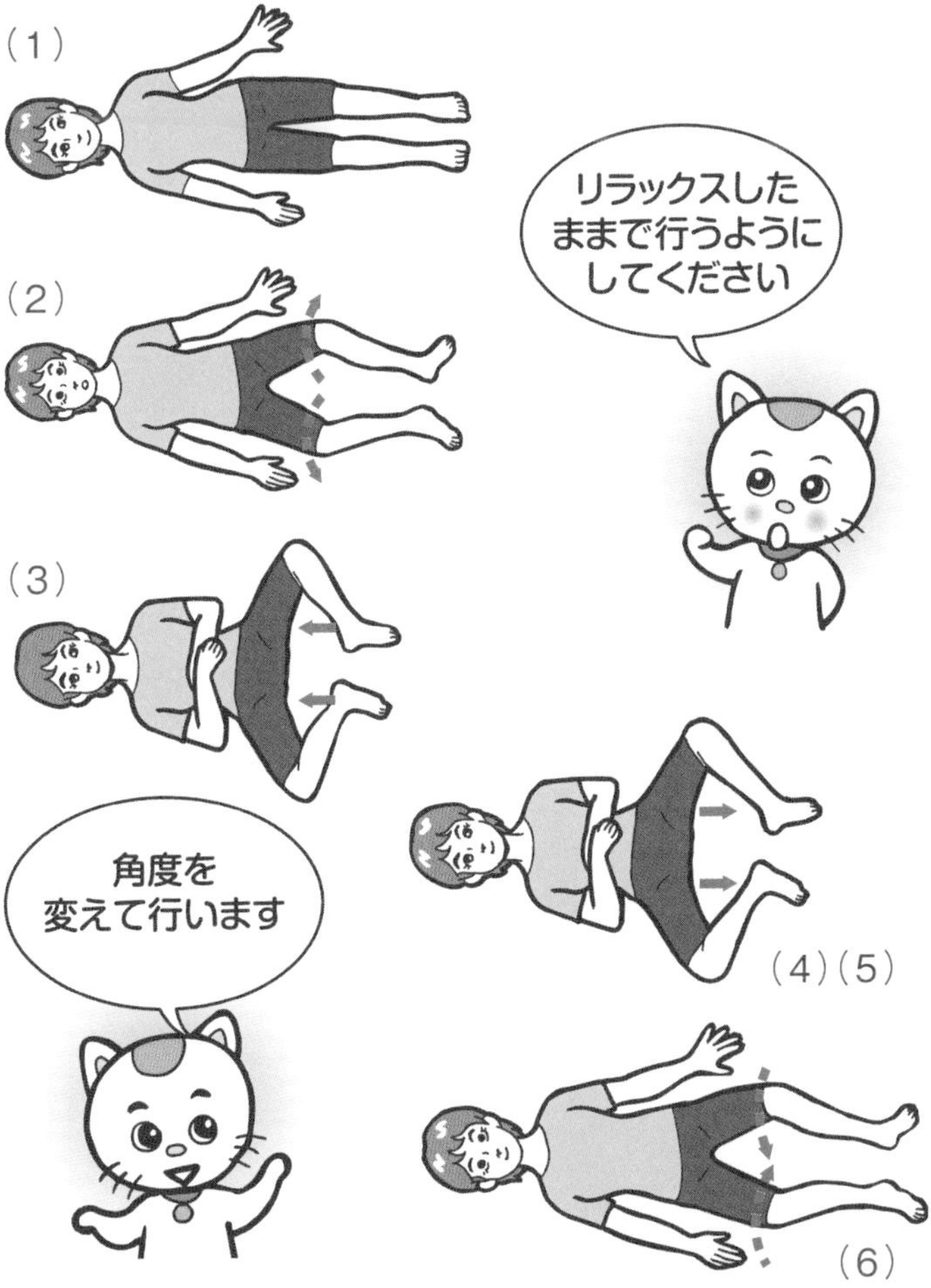
(1)
(2)
リラックスしたままで行うようにしてください
(3)
角度を変えて行います
(4)(5)
(6)

体の柔軟性は人によりさまざまなのでマイペースで行うことが大切です。ストレッチを行うときは、自然な呼吸をし、息を止めたり歯を食いしばったりしないようにしましょう。そのためにも痛くならない程度で行うことが重要です。

腰が曲がらないとき 1

ヤンキー座り腰椎柔軟法《ようついじゅうなんほう》レッスン

長年のS型ねこ背のクセが、椎間板《ついかんばん》の動きを悪くし、腰の筋肉や靭帯《じんたい》が硬くなっているため腰が曲げにくくなっています。このレッスンで腰が柔らかく曲がるようにしましょう。

今回は、「ヤンキー座り腰椎柔軟法レッスンです」。

ヤンキー座りとは、ヤンキーが好んでする座り方のことです。かかとを浮かせずにしゃがむ、あのスタイルのことです。

では、あなたはお尻を床につけない状態で座ることができますか?

足首の硬い人は後ろに尻もちをつきますが、足首の柔らかい人は座ることができます。

この原因は実はアキレス腱の硬さにあります。アキレス腱が硬いと伸びませんし、足首も曲がりません。また、股関節《こかんせつ》が硬いのも原因となります。

また、ひざがおなかのほうにしっかり曲がらないとヤンキー座りはできません。

アキレス腱と股関節を柔軟にするとヤンキー座りができるようになります。

腰を柔らかくすることでねこ背が治る！

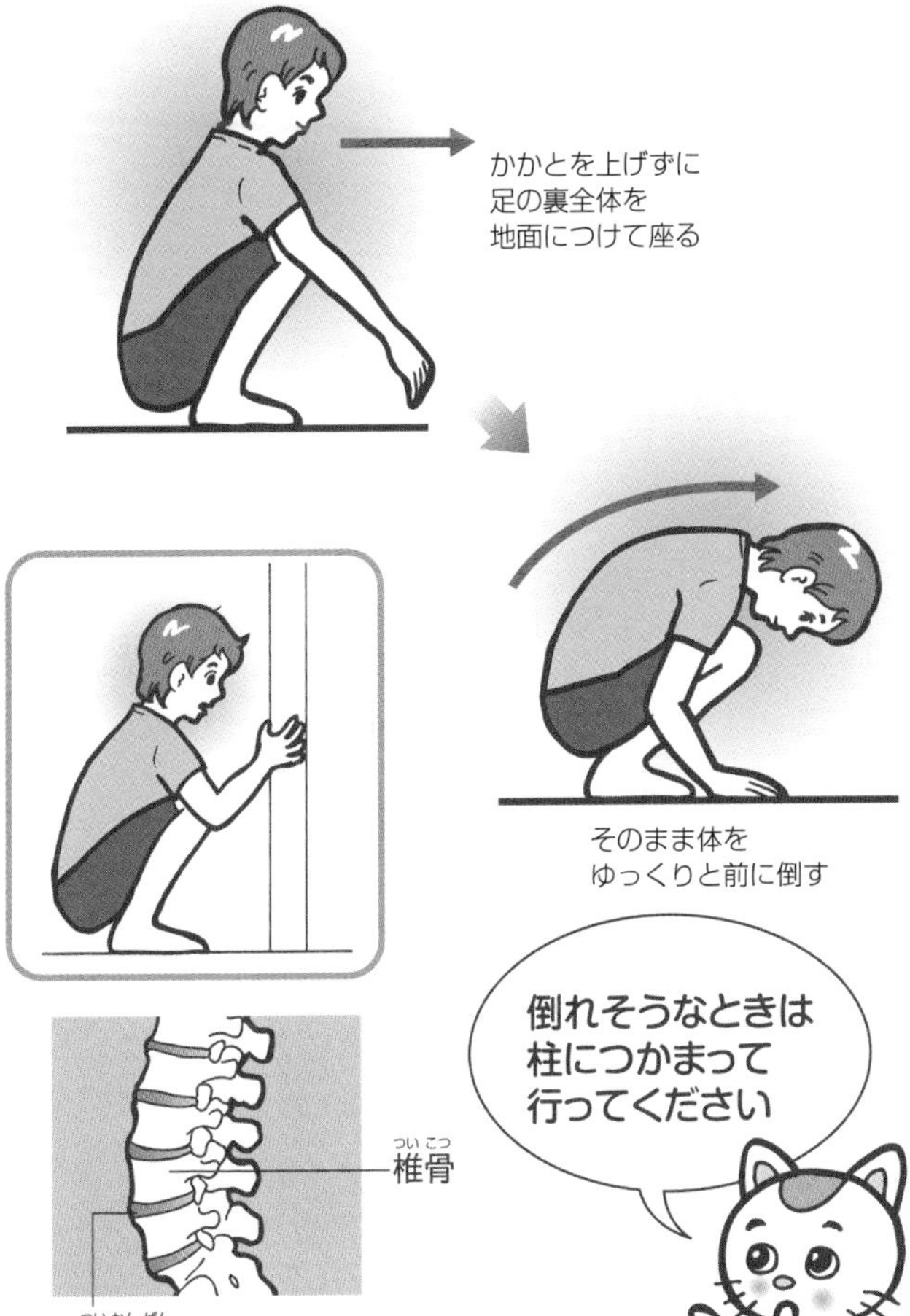
かかとを上げずに
足の裏全体を
地面につけて座る
そのまま体を
ゆっくりと前に倒す
倒れそうなときは
柱につかまって
行ってください
椎骨《ついこつ》
椎間板《ついかんばん》

ヤンキー座り（蹲踞［そんきょ］）で座り、体をゆっくりと前に倒します。腰を後方に押し出すようにして行います。体が倒れるなら柱などにつかまってやってみます。

腰が曲がらないとき2

イスで行う腰椎柔軟法《ようついじゅうなんほう》レッスン

長年、S型ねこ背のままだと、腰の靭帯《じんたい》や筋肉が硬くなり、腰が曲がりにくくなっています。そこで、腰の靭帯や筋肉を柔らかくするために、①イスを使う柔軟法、②壁を使う柔軟法の2つをご紹介します。

①イスを使う柔軟法

（1）イスに浅く腰かけ、足をつま先立ちの状態にします

（2）骨盤を後方に倒し、へその位置でおなかをへこませながら、へそをのぞき込むように腰を曲げていきます

②壁を使う柔軟法

（1）足の裏を壁につけた状態で、つま先で壁を押しながら、股を開き、ひざを胸に近づけます

（2）その状態でひざを手でわきに引き寄せながら、頭を持ち上げます

●腰の靭帯［じんたい］や筋肉を柔らかくしましょう

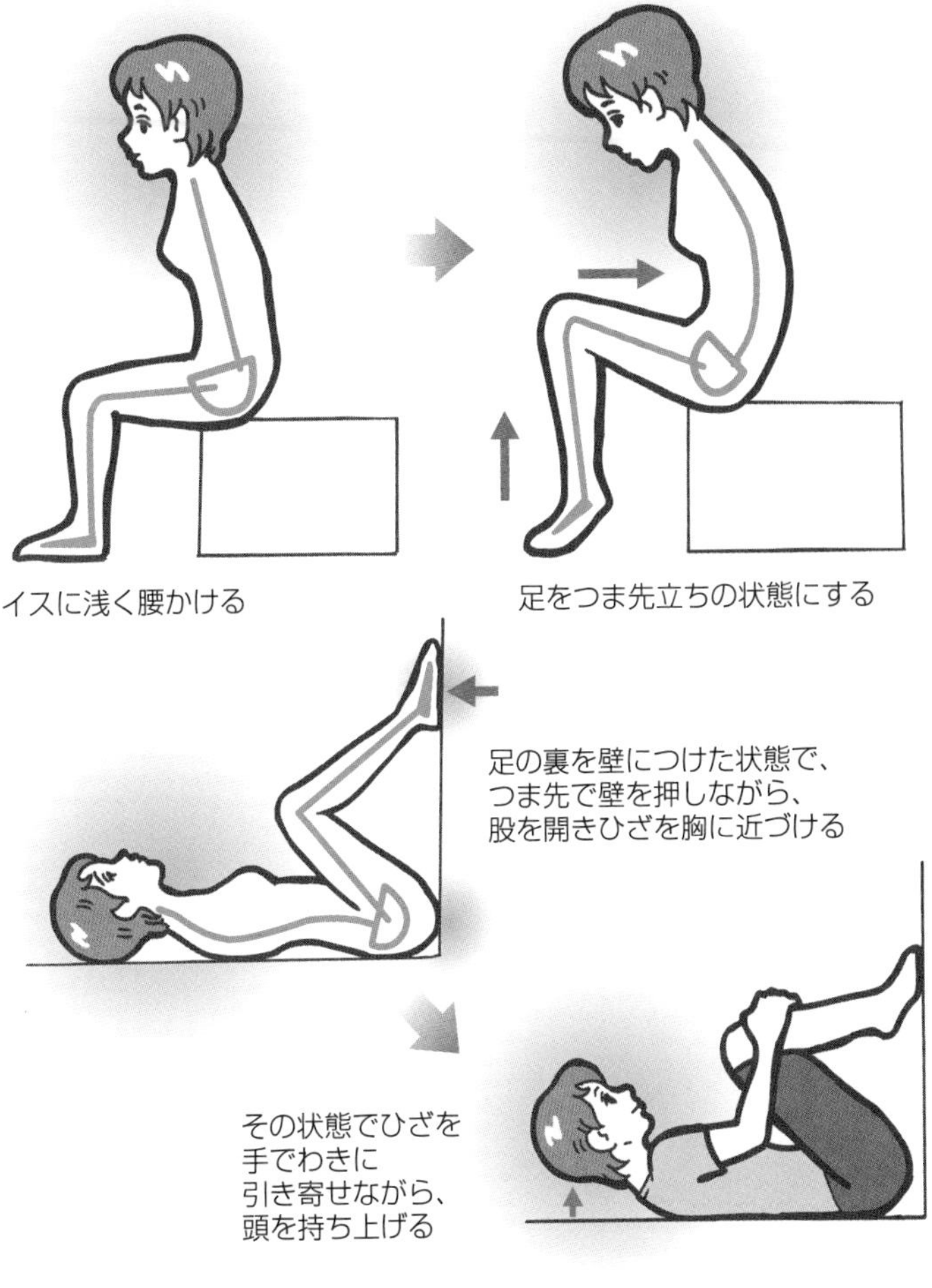
イスに浅く腰かける
足をつま先立ちの状態にする
足の裏を壁につけた状態で、
つま先で壁を押しながら、
股を開きひざを胸に近づける
その状態でひざを
手でわきに
引き寄せながら、
頭を持ち上げる

「イスを使う柔軟法」のポイントは、腰を曲げるときに腰椎［ようつい］を背中のほうに押し出すようなイメージを。股関節で折りたたむようにして体を前に倒してはいけません。

背中が伸びないとき1

ATM柔軟法レッスン

ねこ背の人が背筋を伸ばせない、両肩を後方に引けない原因は、機能的には動くが動かし方がわからない、または機能的に動かないのどちらかです。長年、ねこ背でいればその姿勢がクセになり、そしてそれが習慣となってしまうと、体の内部では実にさまざまなことが起こります。

まず、胸椎《きょうつい》の椎間関節《ついかんかんせつ》の動きが悪くなります。すると、靭帯《じんたい》が硬くなり、反りにくくなってしまいます。また、背中の筋肉も伸びて、力が入りにくくなってしまいます。

胸の筋肉は、縮んで伸びにくくなっており、肋骨《ろっこつ》の動きや鎖骨《さこつ》、肩甲骨《けんこうこつ》、肩関節《かたかんせつ》の動きも悪くなっています。胸椎の動きをよくするには、胸郭《きょうかく》を構成する、肋骨、肩甲骨、鎖骨などの動きもよくしなければなりません。

それでは、次のページで上半身をほぐす「イスで行う胸椎柔軟法《きょうついじゅうなんほう》レッスン」にチャレンジしましょう。

●凝り固まった背中がねこ背の原因です

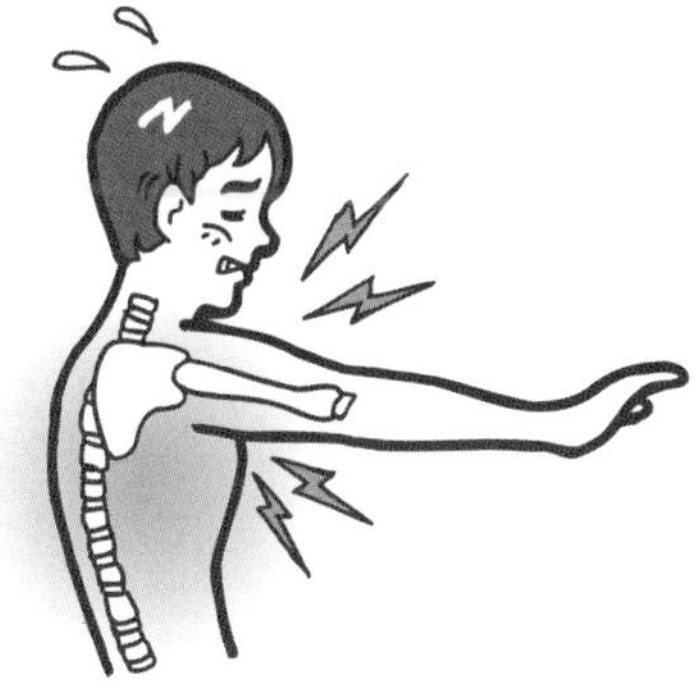

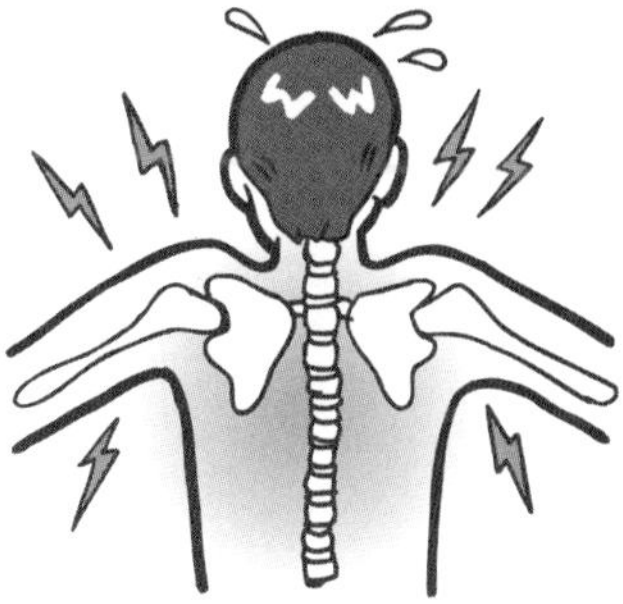

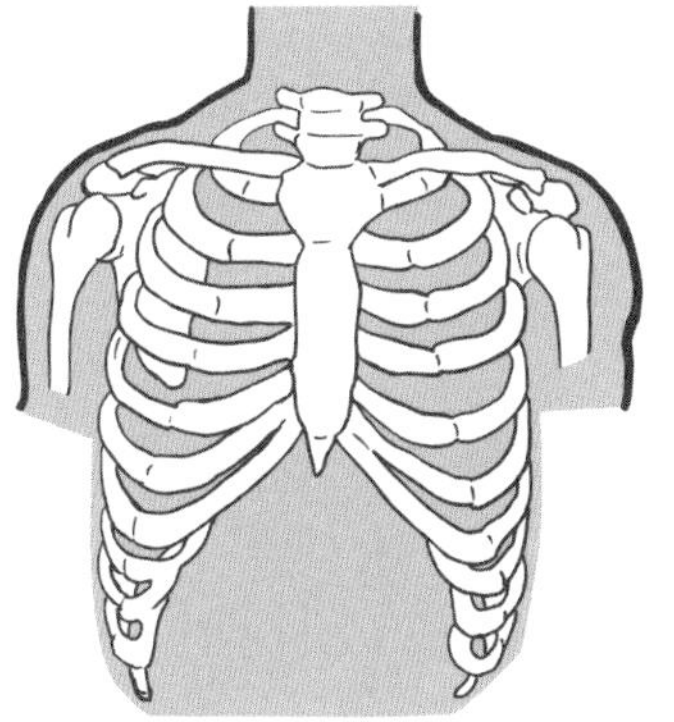

ねこ背になると、まず、鎖骨［さこつ］の下の筋肉、胸の筋肉、わきの筋肉などが凝り固まってしまい、背伸び、肩を動かすことができなくなります。

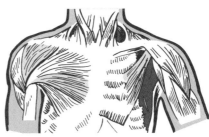

背中が伸びないとき２

イスで行う胸椎柔軟法《きょうついじゅうなんほう》レッスン

このレッスンは背中が伸びない人のためのものです。背中の動きに関与する関節（胸椎《きょうつい》の椎間関節《ついかんかんせつ》、肩関節、胸肋関節《きょうろくかんせつ》、肩鎖関節《けんさかんせつ》、胸鎖関節《きょうさかんせつ》）、肩甲骨や背中、胸、肩の筋肉をほぐします

（１）背もたれのあるイスに浅く腰かけます

（２）骨盤を後ろに倒し、腰の曲がった状態にします

（３）腰の曲がった状態をキープします

（４）横や後ろに倒したり、左右に回してください（背もたれを使うと楽にできます）

ただし、絶対に腰が反ってはいけません。腰が反らなければどんな姿勢でもＯＫです。

今までさまざまなレッスンをご紹介しました。ねこ背を治せば内臓の働きがよくなり、肺活量も多くなり、健康になります。ぜひ、ねこ背を治して、美しい心と体を手に入れてください。

●背中を伸ばすイメージ、つかめましたか？

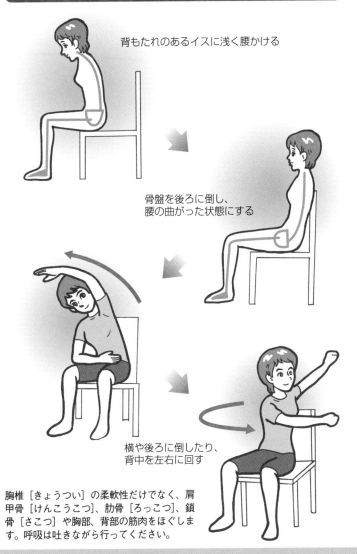

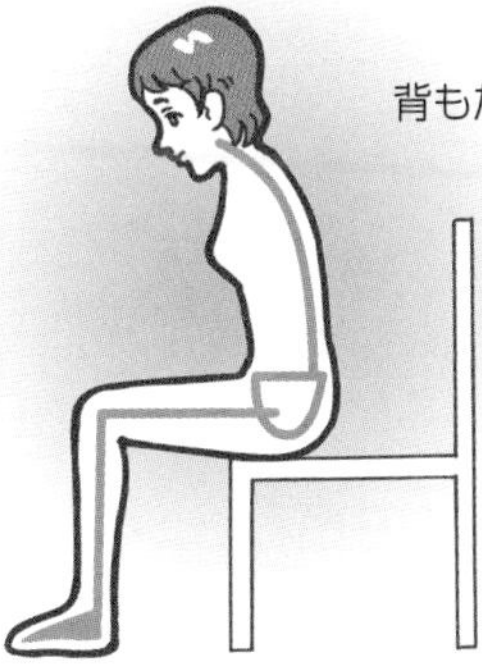

背もたれのあるイスに浅く腰かける

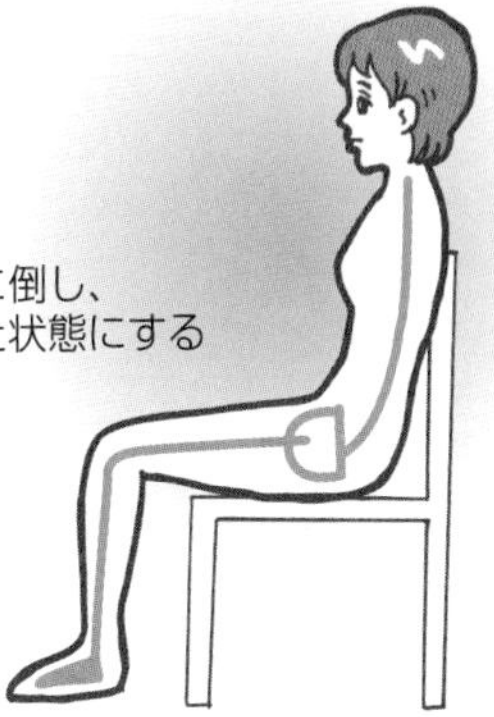

骨盤を後ろに倒し、
腰の曲がった状態にする

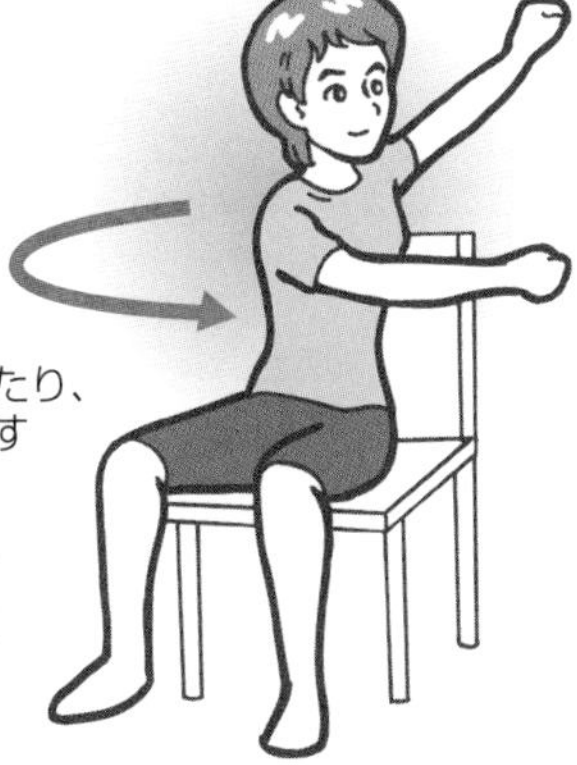

横や後ろに倒したり、
背中を左右に回す

胸椎［きょうつい］の柔軟性だけでなく、肩甲骨［けんこうこつ］、肋骨［ろっこつ］、鎖骨［さこつ］や胸部、背部の筋肉をほぐします。呼吸は吐きながら行ってください。

監修者紹介
原幸夫（はら・ゆきお）
いいだ整骨院・鍼灸院・いいだカイロプラクティック院長
株式会社いいだケアアンドキュア代表取締役

東洋鍼灸専門学校卒業。柔道整復師。鍼灸師。
あんまマッサージ指圧師。カイロプラクティック
アクティベータメソッド　アドバンス認定。
ケアマネジャー（介護支援専門員）

いいだ整骨院　鍼灸院／いいだカイロプラクティック
ホームページ　http://panda.sunnyday.jp/

●著者のブログ
パンダのつぶやきカッパのぼやき　http://tsubuyaki.panda.sunnyday.jp/

●著書
『ねこ背がスッキリ治る本』（中経の文庫・中経出版）

●参考文献
甲木寿人著『背骨のゆがみが病気をつくる』（文理書院）
甲野善紀ほか著『古武術で毎日がラクラク』（祥伝社）
篠田雄次郎著『日本人とドイツ人』（光文社）ほか

編集協力／ファーザーアンドマザー＆フロッシュ
カバー・デザイン／ nimayuma Inc.
本文デザイン／菅沼 画
カバー・本文イラスト／月山きらら
校閲／校正舎楷の木
編集担当／横塚利秋

「1日5分で効くねこ背の治し方」

2023年 9 月 20 日　初版第1刷発行

監修者　原幸夫
発行者　廣瀬和二
発行所　株式会社日東書院本社
〒113-0033　東京都文京区本郷1-33-13　春日町ビル5F
TEL：03-5931-5930（代表）
FAX：03-6386-3087（販売）
URL：http://www.TG-NET.co.jp

印刷 製本所／図書印刷株式会社

ISBN978-4-528-02438-0 C2077
本書は「ねこ背をぐんぐん治す200%の基本ワザ」(日東書院本社)を
2023年の情報にあわせて再編集したものです。